中枢神经系统肿瘤康复

Central Nervous System Cancer Rehabilitation

〔美〕阿德里安·克里斯蒂安（Adrian Cristian） 主编

董安琴 朱 毅 主译

河南科学技术出版社
·郑州·

图书在版编目（CIP）数据

中枢神经系统肿瘤康复 /（美）阿德里安·克里斯蒂安（Adrian Cristian）主编；董安琴，朱毅主译. —郑州：河南科学技术出版社，2024.6

ISBN 978-7-5725-1350-3

Ⅰ.①中…　Ⅱ.①阿…②董…③朱…　Ⅲ.①中枢神经系统疾病–肿瘤–康复
Ⅳ.①R739.409

中国国家版本馆CIP数据核字（2024）第056525号

出版发行：河南科学技术出版社
地址：郑州市郑东新区祥盛街27号　　邮编：450016
电话：（0371）65788613　65788628
网址：www.hnstp.cn
策划编辑：李　林
责任编辑：王婷婷
责任校对：董静云
封面设计：李小健
责任印制：徐海东
印　　刷：郑州市毛庄印刷有限公司
经　　销：全国新华书店
开　　本：720 mm×1 020 mm　1/16　印张：15　字数：277千字
版　　次：2024年6月第1版　　2024年6月第1次印刷
定　　价：98.00元

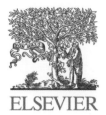

Elsevier (Singapore) Pte Ltd.
3 Killiney Road, #08–01 Winsland House I, Singapore 239519
Tel: (65) 6349–0200; Fax: (65) 6733–1817

主编

ADRIAN CRISTIAN, MD, MHCM
Chief
Cancer Rehabilitation

Miami Cancer Institute,
Miami, Florida, United States

编者

Mohammad Aalai, MD
Attending Physician
Interventional Pain Medicine
Unique Pain Medicine
New York, NY, United States

Ruth E. Alejandro, MD
TBI Inpatient and Day Hospital Attending Physiatrist
Rehabilitation Medicine Department
Blythedale Children's Hospital
Valhalla, NY, United States
Residency Site Program Director for NYPH–University
Hospital of Columbia & Cornell PM&R Residency
Program and New York Medical College PM&R
Residency Program
Rehabilitation Medicine Department
Blythedale Children's Hospital
Valhalla, NY, United States
Assistant Clinical Professor
Department of Rehabilitation and
Regenerative Medicine
Columbia College of Physicians and
Surgeons/New York Presbyterian Hospital
New York City, NY, United States

Hilary Berlin, MD
Clinical Assistant Professor
Department of Rehabilitation Medicine
Donald and Barbara Zucker School of Medicine
at Hofstra Northwell
Hempstead, NY, United States

Department of Physical Medicine and Rehabilitation
Nothwell–Long Island Jewish Medical Center
New Hyde Park, NY, United States

Ravi Bhargava, MD
Physician and Corporate Manager of Research
Department of Corporate Research
William Osler Health System
Brampton, ON, Canada
Division of Palliative Care
William Osler Health System
Brampton, ON, Canada

Thomas N. Bryce, MD
Professor
Rehabilitation Medicine
Icahn School of Medicine at Mount Sinai
New York, NY, United States

Martin R. Chasen, MBChB, FCP (SA),
MPhil (PALL MED)
Medical director Palliative Care
Palliative Care
William Osler Health Services
Brampton, ON, Canada

Veronica J. Chehata, BSBiology, MD
Resident Physician
Physical Medicine and Rehabilitation
Northwell Health
Manhasset, NY, United States

Adrian Cristian, MD, MHCM
Chief, Cancer Rehabilitation
Miami Cancer Institute
Miami, FL, United States

Joanna Edeker, DPT
Carolinas Healthcare System
NC, United States

Miguel Xavier Escalon, MD, MPH
Assistant Professor
Department of Rehabilitation Medicine
Icahn School of Medicine
New York, NY, United States

Jack Fu, MD
Associate Professor, Palliative, Rehabilitation &
Integrative Medicine
University of Texas MD Anderson Cancer Center
Houston, TX, United States

Kathryn Gibbs, DO
Spinal Cord Injury Fellow
Kessler Institute for Rehabilitation
West Orange, NJ, United States

Daniel T. Ginat, MD, MS
Director of Head and Neck Imaging
Radiology
University of Chicago
Chicago, IL, United States

Gary Goldberg, BASc, MD, FABPMR
(BIM)
Professor
Physical Medicine and Rehabilitation
Medical College of Virginia / Virginia Commonwealth
University Health System
Richmond, VA, United States
Staff Physician
Physcial Medicine and Rehabilitation Service
Hunter Holmes McGuire VA Medical Center
Richmond, VA, United States

A. Iannicello, MD
Pain Management Fellow
Unique Pain Management
New York, United States

Naomi Kaplan, BSc (Hons), MBBS
Resident Physician
Physical Medicine & Rehabilitation
Zucker School of Medicine at Hofstra/Northwell
Hempstead, NY, United States

Sarah Khan, DO
Assistant Professor
Physical Medicine and Rehabilitation
Northwell Health
Glen Cove
New York
United States
Assistant Professor
Physical Medicine and Rehabilitation
Northwell Health
Bethpage
NY
United States

Ashish Khanna, MD
Attending Physician
Department of Cancer Rehabilitation
Kessler Institute for Rehabilitation
West Orange, NJ, United States
Clinical Assistant Professor
Department of Physical Medicine and Rehabilitation
Rutgers New Jersey Medical School
Newark, NJ, United States

Cosmo Kwok, MD
Pediatric Rehabilitation Medicine Fellow
University of Colorado

School of Medicine and Children's Hospital Colorado
CO, United States

T. Lefkowitz, DO, DABPMR
Vice Chairman & Program Director
Department of Rehabilitation Medicine
Kingsbrook Jewish Medical Center
Brooklyn, NY, United States

Brittany Lorden, OT
Carolinas Healthcare System
NC, United States

Terrence MacArthur Pugh, MD
Assistant Professor
Physical Medicine and Rehabilitation
Carolinas Medical Center
Charlotte, NC, United States
Vice-Chief
Section of Rehabilitation
Supportive Care
Levine Cancer Institute
Charlotte, NC, United States
Associate Director of Oncology Rehabilitation
Physical Medicine and Rehabilitation
Carolinas Rehabilitation
Charlotte, NC, United States

Susan Maltser, DO
Assistant Professor
Department of Rehabilitation Medicine
Donald and Barbara Zucker School of Medicine
at Hofstra Northwell
Hempstead, NY, United States
Director Cancer Rehabilitation Northwell Health
Manhasset, NY, United States

Marc D. Moisi, MD, MS
Assistant Professor
Department of Neurosurgery

Wayne State University
Chief of Neurosurgery
Detroit Receiving Hospital
Dettroit, MI, United States

Seong-Jin Moon, MD
Resident Physician
Department of Neurological Surgery
Wayne State University
MI, United States

N. Ozurumba, MD
Attending Physician
Department of Rehabilitation Medicine
Jacoby Hospital Medical Center
New York, United States

Komal Patel, MD
Brain Injury Fellow
Department of Rehabilitation Medicine
Donald and Barbara Zucker School of Medicine
at Hofstra Northwell
Hempstead, NY, United States

Vishwa S. Raj, MD
Director of Oncology Rehabilitation
PM&R
Levine Cancer Institute
Carolinas Rehabilitation
Charlotte, NC, United States

Brittany Schenke-Reilly, MA, CCC-SLP, CBIS
Speech Pathologist
Rehabilitation Services
Northwell-Glen Cove Hospital
Glen Cove, NY, United States

Marilyn Frost Rubenstein, MA, CCC-SLP
Speech Pathologist
Rehabilitation Services

Glen Cove Hospital
Glen Cove, NY, United States
Supervisor
Rehabilitation Services
Glen Cove Hospital
Glen Cove, NY, United States

Lisa Marie Ruppert, MD
Assistant Attending
Rehabilitation Medicine Service
Memorial Sloan Kettering Cancer Center
New York, NY, United States

Matthew Shatzer, DO
Residency Program Director
Physical Medicine and Rehabilitation
Donald and Barbara School of Medicine
at Hofstra–Northwell
Hempstead, NY, United States
Chief
Physical Medicine and Rehabilitation
North Shore University Hospital
Manhasset, NY, United States
Assistant Professor
Physical Medicine and Rehabilitation
Donald and Barbara School of Medicine
at Hofstra–Northwell
Hempstead, NY, United States

R. Shane Tubbs, MS, PA–C, PhD
Chief Scientific Officer
Seattle Science Foundation
SSF
Seattle
Washington
United States
Adjunct Professor
University of Dundee
Dundee, United Kingdom

Gonzalo A. Vazquez–Casals, PhD
Neuropsychologist
Rehabilitation Services
Northwell–Glen Cove Hospital
Glen Cove, NY, United States

Blake Walker, MD
Resident Physician
Department of Neurological Surgery
Wayne State University
MI, United States

Nadia N. Zaman, DO
Resident Physician
Department of Physical Medicine & Rehabilitation
Donald and Barbara Zucker School of Medicine
at Hofstra/Northwell
Manhasset, NY, United States

翻译人员名单

主　译　董安琴　朱　毅

副主译　朱昭锦　张　莹

译　者（按姓氏笔画排序）

丁　宁　马晓杰　王琛涵　朱昭锦

江　帆　许灵玲　纪美芳　李　林

李　翔　张　莹　张粟棋　张翠翠

金雪明　俞　君　奚雪萍　彭梦思

韩吉龙　谢　斌

前言

从最初诊断到癌症前期、手术药物治疗期，以及生存期和晚期，每一个阶段脑部或脊髓癌症患者都需要一个由专家组成的团队对其进行个性化的诊疗规划与实施。

本书的目的是为临床医务工作者提供有效的知识信息，以支持医务人员在临床实践中能够为那些身患中枢神经系统肿瘤的患者提供个性化的康复医疗，实现患者功能最大化和生活质量最优化的目标。

本书的内容论述了全周期癌症康复护理，干预中需要的安全考量，以及如何获得更好的功能结局。脑癌章节提供有关颅脑部神经外科管理、康复、认知缺陷、沟通和吞咽障碍的内容。脊髓癌章节为读者提供有关脊髓肿瘤特征，脊柱脊髓神经外科管理和康复。儿童脑癌和脊髓癌康复章节解决了这一年龄段的一些特殊医疗与康复需求。疼痛和疲劳是中枢神经系统肿瘤患者非常关心的共同问题，其内容均包含在本书之中。最后一章涵盖了同样重要的主题——姑息性康复在晚期癌症中的作用。

我要感谢所有作者，感谢他们为本书做出了有意义的贡献。他们的辛勤工作，丰富专业的知识储备和在编写中表现的热忱才使得本书可以顺利完稿。

Adrian Cristian，MD，MHCM
Chief，Cancer Rehabilitation
Miami Caner Institute
Florida，USA

谨以此书

献给我的家人，他们是我快乐、力量、支持和爱的源泉

献给我的老师、学生和患者，感谢他们教会我的一切

献给杰出的教育家、妻子、母亲和女儿Holli Hupart

目录

第一章

癌症康复的连续治疗与提供模式

作者：JACK FU，MD · ADRIAN CRISTIAN，MD，MHCM

第一节　概述

癌症康复（cancer rehabilitation）已经被定义为"由专业康复人员提供的医疗服务应整合到整个肿瘤治疗的连续治疗中，这些康复人员在其执业范围内对患者的身体、心理和认知障碍进行评估和治疗，从而最大限度地维持或恢复这些病情复杂人群的功能，减轻症状负担，提高独立性，改善生活质量"。

癌症患者通常在各种环境中接受治疗，如急症护理医院、长期医疗护理院、普通门诊和患者的家中，这与他们接受康复服务的地点类型相似。因此，在这个连续照护过程中充分整合肿瘤治疗和康复治疗尤为重要。无论他们在哪里接受医疗服务，脑癌或脊髓癌患者康复的根本目标是功能最大限度地发挥作用和提高生活质量。

为了实现这一目标，患者应该首先由康复专家进行评估，以确定其功能障碍程度。这意味着建立一个基线功能水平，并作为个性化的康复计划的基础。随后，患者应定期进行复查，并在整个康复过程中接受与癌症相关损伤的治疗。在康复治疗的过程中，需要由经验丰富的临床工作人员在最适当的时间及环境中进行。相关功能障碍的管理要全面，且要以人为中心，并充分考虑到患者身体功能障碍、营养问题、情绪问题、性功能问题、信仰问题，以及他们在家庭和社会中所担任的角色。

本章的主要目的是描述康复连续护理模式的组成部分，以及这些组成部分在为癌症患者提供康复服务时具有的优势和所面临的挑战。

为脑癌和脊髓癌患者提供康复服务的障碍

目前康复护理提供模式受到以下几个方面的阻碍：①患者及其家属和医疗服务提供者对康复益处的认识不够充分；②癌症患者家属或其他重要的人常常因为治疗的复杂性、费用问题及资源受限而不堪重负，并且无法在本已繁忙的日程中安排康复治疗；③为脑癌和脊髓癌患者提供癌症康复服务且具备必要康复知识和专业技能的康复人员紧缺；④康复治疗计划在连续护理过程中的延续性差；⑤缺乏统筹兼顾癌症治疗与康复结合起来的护理计划；⑥在整个康复过程中缺乏标准化的康复临床方案和结果评估；⑦美国各地缺乏标准化的癌症康复项目；⑧健康保险公司对康复服务的承保范围有限。

第二节　肿瘤康复的连续护理

Dietz将癌症康复分为四类：预防性、恢复性、支持性和姑息性。这些基本类型可用于指导从诊断到急性期的癌症治疗、幸存期及晚期的癌症康复治疗。预防性康复始于疾病诊断之时，即发现和治疗先前存在的损伤。这也是一个利用运动、营养和社会心理干预来优化个人身体和心理健康水平的机会。恢复性康复主要是通过解决患者的损伤，最大限度地提高其功能水平。例如，一名脊髓受累伴有四肢瘫的癌症患者，就可以通过急性期住院康复获益，以解决相应的功能障碍。支持性康复的主要目的是提高癌症进展期患者的自理和活动能力，使其功能最大化保留。姑息性康复旨在通过管理疼痛、疲劳等症状，以及解决可能限制功能的躯体病损，从而提高癌症晚期患者的功能水平；还可以用来最大限度地降低潜在的可预防疾病

的风险，如压疮和挛缩。

一、急性住院期

在急性住院期，根据癌症患者自身的基本状况和病情稳定情况，经常会从一个环境转移到另一个环境。在住院治疗中，患者通过急诊入院，并在内科和（或）外科和（或）重症监护室进行住院治疗的情况并不少见。因此，由于长期卧床休养和使用类固醇药物，导致其健康状况迅速恶化。

在这种情况下的康复目标包括：①尽量减少长期制动导致的不利影响；②最大限度地提高患者的安全性（即最大限度地减少发生跌倒、吸入性肺炎、压疮、挛缩和药物不良反应的风险）；③最大限度地提高患者日常生活活动的功能水平；④动员可行走的患者走动；⑤最大化的营养摄入；⑥为患者及其家人提供癌症相关的身体损伤教育；⑦解决心理社会应激源；⑧在最合适的情况下，协助主要的治疗小组提供出院建议。

在急性住院期，康复医师在协调多项康复服务过程中起着重要作用。通过与康复团队成员及转诊医师的密切沟通，康复医师可以治疗脑癌和脊髓癌患者的身体损伤。另外，康复医师可以在合适的情况下为患者提供出院建议。住院患者的康复服务往往在床旁或训练场所进行。癌症患者转诊率不足一直是癌症康复专科的一个长期问题，该问题在

住院患者中也较为突出。

最近，意大利的Pace及其团队的一项研究评估了脑癌患者的康复转诊情况。仅有12.8%的患者得到了住院康复治疗，3.1%的患者得到了门诊康复治疗，11.8%的患者得到了门诊传统式康复治疗。与传统的脑损伤患者一样，其神经系统功能障碍包括偏瘫、痉挛、失语、吞咽障碍、共济失调、认知障碍、肠道/膀胱功能障碍、视觉症状（包括复视）及构音障碍。考虑75%的脑肿瘤患者有3项或更多神经功能障碍，39%的患者存在5种以上神经功能缺陷，这一患者群体的康复转诊率明显不足。一些提供转诊的肿瘤咨询服务者缺乏对康复的认识，未能识别康复的确可以帮助治疗肿瘤所致的障碍。

妙佑医疗国际（Mayo Clinic）和MD安德森癌症中心（MD Anderson Cancer Center）都采取了一项基于咨询的住院癌症康复计划，分别称为癌症适应团队（Cancer Adaptation Team，CAT）和移动团队（Mobile Team）。CAT由护士、康复医师、物理治疗师、作业治疗师、社会工作者、营养师和牧师组成，他们每天都会开会协调康复治疗工作。MD安德森癌症中心的移动团队让患者每日接受1 h物理治疗（physical therapy，PT）和1 h作业治疗（occupational therapy，OT），同时继续接受急性期护理服务，且每周会碰面一次。该想法的目的是为肿瘤患者提供一个动态的急性期住院康复计划。

这些康复模式允许患者仍在肿瘤科急症护理服务期间，由康复医师领导并开展更为密集的协调式小组康复。这些服务对临床上较为脆弱的血液癌患者特别有用，但也可用于神经系统肿瘤人群。不过这种以咨询为基础的康复模式发展的障碍包括预期支付系统和治疗资源的可用性。

在这种环境下提供康复服务的挑战包括：①患者健康状况的迅速变化；②肿瘤科医师和其他医护人员对康复医师和康复治疗的作用缺乏认识；③未及时鉴定和启动康复服务；④肿瘤科医师和康复团队之间缺乏沟通。

二、急性期后康复护理

急性期后康复护理通常由急性住院康复机构（Inpatient Rehabilitation Facilities，IRFs）及亚急性期的专业服务机构提供。在这些情况下提供康复服务面临的共同挑战包括：①康复计划未被完全纳入肿瘤治疗计划；②在不同的环境中可获得的康复服务类型存在显著差异；③癌症相关损伤的治疗方案在美国缺乏标准化；④在抗肿瘤治疗的全过程中，不同的医疗服务提供者对癌症患者康复益处的认知有差异；⑤支付限制。

三、急性期住院患者康复

脑肿瘤是导致神经系统疾病的第二大原因，而神经系统肿瘤占美国急性期住院康复机构（IRFs）的所有癌症患者的一半以上。他们也是Shirley Ryan 功能实验室（前身为芝加哥康复研究所）和MD安德森癌症中心最大的住院患者群体。然而，癌症患者仅占所有IRFs住院患者的2.4%，且其中一半的IRFs承认其每年收治的脑肿瘤患者不足10例。

神经系统肿瘤患者可能是IRFs中癌症患者的最大群体，原因如下。首先，按照美国联邦医疗保险60%的规定要求，为了参加联邦医疗保险预期支付系统，其60%的入院患者需具有规定的13项诊断中的1项。癌症和功能退化并不是13项中的一项，这可能会导致许多癌症患者在得到治疗上受阻。然而，脑损伤是被涵盖在60%的规定诊断中的，而脑肿瘤患者可以被认定为脑损伤。由于MD安德森癌症中心位于美国国家癌症研究所综合癌症中心内，不受医疗保险预期支付系统的限制，所以其急性住院患者康复治疗不需要遵守60%的规定。虽然低于美国国家数据或Shirley Ryan 功能实验室报告的比例，但神经系统肿瘤仍是MD安德森癌症中心急性住院康复服务的最大患者群体（17%）。

在住院康复机构中，患者需要完成每日至少3 h的治疗，每周5 d。他们还被要求每周至少看3次医师，但实际频率通常会更高。绝大多数神经系统肿瘤患者的住院康复研究都是在住院康复机构中进行的。

癌症患者在医学上的脆弱性可能会阻碍他们被住院康复机构接收。研究表明，普通癌症患者比非癌症患者更容易转回到初期急症护理服务机构。血液癌患者可能是临床上最脆弱的癌症患者之一。据报道，初级急症护理服务机构的复诊率为26%~38%。与其相比，脑癌患者返回至初级急症护理服务机构的复诊率（据报道为7.5%~24%）明显较低，接近创伤性脑损伤（TBI）（20%）和脑卒中（7.1%）患者。

对于同时接受化学治疗（chemotherapy，简称化疗）和（或）放射治疗（radiation therapy，RT，简称放疗）的住院康复机构脑癌患者来说，转运和管理方面存在障碍。从管理的角度来看，同时进行放疗或化疗的成本很高，可能会削减利润，可以让患者接受联邦医疗保险预期支付系统中关于医疗服务亏损的条款。注意，与中风和脑外伤患者治疗不同，后者通常在转入住院康复治疗前已完成所有的诊断和治疗流程。

转运方面也需要考虑。首先，由于缺乏受过化疗培训的护士和医务人员、药物限制、医院政策或缺乏相应的检测，如遥测心电监护（如必要的情况下），康复机构无法提供化疗。放疗可能会影响住院患者的康复治疗时间。虽然放疗相对较快（通常只需10~20 min），但往返于康复机构与放疗处之间的交通加起来可能会占用一天中康复治疗的大部分时间。通常需要由救护车运送患者到几千米以外的设施所在地。这可能对需要保证每天为患者提供3 h治疗的治疗师提出了挑战。放疗引起的疲劳通常发生在前几次治疗后，这可能会影响康复治疗的效果和耐受性。要求住院康复患者在完成康复训练后再安排当天最晚的时间段进行放射治疗也许是有益的。这样做的话，患者可以在放疗后回去休息，次日早上醒来时精神会比较充沛，同时也减少了往返交通占用可能用于康复治疗的时间。

神经系统肿瘤患者经常遭受与癌症相关的症状，这些症状会影响功能和治疗耐受性。症状包括疲劳、食欲减退、失眠、认知障碍、抑郁和焦虑。这些患者存在认知障碍的风险，这不仅由脑瘤和治疗本身所致，还源于病情恶化所致的症状。由于这些缺陷出现认知障碍的风险性高，并且在日常对话中可能表现得不明显，所以在住院康复过程中进行筛选言语治疗（speech therapy，ST）的认知评估可能是有益的。同时，认知障碍也会影响出院计划。急性脑损伤后的康复项目也可能是一种有用的资源，然而，它们只包括一些私人保险政策，而不是联邦医疗补助（Medicare/Medicaid）。

癌症患者住院康复时，许多癌症症状可影响患者的功能和治疗耐受性。正因如此，住院癌症康复医师会针对癌症症状进行治疗，并已被证实通过体育活动和药物管理的方式具有显著作用。由于癌症相关的炎症状态，导致患者出现疼痛、疲劳、恶心和失眠等症状，并

使其身体活动困难。在治疗过程中，超过80%的脑肿瘤患者会经历癌症相关性疲劳。尽管神经兴奋剂的效果在安慰剂对照试验中不那么明显，但已被证明对癌症相关性疲劳有一定的作用。食欲减退可能对屈大麻酚和米氮平等食欲兴奋剂有反应。甲地孕酮可能是有效的，但也有高凝的不良反应，这可能增加静脉血栓栓塞性疾病的风险。抑郁和焦虑的治疗方式与非癌症人群相似。心理治疗可能是有益的。米氮平是一种附带有增加体重不良反应的抗抑郁药，可能对恶病质和抑郁症患者均有用。便秘在癌症康复住院患者中是很常见的，由活动不便、神经源性问题和频繁使用阿片类药物等原因所致。便秘也会导致恶心和食欲减退。我们鼓励患者每天监测排便情况。新发恶心或腹胀的患者可以通过腹部X线片来评估便秘的程度，同时可能需要大量使用泻药。性功能方面的问题应该通过一个全面的病史来探索，以确定除了神经系统以外的和癌症相关的因素，如抑郁和疲劳。

在神经外科活体组织检查（简称活检）或开颅手术切除后，标本需要送去进行病理评估以确认诊断。通常，最终的病理结果要到手术后一周才能完成。那时，许多患者正在住院进行康复治疗，患者及其家属迫切想知道病理诊断结果及与之相关的预后。由于没有医院授权或距离遥远，所以肿瘤科医师和神经外科医师可能无法去独立的康复医院

探望患者及其家属。由于康复医师通常是独立康复医院里唯一照顾住院患者的医师，所以有关癌症诊断和预后的问题可能会咨询他们。由于康复医师不熟悉最新的肿瘤研究和治疗方法及它们的致命因素，这些患者的询问可能会让康复医师感到不舒服。肿瘤科医师是最有资格回答这些问题的人，但患者可能要等到出院后去看肿瘤医师才能咨询这些问题。

四、亚急性康复和长期照护机构

不能忍受住院康复机构治疗项目强度的脑癌或脊髓癌患者，以及完成此类项目且没有准备好回家的患者，通常会被转诊到亚急性或专业护理机构进行康复治疗。

这些机构的康复目标与前面所提到的相似，包括：①尽量减少长期制动导致的不利影响；②最大限度地提高患者的安全（即尽量减少发生跌倒、吸入性肺炎、压疮、挛缩和药物不良反应的风险）；③延续并根据需要在原机构实施的康复治疗计划上进行修改；④最大化提高日常生活活动的功能水平；⑤鼓励可行走的患者走动；⑥营养摄取最大化；⑦对患者及其重要的家庭成员进行癌症相关身体损害的教育；⑧解决心理压力源。

在这类机构中，每天的康复项目通常没有在住院康复治疗机构中那么密集，但是患者通常在这些机构中待的天数更长。负责患者的主治医师可能是康复医师，也可能不是，他们关于治疗脑癌和脊髓癌常见损伤的知识可能有限。团队成员通常包括物理治疗师、作业治疗师和言语治疗师。然而，这些治疗师不一定都具备在癌症康复方面的丰富经验和教育知识。应该指出的是，有一些机构的重点是神经康复，因此他们将具备更精通护理这类癌症患者的临床工作人员。另一个挑战是中枢神经系统肿瘤的康复计划在转诊机构和亚急性/专业护理机构之间的协调工作。关于康复治疗计划，康复医师在促进这些机构之间的沟通方面可以起到非常重要的作用。

由于缺乏有资质的工作人员，一些亚急性康复机构无法进行化疗。他们也可能不愿意接受需要进行额外化疗和放疗的患者，因为这些比较昂贵的治疗通常可能来自预期支付系统的支付。专业护理机构通常不具备血库输血的能力，这可能是全血细胞减少的化疗患者会面临的一个问题。

五、急性脑损伤后的住院康复

一些患者在完成住院康复计划后可能需要在类似住宅的环境中进行额外的康复。急性脑损伤后的住院康复机构是为有严重认知、行为或社会缺陷的患者设计的，对这类患者可能是有用的。关于脑肿瘤患者住院康复的报道很少。不幸的是，急性脑损伤后的住院康复治疗不包括在传统的联邦医疗补助计划中。

六、家庭康复

一旦从急性住院康复机构、亚急性康复计划或急性住院治疗机构出院后，脑癌或脊髓癌患者往往需要持续的康复服务，但他们无法参加门诊的康复计划。其原因通常包括：①往返门诊的交通方式受限；②不能承受门诊治疗的强度；③康复服务的医疗保险覆盖范围有限。家庭康复服务的可供性因地理区域及治疗频率和强度的不同而异。然而，我们的目标是让患者在家庭环境中更加独立，并教授他们及其家人功能水平最大化的策略。家庭康复治疗项目的主要优势在于在家提供服务的便利性。其主要缺点是治疗师在家庭环境下可提供的锻炼形式和设备类型有限。康复计划通常是由一名转诊医师发起的，该医师在之后的治疗过程中可以监控患者的康复进展情况。随着科学技术的进步，远程康复服务对脑癌和脊髓癌患者家庭教育和监控方面都有潜在的益处。

七、门诊康复

脑癌和脊髓癌患者通常需要与康复多学科密切合作，以解决这一复杂人群中的常见损伤。这通常包括物理治疗、作业治疗和言语治疗，有时也可能需要矫形师、神经心理学家、职业康复专家和驾驶教练提供协助。在门诊康复中，康复医师最适合协调康复团队的工作。与那些可以在家里完成的项目相比，综合门诊项目的优势包括更有针对性的康复干预，如步态和平衡、轮椅转移、手部的灵活性等训练。与家庭康复相比，使用健身房里的常见设备是一个额外的优势。这一人群的康复干预通常由支付者报销（工作组）。门诊康复服务面临的挑战包括：①患者的病情因肿瘤迅速恶化，往往需要改变治疗计划和目标的优先次序（即癌症的进展、癫痫发作、新发现的损伤等）；②康复服务的医疗保险覆盖面有限；③接受康复服务的途径和交通障碍；④具有脑癌和脊髓癌康复经验的医疗服务提供者的地理差异及其提供的必要康复服务的可获得性；⑤康复临床工作者和肿瘤科医师之间的沟通障碍。

在门诊支持性康复期间，患者可能经历与放疗、化疗或其他药物（如抗癫痫药和镇痛药）治疗相关的癌症症状。多形性胶质母细胞瘤（GBM）患者接受Stupp的6周放疗方案后可能会出现明显的疲劳。如果可能的话，在当天康复治疗结束后安排放疗可能会更合适，患者则有机会睡觉/休息，且希望能在第2天早上有更多的精力进行更多的康复治疗。在Stupp方案中，GBM患者口服替莫唑胺（temozolomide）化疗5 d，休息23 d。在使用替莫唑胺的5 d内，患者可能感到疲劳和恶心症状的加重，这可能影响康复效果和耐受性。因此，最好在这5 d内减少或暂停康复治疗。

脑肿瘤患者与更典型的脑中风和脑外伤引起的脑损伤康复人群的重要区

别在于脑肿瘤是动态的病变。随着时间的推移，病变可能会恶化或复发，从而导致进一步的虚弱和神经系统改变。此外，癌症治疗可能导致额外的脑损伤。放疗的后期效应通常会在放疗完成后的几个月到几年内导致新的神经功能缺损。对于脑癌患者来说，由于癌症本身或其治疗导致功能下降，从而需要通过住院或门诊进行多次康复的情况并不少见。对于高级别星形细胞瘤患者来说，问题并非患者将来是否会出现神经功能衰退，而在于何时会出现。因此，建议继续进行门诊康复医师的随访诊疗。此外，由于脑癌的动态病变的特性，随着时间的推移，反复的手术切除、癌症进展/复发和放射性坏死等情况，常导致脑肿瘤患者积累大量的脑损伤。每次功能衰退后，功能改善的速度和程度往往会降低。

第三节 结论

随着积极接受治疗的癌症患者和癌症幸存者数量持续增长，康复治疗必须成为患者保健计划的一个主要组成部分。本章所述的每一种情况在为中枢神经系统肿瘤患者提供康复服务方面都既有优势也有挑战。在癌症康复连续护理的全过程中，康复医师能够很好地协调护理、主导治疗癌症患者癌症相关的损伤。

参考文献

[1] Silver JK, Raj VS, Fu JB, Wisotzky EM, Smith SR, Kirch RA. Cancer rehabilitation and palliative care: critical components in the delivery of high-quality oncology services. *Support Care Cancer*. 2015;23:3633-3643.

[2] Cheville AL, Mustian K, Winters-Stone K, Zucker DS, Gamble GL, Alfano CM. Cancer rehabilitation: an overview of current need, delivery models, and levels of care. *Phys Med Rehabil Clin N Am*. 2017.

[3] Stout NL, Silver JK, Raj VS, et al. Toward a national initiative in cancer rehabilitation: recommendations from a subject matter expert group. *Arch Phys Med Rehabil*. November 2016;97(11):2006-2015.

[4] Dietz JH. Rehabilitation of cancer patient. *Med Clin North Am*. 1969;53(3):607-624.

[5] Cheville AL, Troxel AB, Basford JR, Kornblith AB. Prevalence and treatment patterns of physical impairments in patients with metastatic breast cancer. *J Clin Oncol*. 2008; 26(16):2621-2629.

[6] Cheville AL, Beck LA, Petersen TL, Marks RS, Gamble GL. The detection and treatment of cancer-related functional problems in an outpatient setting. *Support Care Cancer*. 2009;17(1):61-67.

[7] Cheville AL, Rhudy L, Basford JR, Griffin JM, Flores AM. How receptive are patients with late stage cancer to rehabilitation services and what are the sources of their resistance? *Arch Phys Med Rehabil*. 2017;98(2):203-210.

[8] Lin HF, Wu YT, Tsauo JY. Utilization of rehabilitation services for inpatient with cancer in Taiwan: a descriptive analysis from national health insurance database. *BMC Health Serv Res*. 2012;12:255.

[9] Movsas SB, Chang VT, Tunkel RS, Shah VV,

Ryan LS, Millis SR. Rehabilitation needs of an inpatient medical oncology unit. *Arch Phys Med Rehabil.* 2003;84:1642-1646.

[10] Pace A, Villani V, Parisi C, et al. Rehabilitation pathways in adult brain tumor patients in the first 12 months of disease. A retrospective analysis of services utilization in 719 patients. *Support Care Cancer.* 2016;24(11):4801-4806.

[11] Mukand JA, Blackinton DD, Crincoli MG, Lee JJ, Santos BB. Incidence of neurological deficits and rehabilitation of patients with brain tumours. *Am J Rehab Med.* 2001;80(5):346-350.

[12] Piil K, Juhler M, Jakobsen J, Jarden M. Controlled rehabilitative and supportive care intervention trials in patients with high-grade gliomas and their caregivers: a systematic review. *BMJ Support Palliat Care.* 2016;6(1):27-34.

[13] Cheville AL. Cancer rehabilitation. *Semin Oncol.* 2005;32: 219-224.

[14] Lehmann JF, DeLisa JA, Warren CG, deLateur BJ, Bryant PL, Nicholson CG. Cancer rehabilitation: assessment of need, development, and evaluation of a model of care. *Arch Phys Med Rehabil.* 1978;59(9):410-419.

[15] Sabers SR, Kokal JE, Girardi JC, et al. Evaluation of consultation-based rehabilitation for hospitalized cancer patients with functional impairment. *Mayo Clin Proc.* 1999;74(9):855-861.

[16] Fu JB, Raj VS, Guo Y. A guide to inpatient cancer rehabilitation: focusing on patient selection and evidence-based outcomes. *PM R.* 2017;9(9S2):S324-S334.

[17] Radhakrishan K, Bohnen NI, Kurland LT. Epidermiology of brain tumors. In: Morantz RA, Walsh JW, eds. *Brain Tu mors: A Comprehensive Text.* New York: Marcel Dekker; 1994:1-18.

[18] Mix JM, Granger CV, LaMonte MJ, et al. Characterization of cancer patients in inpatient rehabilitation facilities: a retrospective cohort study. *Arch Phys Med Rehabil.* 2017; 98(5):971-980.

[19] Sliwa JA, Shahpar S, Huang ME, Spill G, Semik P. Cancer rehabilitation: do functional gains relate to 60 percent rule classification or to the presence of metastasis? *PM R.* 2016;8(2):131-137.

[20] Shin KY, Guo Y, Konzen B, Fu J, Yadav R, Bruera E. Inpatient cancer rehabilitation: the experience of a national comprehensive cancer center. *Am J Phys Med Rehabil.* 2011;90(5 suppl 1):S63-S68.

[21] Boake C, Meyers CA. Brain tumor rehabilitation:survey of clinical practice. *Arch Phys Med Rehabil.* 1993;74:1247 (abstract).

[22] Centers for Medicare & Medicaid Services, Department of Health and Human Services. Inpatient Rehabilitation Facility Prospective Payment System. Available at: https:// www. cms.gov/Outreachand-Education/Medicare-Learning Network-MLN/MLNProducts/ downloads/InpatRehabPay mtfctsht09-508. pdf.

[23] Alam E, Wilson RD, Vargo MM. Inpatient cancer rehabilitation: a retrospective comparison of transfer back to acute care between patients with neoplasm and other rehabilitation patients. *Arch Phys Med Rehabil.* 2008;89(7):1284-1289.

[24] Fu JB, Lee J, Shin BC, et al. Return to the primary acute care service among patients with multiple myeloma on an acute inpatient rehabilitation unit. *PM R.* 2017;9(6):571-578.

[25] Fu JB, Lee J, Smith DW, Shin K, Guo Y, Bruera E. Frequency and reasons for return to the primary acute care service among

patients with lymphoma undergoing inpatient rehabilitation. *PM R*. 2014;6(7):629-634.

[26] Fu JB, Lee J, Smith DW, Bruera E. Frequency and reasons for return to acute care in patients with leukemia undergoing inpatient rehabilitation: a preliminary report. *Am J Phys Med Rehabil*. 2013;92(3):215-222.

[27] Fu JB, Lee J, Smith DW, Guo Y, Bruera E. Return to primary service among bone marrow transplant rehabilitation inpatients: an index for predicting outcomes. *Arch Phys Med Rehabil*. 2013;94(2):356-361.

[28] O'Dell MW, Barr K, Spanier D, et al. Functional outcome of inpatient rehabilitation in persons with brain tumors. *Arch Phys Med Rehabil*. 1998;79:1530-1534.

[29] Fu JB, Parsons HA, Shin KY, et al. Comparison of functional outcomes in low- and high-grade astrocytoma rehabilitation inpatients. *Am J Phys Med Rehabil*. 2010;89(3): 205-212.

[30] Marciniak CM, Sliwa JA, Heinemann AW, et al. Functional outcomes of persons with brain tumors after inpatient rehabilitation. *Arch Phys Med Rehabil*. 2001;82:457-463.

[31] Deshpande AA, Millis SR, Zafonte RD, Hammond FM, Wood DL. Risk factors for acute care transfer amongtraumatic brain injury patients. *Arch Phys Med Rehabil*. 1997;78(4):350-352.

[32] Stineman MG, Ross R, Maislin G, Fiedler RC, Granger CV. Risks of acute hospital transfer and mortality during stroke rehabilitation. *Arch Phys Med Rehabil*. 2003;84(5): 712-718.

[33] Fu JB, Rao G, Rexer JL. Rehabilitation of patients with brain tumors. In: Stubblefield MD, ed. *Cancer Rehabilitation: Principles & Practice*. 3rd ed. Demos Medical; 2018 [In Press].

[34] Fu JB, Morishita S, Yadav R. Changing paradigms in the rehabilitation of inpatients with brain tumors. *Curr Phys Med Rehabil Rep*. 2018 [In Press].

[35] Guo Y, Young BL, Hainley S, Palmer JL, Bruera E. Evaluation and pharmacologic management of symptoms in cancer patients undergoing acute rehabilitation in a comprehensive cancer center. *Arch Phys Med Rehabil*. 2007;88(7):891-895.

[36] Fu JB, Lee J, Tran KB, et al. Symptom burden and functional gains in a cancer rehabilitation unit. *Int J Ther Rehabil*. 2015;22(11):517-523.

[37] Lovely MP, Miaskowski C, Dodd M. Relationship between fatigue and quality of life in patients with glioblastoma multiformae. *Oncol Nurs Forum*. 1999;26(5):921-925.

[38] Meyers CA, Weitzner MA, Valentine AD, Levin VA. Methylphenidate therapy improves cognition, mood, and function of brain tumor patients. *J Clin Oncol*. 1998;16(7): 2522-2527.

[39] Brandes AA, Scelzi E, Salmistraro G, et al. Incidence of risk of thromboembolism during treatment high-grade gliomas: a prospective study. *Eur J Cancer*. 1997;33(10): 1592-1596.

[40] Benge JF, Caroselli JS, Reed K, Zgaljardic DJ. Changes in supervision needs following participation in a residential post-acute brain injury rehabilitation programme. *Brain Inj*. 2010;24(6):844-850.

[41] Cope DN, Cole JR, Hall KM, Barkan H. Brain injury: analysis of outcome in a post-acute rehabilitation system. Part 1: general analysis. *Brain Inj*. 1991;5(2):111-125.

[42] Stupp R, Hegi ME, Mason WP, et al. Effects of radiotherapy with concomitant and adjuvant temozolomide versus radiotherapy alone on survival in glioblastoma in a randomised phase III study: 5-year analysis of the EORTCNCIC trial. *Lancet Oncol*. 2009;10(5):459-466.

第二章

脑癌和脊髓癌患者康复中的安全考虑

作者：NADIA N. ZAMAN，DO · KATHRYN GIBBS，DO · SUSAN MALTSER，DO

第一节　概述

脑癌和脊髓癌幸存者往往会经历继发于疾病本身或治疗方案的长期并发症，这可能会导致残疾和功能丧失。这类患者最常见的并发症包括认知障碍、偏瘫或截瘫，以及步态和平衡障碍。大约有80%的原发性脑肿瘤患者在其疾病发展过程中的某个阶段有认知障碍。虽然肿瘤的位置和治疗方式各不相同，脑肿瘤患者的偏瘫发生率为26%~47%，步态障碍发生率为26%~62%。脑肿瘤和脊髓肿瘤患者还会出现一些药物并发症，如化疗引起的细胞减少和神经病变、骨质疏松症、类固醇相关的肌病和癫痫等。全面认识潜在疾病和治疗相关的并发症，可以帮助康复团队正确地护理和安全地指导此类患者的康复，以预防不良后果的出现，最大限度地提高患者的功能独立性。

第二节　医疗服务提供者的培训

遵循多学科合作的康复方法，所有在康复环境中治疗癌症患者的临床医师都需要了解这类患者的具体需求。

尽管研究生医学教育认证委员会（Accreditation Council for Graduate Medical Education，ACGME）或美国物理医学与康复委员会（American Board of Physical Medicine and Rehabilitation，ABPMR）尚未对住院医师培训所需的能力建立正式的标准，但许多康复医师在住院医师实习期已适量接触过癌症康复治疗。这个领域也在不断地发展，物理医学与康复（Physical Medicine and Rehabilitation，PM&R）医师认识到了康复在治疗癌症患者中可以发挥的重要作用。目前，美国共有5个癌症康复奖学金项目，期待未来还会有更多项目。美国物理治疗协会（American Physical Therapy Association，APTA）已经认可

11

了癌症康复的作用，同样该协会的工作也得到了美国物理治疗专业委员会的认可。

康复设施认证委员会（Commission on Accreditation of Rehabilitation Facilities，CARF）概述了癌症康复专业的需求，该专业侧重于为癌症患者提供个性化的、以患者为中心的跨学科项目。CARF要求癌症康复项目展示"能力和基于循证实践的应用，以提供服务来满足其服务对象的预防性、恢复性、支持性和姑息性的康复需求"。有了这些指导方针和训练有素的医师和治疗师，康复计划就能够专门针对这一特定患者群体的需求，提供以患者为中心的护理。医疗服务提供者之间应加强沟通，并代表癌症患者向社区和立法者进行宣传。癌症专科康复计划的目标是在患者的整个病程、治疗和长期护理过程中，以个性化的方式增强功能独立性和优化临床结果。

第三节　家庭成员参与患者的治疗

安全性

癌症患者从急症护理医院到康复机构和门诊诊所的整个就医过程中，常常面临着就诊于多名专家的情况，大量的交接和转诊可能会导致沟通不良和错误。为了确保患者在多次转诊过程中的安全性，可以让家属参与进来，并教育他们一些关于患者的药物、预防措施和必要的随访知识。此外，癌症幸存者可能还需学习一些适当的技术来帮助自己在过渡到家庭和社区时能进行日常生活活动（activities of daily living，ADL）。

第四节　脑和脊髓放疗

脑和脊髓放疗的不良反应会随治疗剂量、持续时间和治疗区域面积的变化而呈现差异，因此可能导致在住院和门诊的康复环境中存在安全隐患。常见不良反应的时间可分为三个阶段：急性期、早期延迟期和晚期。

一、脑部放疗

急性脑部放疗的并发症主要发生在放疗期间及之后的6周内。这些影响通常是由血管源性水肿引起的，表现为急性脑病，症状包括头痛、恶心、新发或局灶性神经功能障碍和癫痫恶化。急性不良反应最常发生在住院康复病房，可能会给患者带来安全隐患，因为患者可能表现出安全意识下降和跌倒风险增加。幸运的是，放疗所致的脑病通常是可逆的，使用皮质类固醇很容易进行治疗或预防。尽管疲劳是由多个因素所致，但是放疗会促使患者在接受治疗时感到疲劳。疲劳会阻碍患者在治疗中的表现，还可能增加他们在住院期间跌倒的风险。

早期延迟性不良反应通常发生在放疗后6周至6个月内，最常见的是由接受放疗的组织脱髓鞘引起的持续性疲劳和局灶性神经功能缺损或脑病变。与急性期的并发症类似，通常来说，早期延迟性不良反应在使用皮质类固醇治疗后也是可逆的。

晚期不良反应通常发生在放疗后6个月至1年，也可能发生在几年后。与急性或早期延迟性的不良反应不同，这些不良反应通常是不可逆的。放射性坏死的程度会随着放射分级剂量的增加而发展，这是由于血管的损伤和坏死，以及治疗后的脑组织和周围脑组织的脱髓鞘作用所导致的。这种类型的坏死会导致新的局灶性神经缺陷、痴呆和共济失调，这些并发症会给患者带来安全隐患。长期认知障碍的发生率会随肿瘤的位置、放射分级剂量和放疗时间的不同而不同，并可能由此引起记忆障碍、注意力下降和安全意识减弱。放射性坏死和复发性肿瘤的临床表现很相似，但通常很难区分。脑部MRI成像如果没有明确的T_2肿块及较高比例的水肿与强化病变，则更可能指向放射性坏死而不是复发性疾病。

二、脊柱放疗

脊柱肿瘤所需的放疗可能导致脊髓本身及传出的神经根、神经和周围肌肉组织的损伤和纤维化。这些结构的损伤可能表现为脊髓病、神经根病变、神经病变、神经丛病变或肌肉疾病的症状。康复团队应该了解照射区域中包括的结构，以便正确诊断这些潜在的不良反应。

放疗对脊髓的不良反应包括短暂性脊髓病变、慢性进行性脊髓病变和急性瘫痪。由于脱髓鞘引起的一过性脊髓病变发生在早期延迟期，并表现为莱尔米特（Lhermitte）征，即一种由颈部屈曲引起的并沿脊柱向下的脊椎震荡样感觉。这种脊髓病变虽然不舒服，但会随着时间的推移而逐渐痊愈。晚期放射引起的脊髓病变通常是不可逆的，可能还会进行性发展而导致瘫痪。白质脱髓鞘和坏死及血管坏死都会导致慢性放射性脊髓病变。最初的症状通常是脊髓半切综合征，此后随着时间的推移逐渐发展为痉挛性截瘫或四肢瘫，并伴有神经源性直肠和神经源性膀胱等相关并发症，可以用糖皮质激素来减缓病情的进展。当然，这种进行性脊髓病会增加患者跌倒和皮肤破损的风险。下运动神经元综合征可能会发生在下段脊髓和马尾神经放疗过程中，表现为进行性下肢无力。下运动神经元综合征出现感觉障碍较为罕见，直肠或膀胱功能通常也是正常的。虚弱的症状会进展得非常缓慢，使患者在初次出现症状后相当长的一段时间内仍能保持活动。脊髓出血是放疗的另一个晚期并发症。脊柱的放疗可能会导致血管畸形的发展，如毛细血管扩张和海绵状血管瘤，这些畸形可能导致脊髓的断裂和出血。患者会出现急性发作的下肢无力和背部疼痛。

三、脑和脊髓肿瘤患者运动的安全性

美国运动医学会（American College of Sports Medicine，ACSM）建议所有癌症患者在病情允许的情况下参加中等强度到剧烈的运动。ACSM还建议在癌症诊断时、治疗期间和治疗完成时评估患者的身体活动水平和当前的医疗状况。每隔一段时间对患者进行评估将有助于制订个体化的锻炼计划以改善患者整体健康状态和功能。患者在参加完监督锻炼计划后表现出了显著的功能改善，因此治疗团队有必要了解患者的诊断、治疗，以及疾病本身或所需治疗的短期和长期并发症。

脑或脊髓肿瘤患者参加完康复计划之后已显示出功能结果的改善。然而，目前尚无针对脑或脊髓肿瘤患者运动安全性的具体指南。因此，建议遵循ACSM为癌症患者制定的运动指南。ACSM建议所有的癌症患者都应该进行运动，即使是在接受治疗的时候，也应该定期进行有氧运动、抗阻运动和柔韧性运动。ACSM意识到需要对某些个体的运动计划进行修改，但要强调其目标是在他们身体条件允许的情况下保持身体的活动。最近一项研究结果发现，有恶性胶质瘤的患者参加由步行、抗阻和平衡练习组成的日常运动锻炼计划时并未出现不良后果。

在概述个人康复和监督个人锻炼计划时，应考虑到以下医疗条件带来的并发症。为了维护患者的安全，应根据需要对个体化的方案进行修改。

第五节　心肺安全的考虑因素

癌症幸存者通常会服用具有心脏毒性的化疗药物，当这些药物和放疗联合使用时可能会损伤心肌和冠状动脉。为了制订个体化康复计划，有必要了解患者心脏损害的情况。癌症幸存者接受康复治疗时应该监测胸痛、头晕、疲劳、腿部抽筋和跛行的症状。运动期间应密切监测患者的生命体征，如脉搏、血氧饱和度和呼吸频率。癌症幸存者可能会经历癌症本身（原发性和转移性）及肺部暴露于放疗所导致的肺部并发症，进而导致肺炎和肺纤维化。此外，癌症幸存者罹患肺栓塞和吸入性肺炎的风险很高。对于脑肿瘤患者来说，需提高对吞咽困难的怀疑指数并加以评估和处理，以最大限度地降低肺炎的风险。癌症幸存者在康复治疗过程中可能会出现呼吸困难和运动耐量下降的症状，因此有必要在运动前和运动中监测癌症幸存者是否出现呼吸急促和头晕等症状，并评估血氧饱和度。

第六节　化疗中的细胞减少症

一、概述

在大多数癌症患者的治疗方案中，化疗是重要的组成部分。替莫唑胺、贝伐单抗和伊立替康都是治疗原发性脑

肿瘤的常用药物，且反应率高。由转移引发的脊髓肿瘤和脑肿瘤，通常用化疗药物来治疗其原发癌症。转移到大脑的最常见的癌症是肺癌、乳腺癌、黑色素瘤、肾癌和结直肠癌，随着上述恶性肿瘤患者的存活率不断提高，转移到大脑的癌症发生率也在增加。所有的化疗药物都有短期和长期的不良反应，这可能会影响康复治疗期间的安全。

二、贫血

若患者接受了化疗作为肿瘤治疗方案的一部分，则会经历一种常见并发症——贫血。患者通常会报告疲劳和呼吸困难的症状，这不仅限制了他们的运动耐力，而且随着时间的推移还会影响他们的生活质量。据估计，成年癌症患者的贫血患病率高达39%，而在积极接受化疗的患者中贫血患病率接近100%。有研究表明，血红蛋白浓度与身体和功能健康成正相关，且未纠正的贫血与功能性残疾之间存在直接相关性，甚至会增加死亡率。尽管患有贫血，大多数人仍能耐受运动，即使血红蛋白浓度低至80 g/L，运动时也不会出现心动过速或呼吸困难的迹象。贫血会影响心肺功能和肌肉功能，当血红蛋白浓度急剧下降而不是逐渐下降时，心肺功能水平会下降得更显著。因此，监测化疗所致贫血的症状和体征，以及血红蛋白和血细胞比容下降的速度，对于改善和维持患者的身体功能表现及提高癌症治疗的耐受性

至关重要。

三、中性粒细胞减少症

化疗诱导的中性粒细胞减少症是一些癌症患者会出现的严重不良反应，它可能与严重的局部或全身感染及住院时间延长有关。随着中性粒细胞减少症的严重程度和持续时间增加，严重感染的风险也随之增加，尤其是中性粒细胞减少症持续超过7 d并伴随发热，将会被认为是肿瘤急症。值得注意的是，与医院感染相比，这些患者最容易受到由自身正常菌群所引发的感染，特别是胃肠道的感染。因此，人们发现增加屏障保护措施，如使用长袍、手套和口罩在预防感染方面并没有用处。比较有用的建议是，护理人员应保持适当的手卫生，将感染患者分组，将中性粒细胞减少症患者放在单人房间，为中性粒细胞减少症患者分配照顾者等，这样可以减少中性粒细胞减少症患者与其他感染患者接触的机会。为了确保安全，在住院期间的康复中，应考虑中性粒细胞减少症患者是否应该在公共的空间或他们的病房进行治疗。

四、血小板减少症

血小板减少症是化疗后最常见的血液毒性不良反应，可导致严重后果，如出血并发症。在一个治疗周期后6~14 d可以观察到，通常是由累积毒性引起的，且这种毒性是剂量依赖性的。继发于化疗后的血小板计数降低的主要原因

是血小板生成减少。在接受治疗的患者中，15%~20%的患者发现替莫唑胺与血小板减少症的发生有关。血小板减少症通常会持续性进展，而且可能是不可逆转的。除了改变化疗方案之外，化疗引起的血小板减少症只有少数治疗方案可供选择。然而，在积极主动接受化疗的治疗周期中没有出血迹象且血小板低于10 000个/μL的患者已经可以很好地耐受康复锻炼方案。因此，对于血小板计数<20 000个/μL的患者一般建议将活动限制在步行和日常生活活动中；血小板计数>20 000个/μL的患者，可以进行轻度体力活动并需要密切监测症状；以及血小板计数>30 000个/μL的患者可以进行适度运动和轻度抗阻运动。虽然在评估血小板减少症患者的康复情况时，应仔细考虑患者是否能够承受体力活动，如果患者能够承受，就没有必要特意进行体育活动。

五、化疗所致的周围神经病变

周围神经系统很容易受到化疗药物的神经毒性作用的影响。化疗所致的周围神经病变（chemotherapy-induced peripheral neuropathy，CIPN）通常是一种剂量限制的不良反应，并会对患者的活动产生长期的负面影响。初级感觉神经元的神经纤维和背根神经节同样有受到影响的风险，会因总累积剂量和剂量强度导致神经病变的发展。神经病变最常由铂类、紫杉烷和长春花碱类药物所

引发，通常呈肢端袜套/手套样分布，感觉障碍比运动障碍更常见。患者通常会出现脚趾振动觉减弱及跟腱反射消失，并伴有手指和脚趾麻木、刺痛和感觉异常，可能一些患者在使用紫杉烷药物后还会感到痛觉和温度觉消失。

化疗所致的周围神经病变主要发生在化疗周期中，化疗结束后症状会减轻。然而即使在停止化疗方案以后，一些患者仍有感觉改变。在对512名女性癌症患者的二次数据分析中发现，47%的人在完成化疗后的平均6年内仍报告有CIPN的症状，残疾程度显著增加，跌倒风险增加了1.8倍，CIPN会持续损伤患者的本体感觉和平衡功能，并让他们面临进一步功能障碍的风险。因此，正确的管理方案应包括在开始化疗前对患者的力量、感觉、平衡、本体感觉和步态进行基线评估，并在整个化疗周期中持续筛查上述临床指标的变化。在患者整个康复过程中，应适当监测已知引起CIPN的化疗药物的跌倒风险。

六、认知障碍

化疗后继发的认知障碍俗称"化疗脑"，可发生在许多患者身上。但这一人群的认知障碍可能是由多种因素引起的，因为许多患者不仅在与记忆、计算和执行功能相关的大脑区域里存在肿瘤，而且患者还有可能在服用一些会导致意识混乱、嗜睡、注意力和集中力不足的药物。此外，认知障碍可能会对患

者生活质量产生严重的影响，其中最常影响的是学习能力和记忆能力。强有力的证据已经表明，化疗会导致癌症患者的短期认知能力下降，但长期影响的数据仍不清楚。对于那些停止化疗后仍有认知障碍的患者，增加体力活动和锻炼已被证明可以改善认知功能。瑜伽、冥想和太极都可以通过减轻压力和疲劳来间接地提高认知功能。药理学发现，低剂量的哌醋甲酯对多形性胶质母细胞瘤患者有效，可明显改善患者的记忆力、推理能力和语言流利性。现已有将多奈哌齐、银杏叶、高压氧、贝伐单抗和吲哚美辛用于脑肿瘤患者的研究，只是研究结果还很有限。

七、癫痫和抗惊厥药的不良反应

癫痫是脑肿瘤的常见症状，发生在20%~80%的患者之中，尤其是患有低分化的肿瘤患者。虽然有些人可能会出现癫痫发作，从而导致脑肿瘤的诊断，但也有一些人是在疾病发展的后期出现癫痫发作。原发性脑肿瘤和转移性脑肿瘤患者都有可能发生癫痫发作。累及大脑皮质结构的脑肿瘤更容易导致癫痫发作，特别是颞叶和初级感觉运动皮质区的肿瘤。

传统的治疗癫痫的一线药物包括典型的抗惊厥药物如苯妥英、卡马西平和丙戊酸，使用已有数年之久。虽然这些药物对控制癫痫有很好的疗效，但它们都有共同的不良反应，即可以诱导细

胞色素P450酶，这会导致几种药物之间相互作用，特别是在化疗药物和糖皮质激素之间。这会降低化疗药物的有效血清浓度，也会降低糖皮质激素维持血管源性水肿的疗效。反之，相同肝酶的化疗代谢会导致抗惊厥药物血清浓度的降低，从而增加患者癫痫发作的风险，这可能会对神经系统产生毁灭性的影响。典型的抗惊厥药物与放疗联合使用时，会导致发生麻疹状药物皮疹的风险更高，有一小部分患者会出现威胁生命的反应，如重症多形（性）红斑/史–约综合征（Stevens–Johnson syndrome）。

已有报告表明，左乙拉西坦可以导致躁动加剧或消极行为的改变，这在那些基线有心理障碍和行为障碍的患者中更常见。左乙拉西坦是一种具有良好耐受性的抗惊厥药物。而新的抗惊厥药物如左乙拉西坦和拉科酰胺，已显示出与传统药物同样的疗效，且患者在接受治疗时所经历的不良反应也更少。

八、类固醇的不良反应

糖皮质激素是中枢神经系统肿瘤治疗的重要组成部分，用于70%~100%的原发性中枢神经系统肿瘤和转移的患者。该药通过减轻引起颅内压升高或脊髓受压的血管源性水肿来暂时缓解神经系统症状，通常在服用后24 h可以看到显著改善。糖皮质激素也用于神经肿瘤，因为它可以在短期内缓解化疗引起的恶心和呕吐。地塞米松是一种氟化类

固醇，由于它的半衰期长和盐皮质激素效应较低，因此是这些药物中最常使用的。众所周知，它在治疗肿瘤相关水肿继发的肿块效应方面是有用的，甚至可以预防与放疗相关的急性脑病的发展，但是它也存在自身的不良反应（表2-1）。

表2-1 类固醇不良反应

类固醇不良反应	康复监测	应考虑的治疗方法
高血糖	毛细血管血糖	胰岛素
精神障碍	抑郁或焦虑、失眠症状	诊断性抗精神病药物的咨询教育
消化道出血	腹痛、出血、血红蛋白和血细胞比容	使用质子泵抑制剂（PPI）或H_2受体阻滞剂
继发性肾上腺功能不全	低血压、体位性头晕/晕厥、低钠血症、低钾血症	在可耐受范围内调节氢化可的松
肌病	骨盆和肩部对称性近端肌肉无力	耐力和抗阻练习
骨质疏松症	疼痛、跌倒	维生素D、双膦酸盐、负重运动

九、类固醇诱发的高血糖

糖皮质激素通过动员肝脏中的葡萄糖和诱导糖异生来提高血清中的血糖水平。尽管之前没有糖尿病，但血清中的血糖水平升高是原发性和转移性脑肿瘤患者最常见的不良反应。总共有47%的转移性脑肿瘤患者和72%的原发性脑肿瘤患者报告血清中血糖水平超过5.6 mmol/L，而3.3%的转移性脑肿瘤患者和10.6%的原发性脑肿瘤患者在接受地塞米松治疗平均6.9周后报告血清中血糖水平已超过16.7 mmol/L。而需要注意的是，一些脑肿瘤患者在死亡前仍会持续服用地塞米松。因此，有必要定期监测使用糖皮质激素患者的血糖水平。尽管不是糖尿病患者，但仍应使用胰岛素等治疗性干预措施来纠正患者的高血糖水平（表2-2）。

表2-2 中枢神经系统原发性和转移性肿瘤的常用化疗方法及不良反应

药物类别（普通药物）	不良反应
烷化剂（替莫唑胺）	细胞减少症、认知障碍
单克隆抗体（贝伐单抗）	细胞减少症
拓扑异构酶抑制剂（伊立替康）	细胞减少症
紫杉烷（紫杉醇）	细胞减少症、周围神经病变
铂基化合物（顺铂）	周围神经病变、耳毒性
长春花碱（长春新碱）	周围神经病变

十、精神疾病

长期使用糖皮质激素会出现诸如焦虑、抑郁和失眠等精神疾病，尽管其发生机制尚不清楚。据报道，有9.9%的转移性脑肿瘤患者和10.6%的原发性脑肿瘤患者会出现焦虑、抑郁和失眠。一些研究表明，这些精神障碍不能单独归因于地塞米松，因为这些患者中的许多人也在与肿瘤晚期的诊断作思想斗争，很可能也因此经历了很大的心理变化。对这些患者来说，在开始药物治疗之前的重要干预措施是咨询和教育，也可能需要使用抗精神病药物来帮助控制行为后遗症。由于地塞米松对这些患者的神经系统方面有一定益处，因此，除非患者被诊断为对自己或他人构成危险，否则不应该因为这些精神疾病的发展而停用它。当停止类固醇治疗后，这些精神症状往往也会消失。

十一、消化道出血的风险

消化性溃疡和消化道出血的发展可能是使用糖皮质激素后危及生命的并发症，但在今天已十分少见。Hempen等人最近进行的一项研究报道称，只有3.3%的转移性脑肿瘤患者和6.4%的原发性脑肿瘤患者会出现胃病，如胃痛，且这些患者中没有人报告有出现消化道出血的症状。尽管如此，接受糖皮质激素治疗的患者应该预防性使用H_2受体阻滞剂或质子泵抑制剂，这可能会降低危及生命的风险。

十二、继发性肾上腺功能不全

长期服用大剂量的类固醇会破坏下丘脑-垂体-肾上腺轴，从而导致继发性肾上腺功能不全，这种影响通常是暂时和可逆的。突然停止或迅速减少类固醇会导致一段时间内源性皮质类固醇的分泌减少，这可能导致低血压、体位性眩晕或晕厥。这些患者的实验室结果还可能出现低钠血症和低钾血症，从而进一步加剧他们的症状。在康复环境中，由康复医师对患者进行监测，并根据患者的承受能力调整活动以防止跌倒是极其重要的。此外，通常还需要给予患者外源性治疗措施如氢化可的松（一种皮质醇替代品），直至患者恢复肾上腺分泌。

十三、糖皮质激素诱发的肌病

糖皮质激素诱发的肌病（Glucocorticoid-induced myopathy，GIM）可影响高达60%的使用糖皮质激素治疗的患者，这在使用氟化类固醇治疗的患者中发生率更高。GIM的症状表现为无力，通常发生在糖皮质激素治疗开始后的几周到几个月内，主要是由肌原纤维蛋白分解造成的，可能导致肌肉萎缩和横纹肌溶解，多发生在近端和对称的骨盆带肌肉组织，但较少发生在肩带和远端肌肉中。人们普遍认为，近端肌肉力量下降会导致坐、站姿势转移和站立姿势的稳定性降低，这两种情况可能增加跌倒和骨折的风险。最近的研究表明，耐力训练和抗阻训练可以逆转使用糖皮质激素治疗的患者的肌肉萎缩和无力。因此，应该注意保持肌肉像骨骼一样强壮和健康。

十四、骨质疏松症与骨脆性

糖皮质激素引起的骨质疏松症多为继发性骨质疏松症。该激素的使用会导致骨组织完整性降低，骨吸收与骨形成和修复之间失去平衡，从而损害骨的生物力学特性。对先前研究的荟萃分析显示，治疗开始时和前3个月内骨折的风险会增加，并且发现增加的风险与剂量相关。骨折最常见于椎骨，其次是髋部。尽管在使用糖皮质激素治疗期间骨折的风险很高，但一旦停止使用糖皮质激素，骨折的风险会大幅降低，且通常会恢复到基线水平。每周多次、每天30 min的中等强度的负重运动可以对骨密度产生积极影响，所以可以仔细考虑运动与药物治疗结合使用，如钙和维生素D补充剂及双膦酸盐等的使用，来进一步降低骨折的风险。

骨转移会增加骨折和骨质破坏的风险，且骨转移通常主要与肺癌、乳腺癌和前列腺癌有关。美国国立综合癌症网络（National Comprehensive Cancer Network，NCCN）指南建议患有骨转移的癌症幸存者应谨慎训练，且ACSM建议应遵循基于症状的训练方法。对于骨转移患者来说，理想的锻炼方案是在患者可以承受的情况下，从低强度开始并循序渐进地增加训练难度。对于有骨转移的患者，还建议他们遵循改良的运动计划，降低冲击力、强度和持续时间，从而减少对骨质破坏。有研究表明，在监督下对稳定性骨转移的患者进行脊柱旁肌肉轻度抗阻训练是安全的，还可以同时使用双膦酸盐治疗来帮助增加骨密度。同时必须认识到骨转移患者的患肢是有功能限制的，通常需要限制抗阻训练和减轻负重。康复医师、治疗师和患者都需要知道即使有骨转移的情况也是可以继续进行运动的，但由于骨折风险增加，因此需要调整运动计划。

第七节　结论

癌症康复有为癌症患者带来更好的功能、活动能力和生活质量的潜力。康复医师们也需要对当前的治疗方法、后续的并发症及患者的康复需求采取的预防措施有一个全面的了解。

参考文献

[1] Kushner D, Amidei C. Rehabilitation of motor dysfunction in primary brain tumor patients. *Neuro-Oncology Pract.* 2015;2(4):185-191.

[2] Mukand JA, Blackinton DD, Crincoli MG, Lee JJ, Santos BB. Incidence of neurological deficits and rehabilitation in patients with brain tumors. *Am J Phys Med Rehabilitation.* 2001;80(5):346-350.

[3] Vargo M. Brain tumor rehabilitation. *Am J Phys Med Rehabil.* 2011;90(suppl):S50-S62.

[4] Amidei C, Kushner D. Clinical implications of motor deficits related to brain tumors. *Neuro-Oncology Pract.* 2015; 2(4):179-184.

[5] Maltser S, Cristian A, Silver JK, Morris GS, Stout NL. A focused review of safety considerations in cancer rehabilitation. *PM R.* 2017;9(9 suppl 2):S415-S428.

[6] Raj VS, Balouch J, Norton JH. Cancer rehabilitation education during physical medicine and rehabilitation residency: preliminary data regarding the quality and quantity of experiences. *Am J Phys Med Rehabil.* 2014; 93(5):445-452. https://doi.org/10.1097/PHM.

[7] American Physical Therapy Association. Oncology Section; 2017. www.oncologypt.org.

[8] 2017 Medical Rehabilitation Program Descriptions. Carf International, Cancer Rehabilitation Speciality Program.

[9] Aminoff MJ, ed. *Neurology and General Medicine*. 4th ed. Vol. 523. New York, NY: Churchill Livingstone; 2007. www.aboutcancer.com/brain_radiation_comps_aminoff.htm.

[10] Correa DD, Shi W, Thaler HT, Cheung AM, DeAngelis LM, Abrey LE. Longitudinal cognitive follow-up in low grade gliomas. *J Neurooncol*. 2008;86(3):321-327.

[11] Powell C, Guerrero D, Sardell S, et al. Somnolence syndrome in patients receiving radical radiotherapy for primary brain tumours: a prospective study. *Radiother Oncol*. 2011; 100(1):131.

[12] Armstrong CL, Corn BW, Ruffer JE, Pruitt AA, Mollman JE, Phillips PC. Radiotherapeutic effects on brain function: double dissociation of memory systems. *Neuropsychiatry Neuropsychol Behav Neurol*. 2000;13(2):101.

[13] Burger PC, Mahley Jr MS, Dudka L, Vogel FS. The morphological effects of radiation administered therapeutically for intracranial gliomas: a postmortem study of 25 cases. *Cancer*. 1979;44:1256.

[14] Giordana MT, Clara E. Functional rehabilitation and brain tumour patients: a review of outcome. *Neurol Sci*. 2006;27: 240-244.

[15] Dietrich J, Monje M, Wefel J, Meyers C. Clinical patterns and biological correlates of cognitive dysfunction associated with cancer therapy. *Oncologist*. 2008;13:1285.

[16] Feng R, Loewenstern J, Aggarwal A, et al. Cerebral radiation necrosis: an analysis of clinical and quantitative imaging and volumetric features. *World Neurosurg*. 2018-03;111: e485-e494. https://doi.org/10.1016/j.wneu.2017.12.104.

[17] O'Dell Michael, Stubblefield Michael. *Cancer Rehabilitation: Principles and Practice*. Demos Medical Publishing; 2009.

[18] Fein DA1, Marcus Jr RB, Parsons JT, Mendenhall WM, Million RR. Lhermitte's sign: incidence and treatment variables influencing risk after irradiation of the cervical spinal cord. *Int J Radiat Oncol Biol Phys*. 1993;27(5): 1029-1033.

[19] Okada S, Okeda R. Pathology of radiation myelopathy. *Neuropathology*. 2001;21:247.

[20] Van der Sluis RW, Wolfe GI, Nations SP, et al. Postradiation lower motor syndrome. *J Clinical Neuromuscular Disease*. 2000; 2(1):10-17.

[21] Agarwal A, Kanekar S, Thamburaj K, Vijay K. Radiation-induced spinal cord hemorrhage (Hematomyelia). *Neurol Int*. 2014;6(4):5553.

[22] Schmitz KH, Courneya KS, Matthews C, et al. American College of Sports Medicine roundtable on exercise guidelines for cancer survivors. *Med Sci Sports Exerc*. 2010; 42(7):1409-1426. https://doi.org/10.1249/MSS.0b013 e3181e0c112.

[23] Stout N, Baima J, Swisher A, Winters-Stone K, Welsh J. A systematic review of exercise systematic reviews in the cancer literature (2005-2017). *PM&R*. 2017;9:S347-S384.

[24] Bartolo M, Zucchella C, Pace A, et al. Early rehabilitation after surgery improves functional outcome in patients with brain tumors. *J Neuro-oncology*. 2012;107:537-544.

[25] Baima J, Omer ZB, Varlotto J, Yunus S. Compliance and safety of a novel home exercise program for patients with high-grade brain tumors, a prospective, observational study. *Support Care Cancer*. 2017;25(9):2809-2814.

[26] Cristian A, Tran A, Patel K. Patient

safety in cancer rehabilitation. *Phys Med Rehabilitation Clin*. 2012;23(2): 441-456.

[27] Bartels MN, Leight M. Cardiac complications of cancer. In: Stubblefield MD, Odell MW, eds. *Cancer Rehabilitation, Principles and Practice*. New York: Demos Medical; 2009: 349-358.

[28] Bartels MN, Freeland ML. Pulmonary complications of cancer. In: Stubblefield MD, Odell MW, eds. *Cancer Rehabilitation, Pronciles and Practice*. New York: Demos Medical; 2009:331-347.

[29] Stupp R, Mason WP, van der Bent MJ, et al. Radiotherapy plus concomitant and adjuvant temozolomide for glioblastoma. *N Engl J Med*. 2005;352:987-996.

[30] Kreisl TN, Kim L, Moore K, et al. Phase II trial of single-agent bevacizumab followed by bevacizumab plus irinotecan at tumor progression in recurrent glioblastoma. *J Clin Oncol*. 2009;27(5):740.

[31] Friedman HS, Prados MD, Wen PY, et al. Bevacizumab alone and in combination with irinotecan in recurrent glioblastoma. *J Clin Oncol*. 2009;27(28):4733.

[32] Barnholtz-Sloan JS, Sloan AE, Davis FG, Vigneau FD, Lai P, Sawaya RE. Incidence proportions of brain metastases in patients diagnosed (1973 to 2001) in the Metropolitan Detroit cancer Surveillance system. *J Clin Oncol*. 2004; 22(14):2865-2872.

[33] Owusu C, Cohen H, Feng T, et al. Anemia and functional disability in older adults with cancer. *J Natl Compr Canc Netw*. 2015;13(10):1233-1239.

[34] Penninx BW, Pahor M, Cesari M, et al. Anemia is associated with disability and decreased physical performance and muscle strength in the elderly. *J Am Geriatr Soc*. 2004;52(5):719-724.

[35] Denny SD, Kuchibhatla MN, Cohen HJ. Impact of anemia on mortality, cognition, and function in community-dwelling elderly. *Am J Med*. 2006;119(4):327-334.

[36] Elter T, Stipanov M, Heuser E, et al. Is physical exercise possible in patients with critical cytopenia undergoing intensive chemotherapy for acute leukaemia or aggressive lymphoma? *Int J Hematol*. 2009;90:199-204.

[37] Paul KL. Rehabilitation and exercise considerations in hematologic malignancies. *Am J Phys Med Rehabil*. 2011; 90 (suppl): S76-S82.

[38] Khan S, Dhadda A, Fyfe D, et al. Impact of neutropenia on delivering planned chemotherapy for solid tumours. *Eur J Cancer Care*. 2008;17:19-25.

[39] Shelton BK. Evidence-based care for the neutropenic patient with leukemia. *Semin Oncol Nurs*. 2003;19(2):133-141.

[40] Vadhan-Raj S. Management of chemotherapy-induced thrombocytopenia: current status of thrombopoietic agents. *Semin Hematol*. 2009;46(1 suppl 2):S26-S32.

[41] Gerber DE, Grossman SA, Zeltzman M, Parisi MA, Kleinberg L. The impact of thrombocytopenia from temozolomide and radiation in newly diagnosed adults with high-grade gliomas. *Neuro Oncol*. 2007;9(1):47-52.

[42] Argyriou AA, Bruna J, Marmiroli P, Cavaletti G. Chemotherapy-induced peripheral neurotoxicity (CIPN): an update. *Crit Rev Oncol Hematol*. 2012;82(1):51-77.

[43] Winters-Stone KM, Horak F, Jacobs PG, et al. Falls, functioning, and disability among women with persistent symptoms of chemotherapy-induced peripheral neuropathy. *J Clin Oncol*. 2017;35(23):2604-2612.

[44] Stubblefield MD, Burstein HJ, Burton AW, et al. NCCN task force report: management of

neuropathy in cancer. *J Natl Comp Cancer Netw.* 2009;7:S1-S26.

[45] Hess LM, Huang HQ, Hanlon AL, et al. Cognitive function during and six months following chemotherapy for front line treatment of ovarian, primary peritoneal or fallopian tube cancer: an NRG oncology/gynaecologic oncologic group study. *Gynecol Oncol.* 2015;139: 541-545.

[46] Cruzado JA, López-Santiago S, Martínez-Marín V, José-Moreno G, Custodio AB, Feliu J. Longitudinal study of cognitive dysfunctions induced by adjuvant chemotherapy in colon cancer patients. *Support Care Cancer.* 2014;22:1815-1823.

[47] Zimmer P, Baumann FT, Oberste M, et al. Effects of exercise interventions and physical activity behavior on cancer related cognitive impairments: a systematic review. *Biomed Res Int.* 2016;2016:1820954. https://doi.org/10.1155/ 2016/1820954.

[48] Gehring K, Sitskoorn MM, Aaronson NK, et al. Interventions for cognitive deficits in adults with brain tumours. *Lancet Neurol.* 2008;7:548-560.

[49] Rosati A, Buttolo L, Stefini R, Todeschini A, Cenzato M, Padovani A. Efficacy and safety of levetiracetam in patients with glioma. *Arch Neurol.* 2010;67(3):343-346.

[50] Usery JB, Michael M, Sills AK, Finch CK. A prospective evaluation and literature review of levetiracetam use in patients with brain tumors and seizures. *J Neurooncol.* 2010; 99:251-260.

[51] Vecht CJ, van Breemen M. Optimizing therapy of seizures in patients with brain tumors. *Neurology.* 2006;67(suppl): S10-S13.

[52] Blaszczyk B, Lason W, Czuczwar SJ. Antiepileptic drugs and adverse skin reactions: an update. *Pharmacol Rep.* 2015;67(3):426-434.

[53] Hurtado B, Koepp MJ, Sander JW, Thompson PJ. The impact of levetiracetam on challenging behavior. *Epilepsy Behav.* 2006;8(3):588.

[54] Helmstaedter C, Fritz NE, Kockelmann E, Kosanetzky N, Elger CE. Positive and negative psychotropic effects of levetiracetam. *Epilepsy Behav.* 2008;13(3):535.

[55] Milligan TA, Hurwitz S, Bromfield EB. Efficacy and tolerability of levetiracetam versus phenytoin after supratentorial neurosurgery. *Neurology.* 2008;71:665-669.

[56] Hempen C, Weiss E, Hess CF. Dexamethasone treatment in patients with brain metastases and primary brain tumors: do the benefits outweigh the side-effects? *Support Care Cancer.* 2002;10(4):322-328.

[57] Roth P, Happold C, Weller M. Corticosteroid use in neurooncology: an update. *Neurooncol Pract.* 2015;2(1):6-12.

[58] Piette C, Munuat C, Foidart JM, Deprez M. Treating gliomas with glucocorticoids: from bedside to bench. *Acta Neuropathol Berl.* 2006;112:651-664.

[59] Roth P, Wick W, Weller M. Steroids in neurooncology: actions, indications, side effects. *Curr Opin Neurol.* 2010; 23(6):597-602.

[60] Canalis E, Mazziotti G, Giustina A, Bilezikian JP. Glucocorticoid-induced osteoporosis: pathophysiology and therapy. *Osteoporos Int.* 2007;18:1319-1328.

[61] van Staa TP. The pathogenesis, epidemiology and management of glucocorticoid-induced osteoporosis. *Calcif Tissue Int.* 2006;79(3):129-137.

[62] Canalis E, Bilezikian JP, Angeli A, Giustina A. Perspectives on glucocorticoid-induced osteoporosis. *Bone.* 2004;34: 593-598.

[63] Mazziotti G, Angeli A, Bilezikian JP, Canalis E, Giustina A. Glucocorticoid-induced

osteoporosis: an update. *Trends Endocrinol Metab.* 2006;17(4):144-149.

[64] Jia D, O'Brien CA, Stewart SA, Manolagas SC, Weinstein RS. Glucocorticoids act directly on osteoclasts to increase their life span and reduce bone density. *Endocrinology.* 2006;147(12):5592-5599.

[65] O'Brien CA, Jia D, Plotkin LI, et al. Glucocorticoids act directly on osteoblasts and osteocytes to induce their apoptosis and reduce bone formation and strength. *Endocrinology.* 2004;145(4):1835-1841.

[66] van Staa TP, Leufkens HG, Abenhaim L, Zhang B, Cooper C. Oral corticosteroids and fracture risk: relationship to daily and cumulative doses. *Rheumatol Oxf.* 2000; 39(12):1383-1389.

[67] Silver JK, Baima J, Mayer RS. Impairment-driven cancer rehabilitation: an essential component of quality care and survivorship. *CA Cancer J Clin.* 2013;63:295-317.

[68] Stubblefield M, Schmitz KH, Ness KK. Physical functioning and rehabilitation for the cancer survivor. *Semin Oncol.* 2013;40:784-795.

[69] Wolin K, Schwartz A, Matthews C, Courneya K, Schmitz K. Implementing the exercise guidelines for cancer survivors. *The J Support Oncol.* 2012;10(5):171-177.

[70] Rief H, Petersen L, Omlor G, et al. German Bone Research Group. The effect of resistance training during radiotherapy on spinal bone metastases in cancer patients-a randomized trial. *Radiotherapy Oncol.* 2014;112:133-139.

[71] O'Toole GBP, Herklotz M. Bone metastases. In: Stubblefield M, O'Dell M, eds. *Cancer Rehabilitation: Principles and Practice.* New York: Demos Publishing; 2009: 773-785.

第三章

脑癌和脊髓癌患者住院康复的预后指标

作者：VERONICA J. CHEHATA，BSBIOLOGY，MD·MATTHEW SHATZER，DO·ADRIAN CRISTIAN，MD，MHCM

第一节 概述

脑肿瘤和脊髓肿瘤患者的住院康复在其癌症连续护理中起着独特的作用。本章重点介绍这类患者住院康复干预的结果，包括针对功能、住院时间（length of stay，LOS）、出院返回社区、急性转诊（acute transfers）、生活质量（quality of life，QoL）和生存期。脑肿瘤和脊髓肿瘤患者的管理和治疗，以及经常影响患者的损伤和并发症会在本书的其他章节介绍。

鉴于脑和脊髓癌症相关的医疗诊断和治疗的复杂性，这类患者的康复是非同一般的挑战。这些患者存在广泛的相关损害，包括但不限于认知和（或）沟通障碍、吞咽困难、失语、偏瘫、截瘫、四肢瘫痪、痉挛、挛缩、压疮、压力性溃疡及神经源性肠道和神经源性膀胱。

可能存在上述这些损伤的脑卒中、创伤性脑损伤（traumatic brain injury，TBI）或脊髓损伤（spinal cord injury，SCI）的非癌症患者的住院康复已被很好地确立。直观地说，同样的康复原则也应该适用于脑肿瘤和脊髓肿瘤患者。然而，这些患者与非癌症患者之间的关键区别在于与癌症相关的不确定性，仅举几例，如包括预后、进行性功能衰退、医疗复杂性及伴随的化疗或放疗。再加上经济上的考虑，这些因素解释了为什么这类癌症患者不太能接受急性住院康复治疗。

为了评估住院康复对脑肿瘤和脊髓肿瘤患者的价值及他们的入选资格，评估住院康复所取得的功能改善，以及如住院时间、出院返回社区、急性转诊、生活质量和生存率等结局指标是至关重要的。有研究表明，要基于生存预后和出院时预期的功能结果来选择住院康复的患者。

显然，住院期间的康复训练确实可以给脑肿瘤和脊髓肿瘤患者带来益处。脑肿瘤患者的功能评分有所改善，出院后仍保持不变。这些功能的改善与肿瘤类型、病变和是否存在转移无关。此外，尽管脑肿瘤患者的住院时间较短，但是其功能改善与脑卒中和脑外伤患者是相似的。脊髓肿瘤患者在住院期间进行康复训练后，发现其功能独立性评定量表（functional independence measure，FIM）评分有所提高，情绪、生活质量和存活率也有所改善。这种有希望的结果应引起医疗服务提供者的注意，以便于在适当时收治和选择脑癌和脊髓癌患者进行急性住院康复治疗。

第二节 结果测量的描述

功能独立性评定量表（FIM）：FIM是一个由临床医师报告的含有18个项目的量表，它评估六个方面的功能，包括自我照顾能力、括约肌控制能力、转移能力、运动能力、交流能力和社会认知能力。这18个项目中的每一项都根据该项目的独立程度（1=完全依赖，7=完全独立）以1~7级进行评分。FIM得分在患者入院和出院时都要进行评定。入院和出院的评分之差构成了FIM变化或FIM增益。FIM效度是指FIM随时间变化的速率。

Karnofsky功能状态评分（Karnofsky performance status，KPS）：KPS是一种临床医师报告的量表，对患者的整体表现状况进行评分，评分范围为0~100分，评分间隔为10分。0分表示死亡，100分表示功能正常并且没有疾病征兆。

美国东部肿瘤协作组（Eastern Cooperative Oncology Group，ECOG）用于评价患者的活动状态评分：是一种与KPS类似的临床医师报告量表，评分从0分到5分，0分表示"完全活跃，能够不受限制地进行所有未发病前的表现"，5分则表示死亡。

脊髓独立性测量（spinal cord independence measure，SCIM）：一种用于评估创伤性和非创伤性脊髓损伤功能改善的有效性和敏感度的工具。与FIM相比，它被认为是评估脊髓肿瘤患者功能结果更理想的工具。

脑癌治疗功能评价系统（functional assessment of cancer therapy-brain，FACT-BR）：是一个含有54项条目，采用Likert等级评估脑肿瘤患者生活质量的量表。该工具评估生活质量的组成部分，包括身体、社会、情感和功能状况及其他考虑因素。

第三节 脑肿瘤结局

一、功能结果

几项研究表明，接受住院康复治疗的脑肿瘤患者的功能状态有所改善。Marciniak等人的研究结果表明，原发性肿瘤和转移性肿瘤患者在住院康复后的功能都有所改善，所有肿瘤组的FIM总变化（运动能力和社会认知能力）与FIM效度均相当。同样地，Tang等人的结果显示，脑转移瘤、多形性胶质母细胞瘤和其他脑肿瘤患者从住院康复入院到出院都取得了功能上的改善。

Huang等人对10名脑肿瘤患者进行的前瞻性评估研究结果表明，FIM、残疾评定量表（disability rating scale，DRS）和KPS评分均显示出显著的功能改善。FIM和DRS评分从入院、出院到随访3个月都有所改善，而KPS评分从入院到随访3个月才有显著改善。进一步的研究表明，功能的强化可以在这3个月内得以持续，此外KPS评分在评估更细微的变化方面作用不大。

在最近一项更大规模的研究中调查了100名新诊断为多形性胶质母细胞瘤的患者，在他们接受肿瘤手术切除后，观察住院康复对其功能结果的影响。该结果表明，93.7%的患者从入院到出院期间功能状态都有所改善，其中运动能力、自我照顾能力、交流能力/社会认知能力和括约肌控制能力的改善程度最大。此外，22%的患者被认为是"高反应者"，根据入院到出院的FIM评分的结果显示，他们的功能独立性至少提高了两个级别。

二、比较功能预后与其他因素的关系

一些研究试图进一步描述住院康复的脑肿瘤患者在肿瘤类型、肿瘤复发和伴随治疗方面所取得的功能改善情况。

Marciniak等人发现不同类型肿瘤患者FIM运动能力的结果改善程度确实存在差异（如脑膜瘤和星形细胞瘤与转移瘤和其他肿瘤类型相比，功能改善程度最低）。然而，不同的住院时间是造成这种差异的次要因素。Fu等人对21例低分化星形细胞瘤患者和21例高分化星形细胞瘤患者的对比图表进行了回顾性研究。该结果表明，与低分化星形细胞瘤患者相比，虽然两组患者都取得了功能性改善，但高分化星形细胞瘤患者的FIM总体的改善程度更明显（21.7 vs. 13，vs.为versus的缩写，为"……对……"的意思），可能是因为患者的住院时间更长（13 d vs. 9 d）。两组的FIM效度具有可比性。因此，似乎患有晚期肿瘤（如转移性肿瘤和高分化星形细胞瘤）患者的FIM增益更多，但可能是因为住院时间更长。

关于肿瘤复发，Marciniak等人的研究显示，与首次肿瘤诊断后接受康复治疗的患者相比，肿瘤复发患者的FIM运动能力和FIM效度较低。

关于联合治疗，Marciniak等人还发现接受辅助放疗的肿瘤患者的FIM运动能力效率评分更高，他们认为这可能是由于肿瘤缩小所致。然而，笔者也注意到，接受放疗的患者往往没有肿瘤复发。相比之下，Tang等人的研究结果显示，同时接受化疗或放疗并不能预测FIM评分的增加。

三、住院时间

1998—2006年的几项研究表明，接

受住院康复治疗的脑肿瘤患者的住院时间在18~25 d。Fu等人后来的研究显示了高分化和低分化星形细胞瘤患者的住院时间更短（分别为13 d和9 d）。

四、出院回家

脑肿瘤患者住院康复后的出院率相对较高，大多数研究报告的出院率在80%~92%。Tang等人的研究显示，胶质母细胞瘤、转移性肿瘤和其他肿瘤的出院率略低，分别为76%、72%和70%。

五、急性转诊

虽然大多数研究并没有将急性转诊率作为主要结果来衡量，但已有几项研究报告了这一点。Marciniak等人的结果显示出25%的急性转诊率。如下面各章节所述，已经将这种转诊率与脑外伤和脑卒中患者的急性转诊率进行了比较。

六、生活质量

功能状态差与癌症幸存者（包括脑肿瘤患者）的生活质量差有关。到目前为止，脑肿瘤患者住院康复后功能结果和生活质量结果之间相关性的研究甚少。Huang等人在一项包含10名脑肿瘤患者的前瞻性研究中使用FACT-BR量表来评估患者的生活质量。他们发现，患者从入院到出院的评分没有显著改善，入院到1个月随访、入院到3个月随访之间的评分均有显著改善。出现这一结果的原因可能是患者只有在能够重新融入家庭和社区环境时才能感觉到生活质量的改善。值得注意的是，三个量表（FIM、DRS、KPS）的功能水平得分与FACT-BR得分并没有相关性，该作者指出这一点与之前的三项研究结果相似。同样，Kim等人的研究发现，在接受住院康复治疗的25名脑肿瘤患者中，生活质量（使用欧洲癌症研究治疗组织生活质量核心30项，European Organization for Research and Treatment of Cancer Quality of Life Questionnaire-Core 30，EORTC QLQ-C30）并没有显著改善。与Huang的研究一样，该作者认为有必要进行更长时间的随访来评估住院康复对脑肿瘤患者生活质量的影响。

七、预后

癌症康复作为一个整体，它的根本所在是与功能相关的生存和预后问题。Tang等人的研究提示脑转移瘤患者的良好预后与FIM高增益、地塞米松剂量低、器官转移少有关。在胶质母细胞瘤患者中，入院时使用较低的地塞米松剂量和有较高的FIM改善，预示着更好的生存预后。

Roberts等人在研究中也涉及接受住院康复治疗的多形性胶质母细胞瘤患者的生存时间。该研究报告显示，接受住院康复治疗患者的中位生存期为14.3个月，而未接受住院康复治疗的患者为17.9个月，但在调整混杂因素（年龄、切除范围和KPS评分）后，结果在统计学上并不显著。因此，他们得出结论，两组患者的存活率差异不明显可能与临床疾病状况相关，与不需要住院康复治疗的患者相比，可能是因为接受住院康复治疗患者的KPS评分更低，临床的整体情况更差，预后可能也更差。也就是说，他们认为住院康复可能会"改善"那些初始功能较低患者的生存预后，即住院康复可为这些患者的生存带来好处。此外，这项研究还指出，"活动应答者"或FIM中运动能力提高的患者有延长生存时间的趋势。

八、脑肿瘤与脑外伤和脑卒中的比较

由于脑肿瘤患者的神经系统损伤与脑外伤和脑卒中患者的神经系统损伤很相似，同时脑肿瘤患者与脑外伤患者和脑卒中患者的住院康复已经得到了很好的证实，因此有几项研究已经将脑肿瘤患者的结果与脑外伤患者和脑卒中患者的结果进行了比较。

O'Dell等人回顾性地比较了住院康复的脑肿瘤患者与一组病例匹配的脑外伤患者的结果。他们发现，尽管脑外伤组的FIM改善更明显，但FIM的效率是可比的，这可能是由于脑肿瘤组的患者住院时间较短（18 d vs. 22 d）。此外，和那些没有同期接受放射治疗的患者相比，在被诊断为脑膜瘤、左半球病变（由于半侧忽略，通常认为右侧病变结果较差）的患者有更高的获益趋势。两组的出院率具有可比性（脑肿瘤组为82.5%，

而脑外伤患者为92.5%）。脑肿瘤组的急性转诊率为7.5%，而脑外伤组为0。

Huang等人也比较了脑肿瘤患者和脑外伤患者，发现两组间的总入院和出院FIM或FIM效度没有显著差异。脑外伤组的入院FIM的社会认知能力较低。而在O'Dell的研究中，脑外伤组的FIM变化较高。肿瘤组的住院时间更短，出院回社区的患者更多。脑外伤患者更有可能出院转到康复机构（26% vs. 13.4%）。也有研究者认为，脑肿瘤患者可能会有更好的家庭支持，因此增加了出院率。与O'Dell的研究相反，病变所在侧并没有导致康复住院时间的差异。Bilgin等人最近进行了一项类似的研究，以病变侧和性别作为匹配标准，对脑外伤患者和脑肿瘤患者进行了比较。他们发现，与脑肿瘤患者相比，脑外伤患者最初的功能状态较低，但功能恢复较好。在Huang的研究中，病变侧对两组患者的功能结果均无影响。

同样，Huang等人回顾性地比较了脑肿瘤患者和脑卒中患者住院康复的结果。报告显示，两组在总入院FIM、总出院FIM、总FIM变化或FIM效度方面没有显著差异。然而，与脑肿瘤患者相比，脑卒中患者从入院到出院确实经历了更大的ADL-FIM评分变化。另外，脑肿瘤患者的FIM的运动能力评分较高，两组的FIM社会认知无显著差异。在住院时间方面，脑肿瘤组的住院时间明显短于脑卒中组（25 d vs. 34 d），两组出

院回社区的比例均大于85%。此外，右侧脑卒中患者的住院时间比右侧脑肿瘤患者平均多10 d。此外，右侧脑卒中组的ADL-FIM变化率高于右侧脑肿瘤组。

在另一项研究中，Greenberg等人比较了在开颅手术后幸存下来的脑瘤（脑膜瘤和胶质瘤）患者与脑卒中患者的康复效果。他们发现，所有测试组的功能结果是相似的，但脑肿瘤患者的住院时间更短（脑膜瘤组为24 d，胶质瘤组为23 d，脑卒中组为75.4 d）。研究还发现，可能是由于住院时间的增加，脑卒中组的FIM效度较低（尽管在统计学上没有意义）。

最后，Bartolo等人将75名神经外科手术后的脑肿瘤（脑膜瘤和胶质母细胞瘤）患者（手术后2周内开始康复）和75名匹配的脑卒中患者做比较，发现两组的功能都有所改善。且亚组分析显示，与胶质母细胞瘤患者或脑卒中患者相比，脑膜瘤患者的FIM中的运动能力和ADL改善明显更高。这些差异的出现可能与肿瘤性质相关，因为脑膜瘤相较胶质母细胞瘤是良性的。在脑卒中组中，这种差异被认为是由于脑损伤的缺血性或出血性，而不是脑膜瘤的"占位"性病变造成的。总体而言，这些研究均表明术后早期康复是关键。

第四节　脊髓肿瘤结局

一、功能结局

研究显示，接受住院康复治疗的脊髓肿瘤患者有功能上的改善。Murray等人的一项早期研究结果显示，27例脊髓肿瘤患者在住院康复后的功能有所改善，且不完全性脊髓损伤（Frankel脊髓损伤分级法中的B、C、D级）患者在1年的随访中功能仍可以得到改善。另一项针对原发性和继发性脊髓肿瘤患者的研究明确显示，患者在上肢和下肢穿衣、轮椅的使用和转移、行走和上楼梯方面都有改善，这些改善在出院后3个月仍可以持续。Tan等人后来的一项研究中将原发性脊髓肿瘤患者与继发性脊髓肿瘤患者进行比较，发现原发性肿瘤患者的FIM增益明显更大。

有转移性脊髓肿瘤的患者经过住院康复治疗后显示出功能上的明显改善。在Parsch等人的一项研究中，转移性脊髓压迫患者的FIM评分从62分提高到84分，FIM效度为0.33。作者指出，这个结果是在非创伤性完全截瘫患者的报道范围内，但是低于创伤性脊髓损伤患者的预期。与其相似，Tang等人的一项研究结果显示，从入院到出院过程中，FIM评分从83分提高到102分，FIM效度与Parsch的研究相似，为0.38。总的来说，一项关于转移性脊髓肿瘤患者住院康复后功能结果的研究回顾表明，FIM增益至少为15分，FIM效度在0.33~0.42。

二、住院时间

除了Hacking等人的一项早期研究（住院时间为111 d）和荷兰的一项研究（住院时间为104 d，作者指出荷兰的住院时间一般比其他国家长）之外，接受住院康复治疗的脊髓肿瘤患者的住院时间大多在15~50 d。关于影响住院时间的因素，一项对转移性肿瘤患者的研究发现，住院时间会随着压疮发生率而变化。也就是说，没有压疮的患者住院时间为42 d，而有压疮的患者住院时间明显更久，为123 d。澳大利亚一项为期12年的回顾性研究还发现，与继发性肿瘤患者相比，原发性肿瘤患者住院时间的中位数为47.5 d，住院时间有缩短的趋势。

三、出院返回社区

绝大多数接受住院康复治疗的脊髓肿瘤患者都能出院回家。有一项研究显示84%的患者能出院回家。还有一项对转移性肿瘤患者的研究显示其出院回家的概率为82%。Tan等人的一项回顾性研究显示患者出院率为62%，且继发性肿瘤患者出院后有继续接受护理或姑息性治疗的明显趋势。此外，完全性脊髓损伤的患者更有可能出院接受姑息性治疗。

在唯一一项转移性脊髓肿瘤患者接受2周住院康复治疗（与未接受康复治疗的患者相比）的前瞻性研究中，康复组75%的患者可以出院回家，而"无康复"组的出院比例仅为20%。

四、急性转诊

虽然大多数研究没有将急性转诊率作为首要结果指标来衡量，但已有几项研究对此进行了报告。有一项关于转移性脊髓肿瘤的研究显示，患者急性转诊率约为16%（68名患者中有11名），这68名患者中有另外6名在病房死亡。另一项关于原发性和继发性肿瘤的研究显示急性转诊的比例较低，仅为11%。Alam等人在一项癌症住院康复的研究中发现，脊髓肿瘤患者转到急症护理的比例明显高于对照组（23% vs. 10%）。综上所述，与其他非创伤性脊髓损伤的患者相比，因脊髓肿瘤导致的恶性脊髓压迫的患者更有可能因转诊至急诊医院而中断康复。

五、生活质量

虽然生活质量被认为是癌症幸存者生存的一个关键因素，但就像脑肿瘤一样，很少有研究评估住院康复和功能结果对生活质量结果的影响。在Ruff等人的两项罕见的研究中，评估了接受住院康复治疗的脊柱硬膜外转移患者的疼痛水平、自我报告的抑郁和生活满意度，并把它们作为次要结果（以及其他）。他们的初步研究结果表明，接受康复治疗患者的临床抑郁患病率较低，疼痛评分较低，对生活的满意度较高。且他们的随访研究表明，这种对疼痛、抑郁和生活质量的益处一直持续到生命的终结。

　　可以肯定的是，生活质量与疼痛有关，这一点在几项研究中已经得到了证实。McKinley报告说64%~90%的患者有致残性疼痛。同样，Tan等人的研究结果显示，疼痛患者的FIM效度较差，中位住院时间较长。还需要更多的研究来评估脊髓肿瘤患者住院康复过程中的疼痛、生活质量和功能预后的相互作用。

六、预后

　　许多研究集中于脊髓肿瘤患者住院康复的功能结果及生存和预后上。Hacking等人的一项早期研究指出，有6个因素与延长出院后超过1年的生存时间和改善功能水平有关。这些因素包括肿瘤生物学、以脊髓损伤作为恶性肿瘤的主要表现症状、神经系统症状的进展缓慢（>1周）、肿瘤采用手术和放疗的联合治疗、入院时的（部分）肠道控制，以及入院时关于转移活动的（部分）独立性。

　　一些研究指出，影响功能预后和生存最重要和最可靠的因素是入院时较高的FIM评分或治疗前的运动能力评分较高。然而，Tang等人的研究并没有发现入院FIM评分是一个重要的预后因素，而发现住院康复期间FIM的增加或功能改善才是影响预后的因素。此外，其他研究还发现，轻度损伤患者的生存和功能结果有所改善，但关于损伤的完整性和生存之间是否存在相关性的结果并不

统一。在一项研究中，肿瘤类型和病变程度被认为对生存结果的意义预测性较差，而在另一项研究中则根本没有意义。

　　在Ruff等人的前瞻性研究中，康复组和无康复组之间的生存率差异为20周（分别为26周和6周）。无康复组的生存期较短，这被认为是继发于脊髓病的并发症和抑郁症发病率增加所导致的。

七、脊髓肿瘤与外伤性脊髓损伤的比较

　　McKinley等人将脊髓肿瘤患者（肿瘤组）与创伤性脊髓损伤患者进行了比较，发现肿瘤组FIM的运动能力评分较高，但出院FIM评分和FIM变化较低。两组的FIM效度相似。肿瘤组的住院时间较短，但两组的出院率相似。总之，他们注意到两组被研究人群在性别、年龄和损伤方面存在差异，比较这两组存在固有的困难。McKinley在2000年的研究得出了类似的结果，较短的住院时间可能在一定程度上是由于损伤的不完全性和截瘫的优势，较短的预期寿命和整体预后也可能起到了作用。患者及其家属可能更倾向于早点出院，以便有更多的时间待在家里，并有利于改善生活质量。

八、脊髓肿瘤与其他非创伤性脊髓损伤的比较

　　Fortin等人将恶性脊髓压迫与其他形式的非创伤性脊髓损伤进行了比较，发

现恶性脊髓压迫组从入院到出院的FIM评分均有明显改善。然而，另一个非创伤性脊髓损伤组在出院时表现出更高的FIM增益和更高的FIM运动能力评分。

第五节　结论

综上所述，目前已有的文献表明，脑肿瘤患者和脊髓肿瘤患者在住院康复方面确实取得了功能上的进步，出院率很高。与非癌症患者（脑外伤、脑卒中或脊髓损伤患者）相比，他们在功能方面的结果相当、住院时间更短、急性转诊率更高。目前仅有的关于功能结果与生活质量相关的研究也显示出了正相关关系。同样，那些评估住院康复和功能改善对生存影响的研究也显示出了正相关关系。

总之，文献中存在的几个困难也是显而易见的。首先，最重要的是各研究队列的异质性，包括肿瘤组织结构、位置和复发方面的差异，以及用于功能评估的评分标准不同。此外，大多数研究的样本量都很小，且是回顾性研究。进一步的前瞻性、大样本的研究是必要的，重点应放在康复的长期效应上。需要进一步的研究来评估住院康复对生存率和生活质量的影响。

脑肿瘤患者和脊髓肿瘤患者固有的复杂医疗情况，加上功能和生存率之间的复杂相互作用，需要进一步明确住院康复的预期功能益处，因为它们与整个癌症连续护理有关。因此，可以建立更明确的标准以便适当地选择和收治这类患者进行住院康复治疗。

参考文献

[1] Kirshblum S, O'Dell MW, Ho C, Barr K. Rehabilitation of persons with central nervous system tumors. *Cancer*. 2001;92(Suppl 4):1029-1038.

[2] O'Dell MW, Barr K, Spanier D, Warnick RE. Functional outcome of inpatient rehabilitation in persons with brain tumors. *Arch Phys Med Rehabil*. 1998;79:1530-1534.

[3] Huang ME, Silwa JA. Inpatient rehabilitation of patients with cancer: efficacy and treatment considerations. *PM R*. 2011;3:746-757.

[4] Hacking HG, Van As HH, Lankhorst GJ. Factors related to the outcome of inpatient rehabilitation in patients with neoplastic epidural spinal cord compression. *Paraplegia*. 1993;31:367-374.

[5] Shahpar S, Mhatre PV, Huang ME. Update on brain tumors: new developments in neuro-oncologic diagnosis and treatment, and impact on rehabilitation strategies. *PM R*. 2016;8(7):678-689.

[6] Raj VS, Lofton L. Rehabilitation and treatment of spinal cord tumors. *J Spinal Cord Med*. 2013;36(1):4-11.

[7] Huang ME, Wartella JE, Kreutzer JS. Functional outcomes and quality of life in patients with brain tumors: a preliminary report. *Arch Phys Med Rehabil*. 2001;82:1540-1546.

[8] Chevile AL. Metrics in cancer rehabilitation. In: Stubblefield MD, Michael OW, eds. *Cancer Rehabilitation: Principles and Practice*. New York: Demos Medical Publishing; 2009:1025-1034.

[9] Oken M, Creech R, Tormey D, et al.

Toxicity and response criteria of the Eastern Cooperative Oncology Group. *Am J Clin Oncol*. 1982;5:649-655.

[10] Fortin CD, Voth J, Jaglal SB, Craven BC. Inpatient rehabilitation outcomes in patients with malignant spinal cord compression compared to other non-traumatic spinal cord injury: a population based study. *J Spinal Cord Med*. 2015;38(6):754-764.

[11] Marciniak CM, Sliwa JA, Heinemann AW, Semik PE. Functional outcomes of persons with brain tumors after inpatient rehabilitation. *Arch Phys Med Rehabil*. 2001;82: 457-463.

[12] Tang V, Rathbone M, Park Dorsay J, Jiang S, Harvey D. Rehabilitation in primary and metastatic brain tumours: impact of functional outcomes on survival. *J Neurol*. 2008;255:820-827.

[13] Roberts PS, Nuño M, Sherman D, et al. The impact of inpatient rehabilitation on function and survival of newly diagnosed patients with glioblastoma. *PM R*. 2014;6(6): 514-521.

[14] Fu JB, Parsons HA, Shin KY, et al. Comparison of functional outcomes in low-and high-grade astrocytoma rehabilitation inpatients. *Am J Phys Med Rehabil*. 2010;89(3): 205-212.

[15] Huang ME, Cifu DX, Keyser-Marcus L. Functional outcome after brain tumor and acute stroke: a comparative analysis. *Arch Phys Med Rehabil*. 1998;79:1386-1390.

[16] Huang ME, Cifu DX, Keyser-Marcus L. Functional outcomes in patients with brain tumor after inpatient rehabilitation: comparison with traumatic brain injury. *Am J Phys Med Rehabil*. 2000;79:327-335.

[17] Greenberg E, Treger I, Ring H. Rehabilitation outcomes in patients with brain tumors and acute stroke: comparative study of inpatient rehabilitation. *Am J Phys Med Rehabil*. 2006;85:568-573.

[18] Kim BR, Chun MH, Han EY, Kim DK. Fatigue assessment and rehabilitation outcomes in patients with brain tumors. *Support Care Cancer*. 2012;20(4):805-812.

[19] Bilgin S, Kose N, Karakaya J, Mut M. Traumatic brain injury shows better functional recovery than brain tumor: a rehabilitative perspective. *Eur J Phys Rehabil Med*. 2014;50(1): 17-23.

[20] Bartolo M, Zucchella C, Pace A, et al. Early rehabilitation after surgery improves functional outcome in inpatients with brain tumours. *J Neurooncol*. 2012;107(3):537-544.

[21] Murray PK. Functional outcome and survival in spinal cord injury secondary to neoplasia. *Cancer*. 1985;55: 197-201.

[22] McKinley WO, Conti-Wyneken AR, Vokac CW, Cifu DX. Rehabilitative functional outcome of patients with neoplastic spinal cord compressions. *Arch Phys Med Rehabil*. 1996;77:892-895.

[23] Tan M, New PW. Retrospective study of rehabilitation outcomes following spinal cord injury due to tumour. *Spinal Cord*. 2012;50:127-131.

[24] Parsch D, Mikut R, Abel R. Postacute management of patients with spinal cord injury due to metastatic tumour disease: survival and efficacy of rehabilitation. *Spinal Cord*. 2003;41:205-210.

[25] Tang V, Harvey D, Park Dorsay J, Jiang S, Rathbone MP. Prognostic indicators in metastatic spinal cord compression: using functional independence measure and Tokuhashi scale to optimize rehabilitation planning. *Spinal Cord*. 2007;45:671-677.

[26] Fattal C, Fabbro M, Rouays-Mabit H, Verollet C, Bauchet L. Metastatic paraplegia and

functional outcomes: perspectives and limitations for rehabilitation care. Part 2. *Arch Phys Med Rehabil*. 2011;92(1):134-145.

[27] Eriks IE, Angenot EL, Lankhorst GJ. Epidural metastatic spinal cord compression: functional outcome and survival after inpatient rehabilitation. *Spinal Cord*. 2004;42: 235-239.

[28] Tan M, New P. Survival after rehabilitation for spinal cord injury due to tumor: a 12-year retrospective study. *J Neurooncol*. 2011;104(1):233-238.

[29] Guo Y, Young B, Palmer JL, Mun Y, Bruera E. Prognostic factors for survival in metastatic spinal cord compression: a retrospective study in a rehabilitation setting. *Am J Phys Med Rehabil*. 2003;82:665-668.

[30] Ruff RL, Adamson VW, Ruff SS, Wang X. Directed rehabilitation reduces pain and depression while increasing independence and satisfaction with life for patients with paraplegia due to epidural metastatic spinal cord compression. *J Rehabil Res Dev*. 2007;44(1):1-10.

[31] Alam E, Wilson RD, Vargo MM. Inpatient cancer rehabilitation: a retrospective comparison of transfer back to acute care between patients with neoplasm and other rehabilitation patients. *Arch Phys Med Rehabil*. 2008;89(7):1284-1289.

[32] Ruff RL, Ruff SS, Wang X. Persistent benefits of rehabilitation on pain and life quality for nonambulatory patients with spinal epidural metastasis. *J Rehabil Res Dev*. 2007; 44(2):271-278.

[33] McKinley WO, Huang ME, Brunsvold KT. Neoplastic versus traumatic spinal cord injury: an outcome comparison after inpatient rehabilitation. *Arch Phys Med Rehabil*. 1999;80:1253-1257.

[34] Fattal C1, Gault D, Leblond C, et al. Metastatic paraplegia: care management characteristics within a rehabilitation center. *Spinal Cord*. 2009;47(2):115-121.

[35] McKinley WO, Huang ME, Tewksbury MA. Neoplastic vs. traumatic spinal cord injury: an inpatient rehabilitation comparison. *Am J Phys Med Rehabil*. 2000;79:138-144.

[36] Formica V, Del Monte G, Giacchetti I, et al. Rehabilitation in neuro-oncology: a meta-analysis of published data and a mono-institutional experience. *Integr Cancer Ther*. 2011; 10(2):119-126.

第四章

脑肿瘤

作者：SEONG-JIN MOON，MD·DANIEL T. GINAT，MD，MS·
R. SHANE TUBBS，MS，PA-C，PHD·MARC D. MOISI，MD，MS

一、背景

　　脑肿瘤对患者和医师都是一个特殊的挑战。每年每10万人中有6.4例新确诊病例，脑肿瘤患者5年生存率约为33.4%。近70万美国人患有原发性脑肿瘤。脑肿瘤可发生于任何年龄段，但65岁及以上的人群发病率最高，且男性的发病率略高于女性。一个人的一生中，被诊断为中枢神经系统肿瘤的风险约为0.6%。但脑肿瘤对患者的影响也不能被夸大，因为一些脑肿瘤会导致患者有严重的残疾和生活质量的急剧下降，而另一些则不会。幸运的是，新的治疗方法提供了延长生命和减少残疾的机会。

二、分类

　　脑肿瘤一般分为恶性肿瘤和良性肿瘤。此外，恶性肿瘤可以是原发性或转移性的。一般来说，转移性肿瘤比原发性肿瘤更常见，成年人患脑肿瘤的比例随着年龄的增长而增加，因为转移性病变更容易随着时间的推移而发展。成年人最常见的脑肿瘤类型是脑膜瘤，占所有原发性脑肿瘤的33.8%。神经胶质瘤（即胶质母细胞瘤、室管膜瘤、星形细胞瘤、少突胶质细胞瘤）占恶性脑肿瘤的近80%。脑肿瘤通常使用世界卫生组织（WHO）分级表，这可以为患者和临床医师提供关于预后和管理的进一步信息。WHO量表将脑肿瘤分为 I ~IV级。WHO I 级肿瘤通常是良性的、生长缓慢，预后较好。WHO II 级肿瘤通常是非恶性的，但也可能是恶性的，并且比 I 级肿瘤有更高的复发倾向。WHO III级肿瘤是侵袭性恶性病变，恶性程度较高，肿瘤繁殖能力强，容易复发。WHOIV级肿瘤最具侵袭性，恶性程度最高，复发率非常高，且预后最差。

三、临床表现

　　脑肿瘤的临床表现差异很大，临床上从无症状到患者出现昏迷的表现不等。脑肿瘤的位置及大小和肿块效应决定了其临床表现。许多患者表现为颅内压增高的临床体征和症状：头痛、恶心/呕吐、眼球麻痹、精神状态改变、平衡丧失、癫痫发作或视神经乳头水肿。一些患者可能只出现一种临床症状，而另一些患者则完全没有症状。额叶受损，记忆、推理、人格和思维处理能力都会受到影响。颞叶内的病变，行为、记忆、听觉、视觉、情感和语言都可能受到影响。顶叶内的病变，可影响感觉、知觉和空间关系。枕叶内的病变，视力可能会受到影响。脑干或小脑内的病变，平衡和协调可能会受到影响。垂体肿瘤会压迫视神经，导致双侧偏盲。布罗卡（Broca）区的肿瘤可表现为表达性失语症（布罗卡失语症），而韦尼克（Wernicke）区的肿瘤可表现为感觉性失语症（韦尼克失语症）。脑膜瘤是以硬脑膜为基础的病变，它是在硬脑膜旁被发现的，其临床表现效果通常与周围组织的局部占位效应有关。胶质母细胞瘤是一种非常具有侵袭性的WHO分级Ⅳ级的肿瘤，预后差。非转移性的小脑原发病灶通常是血管母细胞瘤。一般情况下，这类病变可对周围组织和结构造成相当大的占位效应，而且周围也会有明显的水肿。

四、体格检查

　　所有脑肿瘤患者都应进行彻底的体格和神经系统检查。神经系统检查包括精神状态检查和完整的脑神经评估，以及运动/感觉测试、反射测试和小脑测试。还应评估复杂运动系统测试、语言和记忆测试等。如前所述，脑肿瘤的位置决定了其表现。例如，运动带内存在肿瘤的患者可能会表现为对侧严重的运动无力，而垂体肿瘤患者可能会出现视物模糊或普遍的激素差异。小脑肿瘤患者可能会出现原发性步态不平衡，前庭神经鞘瘤患者可能会出现听力困难。脑神经评估也可以提供进一步的线索，帮助临床医师定位并鉴别脑肿瘤。

五、诊断

　　成人颅内病变的诊断一般是通过结合病史和体格检查结果，并辅以影像学支持证实。临床医师处理已知或怀疑有脑肿瘤的患者时，应该收集完整的病史，这往往提供脑肿瘤的位置、病程和分类的线索。一般来说，医师会对患者进行头部计算机断层扫描（CT）或对脑部进行磁共振成像（MRI）扫描，以更好地评估脑肿瘤。上述影像序列提供了脑肿瘤的结构和解剖特征，有助于临床医师进行鉴别诊断和进一步治疗（图4-1~图4-7）。磁共振波谱（MRS）和正电子发射体层成像（PET扫描）提供了进一步确定脑肿瘤性质的线索，反过来有助于进一步精确诊断脑肿瘤（图4-7）。

　　对于某些脑肿瘤，血供的识别对于后续的治疗至关重要。因此，需要对脑肿瘤进一步做血管成像。如CT血管造影/磁共振血管造影（CTA/MRA），以及静脉成像方式，即CT静脉造影/磁共振静脉

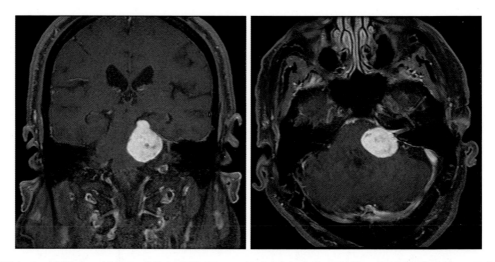

图4-1　脑膜瘤，轴位T$_1$磁共振图像显示，沿左侧小脑幕下侧的可见硬脑膜肿块，硬脑膜尾部延伸至左侧内耳道

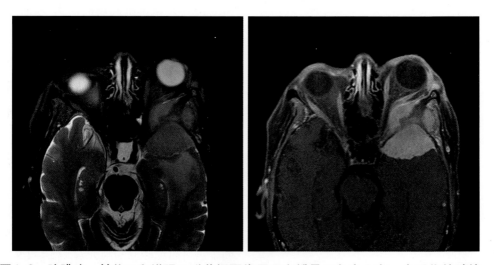

图4-2　脑膜瘤，轴位T$_2$和增强T$_1$磁共振图像显示左蝶骨三角中心有一个强化的肿块，伴有左侧颞叶血管源性水肿，并延伸至左眼眶

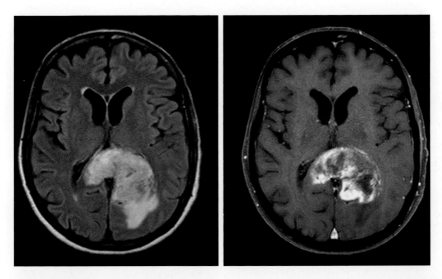

图4-3 胶质母细胞瘤，液体衰减反转恢复（FLAIR）序列和增强T$_1$磁共振图像显示跨越胼胝体后部的异质性增强的肿块

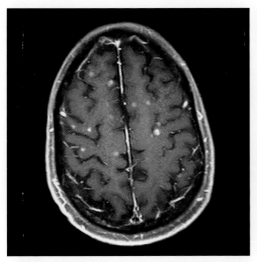

图4-4 肺癌转移，轴位T$_1$增强磁共振显示双侧大脑半球多发性强化结节

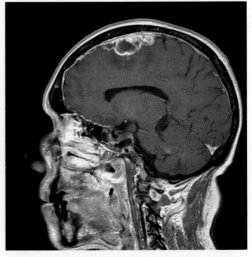

图4-5 乳腺癌转移，矢状位增强T$_1$磁共振显示，沿额叶凸面有一个硬脑膜基底肿块增强不均一

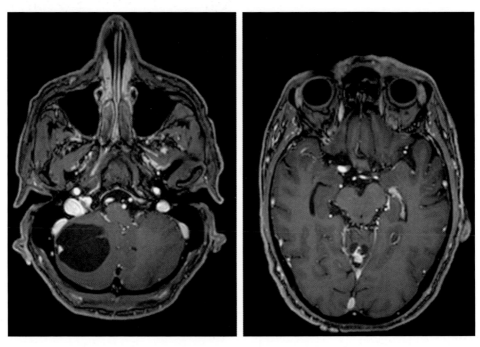

图4-6 血管母细胞瘤，轴位增强T$_1$磁共振显示小脑囊性肿瘤伴增强结节

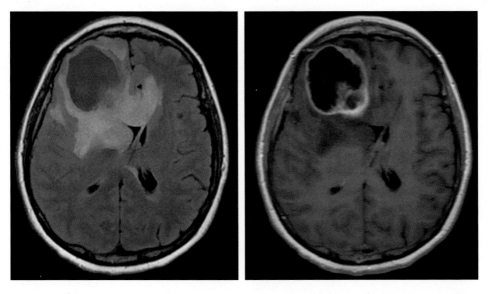

图4-7 原始神经外胚叶肿瘤（PNET），轴向FLAIR和增强T$_1$磁共振显示右侧额叶肿块，周围不规则强化，水肿伴中线偏移

造影（CTV/MRV）等。对于如有需要找到关键血管表现且与血管结构密切相关的脑肿瘤，可能需要进行诊断性脑血管造影。

六、管理

成人脑肿瘤最好由一个多学科临床医师团队进行管理。治疗方案包括观察监测、手术切除，以及化疗、放疗或两者的结合。没有两个脑肿瘤是相同的，这意味着没有两个脑肿瘤的治疗方案是相同的。

各种量表可以帮助患者和临床医师确定患者的基本功能状态，这有助于患者的决策。在神经肿瘤学中，一些值得注意的示例包括Karnofsky功能状态评分量表和美国东部肿瘤协作组（Eastern Cooperative Oncology Group，ECOG）表现状况评分（表4-1）。这些量表有助于患者和临床医师对进一步的治疗和不同的治疗方式做出最明智的决定。

Karnofsky表现状态量表定义评分（%）标准如下：

（1）能够进行正常的活动和工作，不需要特别护理。

100：正常，无症状和体征。

90：正常活动，轻微症状和体征。

80：在努力下正常运动，有一些症状和体征。

（2）无法工作，生活自理，所需帮助支持的程度不同。

70：生活自理，但无法维持正常的

表 4-1　ECOG表现状况评分*	
分级	表现状态
0	完全活跃，能够不受限制地进行所有病前活动表现
1	可以行走及从事轻体力活动，包括一般家务或办公室工作，但不能从事较重的体力活动
2	可以行走，全部生活自理，但不能进行任何工作活动。50%以上醒着的时间都在起床和活动
3	生活仅能部分自理，50%以上醒着的时间在静卧或静坐
4	完全残疾，生活不能自理，全部时间静卧或静坐
5	死亡

*发表于 Oken MM, Creech RH, Tormey DC, Horton J, Davis TE, McFadden ET, Carbone PP. Toxicity and response criteria of the Eastern Cooperative Oncology Group. *Am J Clin Oncol.* 1982; 5（6）: 649–655.

活动或工作。

60：生活大部分自理，偶尔需要帮助。

50：需要大量照顾和频繁的医疗护理。

（3）生活无法自理，需要机构或医院护理，疾病可能迅速进展。

40：残疾，需要特别照顾和帮助。

30：严重残疾，并非濒临死亡但需要住院治疗。

20：病重，需要住院和积极的支持治疗。

10：病危，濒临死亡。

0：死亡。

对脑肿瘤患者的管理需要解决肿瘤本身及它的神经后遗症。例如，对于因巨大脑肿瘤引起的急性阻塞性疾病患者应该首先评估和稳定其气道。癫痫发作应该用药物控制，如有需要，也可以用深度镇静来控制。由于脑肿瘤引起的阻塞导致的脑积水在紧急情况下可以通过脑室外引流和紧急减压手术切除上述病变。如果脑积水持续，患者可能需要脑脊液分流术，可采用脑室-腹腔分流的方式。

如果可以进行手术切除，应咨询神经外科医师，以便向患者及其家属解释这种手术的细节和可行性，以及风险和收益。一些颅内病变更适合全面切除，而其他肿瘤则需要先进行手术活检，再进一步决定后续治疗。神经外科医师可以与患者讨论治疗患者脑肿瘤的最佳手术入路和手术方式。例如，神经外科医师可能会与患者讨论通过经蝶窦入路的方式或翼点开颅手术来接近垂体瘤的可能性。神经外科医师如何提供给患者此类医疗信息往往与医学信息本身一样重要。根据肿瘤的特点和部位，可以采用不同的手术入路。然而，基本的手术原则是为神经外科医师提供最大的暴露区，而对周围正常组织不造成任何损伤或造成的损伤最小。幕上肿瘤常采用标准的翼点开颅术，而幕下肿瘤常采用乙状窦后开颅术。

一些脑肿瘤不适合手术切除，或者其病变特点更适合采用放疗代替。例如，病变很小，或存在于大脑的多个部位，或存在于某一个大脑区域，手术切除可能造成潜在损害大于收益，则可以考虑放疗。放射肿瘤学家会诊可以为患者提供多种针对脑肿瘤的放疗选择。例如，对于弥漫性多发转移的患者，由于病灶太多无法进行手术切除，全脑放疗可能会对患者更加有益。而对于单个小病灶，且对放射敏感的患者，那么立体定向放射外科治疗更佳。同时进行手术切除脑肿瘤的患者通常在手术床上接受放疗。

化疗也被用作一些肿瘤的辅助治疗。应咨询神经肿瘤专家，并讨论各种化疗方案。传统上，由于血脑屏障（BBB）的独特性限制了药物穿越该屏障的效果，因此化疗在脑内的应用受到了限制。然而，最近的研究为新的化疗药物的应用铺平了道路，一些患者因此接受了手术、放疗和化疗的联合治疗。紫杉醇的应用就是一个众所周知的例子。

在化疗和放疗方案不断发展的同时，一些指南已被证明在改变治疗标准方面是成功的。一个典型的例子是2005年Stupp方案的出现。Stupp方案针对的是最具侵袭性的原发性脑肿瘤、多形性胶质母细胞瘤（GBM）。对于新诊断的GBM，Stupp方案要求最大限度地手术切除，然后进行放疗，结合同步或辅助化疗，特别是替莫唑胺。替莫唑胺是一种烷基化/甲基化药物，其作用机制通常是烷基化DNA中鸟嘌呤残基的N-7或O-6位置。Stupp方案将接受手术、化疗和放疗的患者与单纯接受体外放疗的患者进行了比较，研究显示，前者的中位生存期为14.6个月，后者为12.1个月。其他药物如丙卡巴肼、洛莫司汀、长春新碱（procarbazine, lomustine and vincristine，PCV）已成功治疗复发性低级别少突胶质细胞瘤/星形细胞瘤，而其他患者则受益于开颅手术后植入手术切除腔内的卡莫司汀（Gliadel）晶片。

术前栓塞以减少肿瘤的血管供应可能有助于手术切除也是一个考虑因素。

七、术后管理过程

术后管理与手术切除肿瘤同样重要。对于接受手术切除的脑肿瘤，术后管理至关重要，一般在重症监护室（ICU）中进行密切的神经系统监测和严格的血压控制。切除脑肿瘤的患者最常见的问题之一是急性高血压发作，这通常可以通过ICU中仔细的神经系统检查来控制。患者有时也可以有一个断绝类固醇的方案，神经外科医师或神经重症专科医师可以在围手术期利用各种各样的工具，使其平稳过渡到恢复。术后癫痫发作也是一个主要问题。一些研究表明，幕上脑肿瘤患者癫痫发作的发病率可高达30%~40%。一项研究比较了左乙拉西坦与苯妥英的疗效，发现左乙拉西坦组术后癫痫发作频率较低。许多接受手术切除的患者同时要在手术床上接受一个阶段的放疗。

对于已经经历了初始治疗阶段的患者，通常情况下，患者必须每2~4个月进行一次随访，以确保没有复发迹象。这通常通过一系列影像学检查，以及神经肿瘤学专家、神经外科医师和放射肿瘤学家的密切随访来管理。这种随访的主要目的是确保患者的脑肿瘤不再复发，并使患者及其家属参与到康复的各个方面。

家庭支持和社会需求也是脑肿瘤患者全面康复和全面护理的重要因素。对于许多患者和他们的家人来说，当得知他们的亲人患有脑肿瘤时，往往会感到非常震惊，有时甚至是极度恐惧。因此，重要的是指导患者及其家属度过这段艰难时期，不仅要解决患者的医疗问题，还要解决其社会需求。

八、结论

成人脑肿瘤对医师来说是一个具有挑战性的临床问题，通常需要手术切除、放疗和化疗的综合管理。接受这种联合治疗的患者需要严格的随访和密切的术后护理，包括全面的康复需求和社会支持。这种对脑肿瘤患者多层面治疗的关注，使临床医师能够在患者最艰难的时刻为其提供最佳的全面治疗管理。

参考文献

[1] Ostrom QT, Gittleman H, Liao P, et al. CBTRUS statistical report: primary brain and other central nervous system tumors diagnosed

in the United States in 2010-2014. *Neuro Oncol.* 2017;19(suppl_5):v1-v88. https://doi.org/ 10.1093/neuonc/nox158.

[2] Howlader N, Noone AM, Krapcho M, et al., eds. *SEER Cancer Statistics Review, 1975-2014.* Bethesda, MD: National Cancer Institute; April 2017. https://seer.cancer.gov/archive/csr/1975_2014/results_merged/sect_01_overview. pdf. based on November 2016 SEER data submission, posted to the SEER web site.

[3] Sun T, Plutynski A, Ward S, Rubin JB. An integrative view on sex differences in brain tumors. *Cell Mol Life Sci.* 2015; 72(17):3323-3342. https://doi.org/10.1007/s00018-015-1930-2.

[4] Owonikoko TK, Arbiser J, Zelnak A, et al. Current approaches to the treatment of metastatic brain tumours. *Nat Rev Clin Oncol.* 2014;11(4):203-222. https:// doi.org/10.1038/nrclinonc.2014.25.

[5] Wiemels J, Wrensch M, Claus EB. Epidemiology and etiology of meningioma. *J Neurooncol.* 2010;99(3):307-314. https://doi.org/10.1007/s11060-010-0386-3.

[6] Ostrom QT, Bauchet L, Davis FG, et al. The epidemiology of glioma in adults: a "state of the science" review. *Neuro Oncol.* 2014;16(7):896-913. https://doi.org/10.1093/neuonc/nou087.

[7] Louis DN, Perry A, Reifenberger G, et al. *Acta Neuropathol.* 2016;131:803. https://doi.org/10.1007/s00401-016-1545-1.

[8] Comelli I, Lippi G, Campana V, Servadei F, Cervellin G. Clinical presentation and epidemiology of brain tumors firstly diagnosed in adults in the Emergency Department: a 10-year, single center retrospective study. *Ann Transl Med.* 2017;5(13):269. https://doi.org/10.21037/atm.2017.06.12.

[9] Hussein MR. Central nervous system capillary haemangioblastoma: the pathologist's viewpoint. *Int J Exp Pathol.* 2007;88(5):311-324. https://doi.org/10.1111/j.1365- 2613.2007.00535.x.

[10] Bruzzone MG, D'incerti L, Farina LL, Cuccarini V, Finocchiaro G. CT and MRI of brain tumors. *Q J Nucl Med Mol Imaging.* 2012;56(2):112-137.

[11] Wetzel SG, Cha S, Law M, et al. Preoperative assessment of intracranial tumors with perfusion MR and a volumetric interpolated examination: a comparative study with DSA. *AJNR Am J Neuroradiol.* 2002;23(10): 1767-1774.

[12] Karnofsky DA, Abelmann WH, Craver LF, Burchenal JH. The use of the nitrogen mustards in the palliative treatment of carcinoma - with particular reference to bronchogenic carcinoma. *Cancer.* 1948;1(4):634-656.

[13] Oken MM, Creech RH, Tormey DC, et al. Toxicity and response criteria of the Eastern Cooperative Oncology Group. *Am J Clin Oncol.* 1982;5(6):649-655.

[14] Reddy GK, Bollam P, Caldito G, et al. *J Neurooncol.* 2011; 103:333. https://doi.org/10.1007/s11060-010-0393-4.

[15] Jagadeesh H, Bernstein M. Patients' anxiety around incidental brain tumors: a qualitative study. *Acta Neurochir.* 2014;156(2):375-381. https://doi.org/10.1007/s00701- 013-1935-2.

[16] Schödel P, Schebesch K-M, Brawanski A, Proescholdt MA. Surgical resection of brain metastases-impact on neurological outcome. *Int J Mol Sci.* 2013;14(5):8708-8718. https://doi.org/10.3390/ijms14058708.

[17] Chan MD, Tatter SB, Lesser G, Shaw EG. Radiation oncology in brain tumors: current approaches and clinical trials in progress. *Neuroimaging Clin N Am.* 2010;20(3):401-408.

[18] Vick NA, Khandekar JD, Bigner DD. Chemotherapy of brain tumors. The "Blood-Brain barrier" is not a factor. *Arch Neurol*. 1977;34(9):523-526. https://doi.org/ 10.1001/ archneur.1977.00500210025002.

[19] Joo KM, Park K, Kong DS, et al. Oral paclitaxel chemo therapy for brain tumors: ideal combination treatment of paclitaxel and P-glycoprotein inhibitor. *Oncol Rep*. 2008; 19(1):17-23.

[20] Stupp R, Mason WP, Van den bent MJ, et al. Radiotherapy plus concomitant and adjuvant temozolomide for glioblastoma. *N Engl J Med*. 2005;352(10):987-996.

[21] Ewend MG, Brem S, Gilbert M, et al. Treatment of single brain metastasis with resection, intracavity carmustine polymer wafers, and radiation therapy is safe and provides excellent local control. *Clin Cancer Res*. 2007;13(12): 3637-3641.

[22] Kuroiwa T, Tanaka H, Ohta T, Tsutsumi A. Preoperative embolization of highly vascular brain tumors: clinical and histopathological findings. *Noshuyo Byori*. 1996; 13(1):27-36.

[23] Hanak BW, Walcott BP, Nahed BV, et al. Post-operative intensive care unit requirements following elective craniotomy. *World Neurosurg*. 2014;81(1):165-172. https://doi. org/10.1016/j.wneu.2012.11.068.

[24] Gokhale S, Khan SA, Agrawal A, Friedman AH, McDonagh DL. Levetiracetam seizure prophylaxis in craniotomy patients at high risk for postoperative seizures. *Asian J Neurosurg*. 2013;8(4):169-173. https://doi. org/ 10.4103/1793-5482.125658.

[25] Glantz MJ, Cole BF, Forsyth PA, et al. Practice parameter: anticonvulsant prophylaxis in patients with newly diagnosed brain tumors. Report of the Quality Standards Subcommittee of the American Academy of Neurology. *Neurology*. 2000;54(10):1886-1893.

[26] Van breemen MS, Rijsman RM, Taphoorn MJ, Walchenbach R, Zwinkels H, Vecht CJ. Efficacy of antiepileptic drugs in patients with gliomas and seizures. *J Neurol*. 2009;256(9):1519-1526.

[27] Iuchi T, Kuwabara K, Matsumoto M, Kawasaki K, Hasegawa Y, Sakaida T. Levetiracetam versus phenytoin for seizure prophylaxis during and early after craniotomy for brain tumours: a phase II prospective, randomised study. *J Neurol Neurosurg Psychiatr*. 2015;86 (10):1158-1162.

[28] Ownsworth T, Goadby E, Chambers SK. Support after brain tumor means different things: family caregivers' experiences of support and relationship changes. *Front Oncol*. 2015;5:33. https://doi.org/10.3389/ fonc.2015.00033.

补充书目

[1] Pekmezci M, Perry A. Neuropathology of brain metastases. *Surg Neurol Int*. 2013;4(suppl 4):S245-S255. https:// doi.org/10.4103/2152-7806.111302.

[2] Vargo M. Brain tumor rehabilitation. *Am J Phys Med Rehabil*. 2011;90(5 suppl 1):S50-S62.

[3] Pace A, Parisi C, Di lelio M, et al. Home rehabilitation for brain tumor patients. *J Exp Clin Cancer Res*. 2007;26(3): 297-300.

[4] Greenberg E, Treger I, Ring H. Rehabilitation outcomes in patients with brain tumors and acute stroke: comparative study of inpatient rehabilitation. *Am J Phys Med Rehabil*. 2006;85(7):568-573.

第五章

脑肿瘤康复

作者：TERRENCE MACARTHUR PUGH，MD·JOANNA EDEKER，DPT·BRITTANY LORDEN，OT·VISHWA S. RAJ，MD

第一节　流行病学

美国约有70万人患有原发性脑肿瘤。2017年预计增加约8万例原发性脑肿瘤病例，其中2.6万例为恶性肿瘤。2017年预计有1.67万人死于原发性脑肿瘤，占所有癌症死亡人数的2.8%（这篇文章写于2016年，因此2017年数据为预估数据，译者注）。原发性脑肿瘤诊断的中位年龄为59岁，然而，这些是14岁人群中最常见的癌症。

第二节　肿瘤类型

2016年，WHO更新了脑肿瘤分级建议，不仅包括微观组织学，还将分子参数纳入中枢神经系统肿瘤分类。肿瘤的分级从Ⅰ级到Ⅳ级，Ⅰ级肿瘤为最良性，Ⅳ级肿瘤为最恶性（表5-1）。脑膜瘤是最常见的脑肿瘤类型，约占所有原发性脑肿瘤的37%（2017年有27 110例）。神经胶质瘤占所有脑肿瘤的24.7%，占所有恶性肿瘤的74.6%。神经胶质瘤包

括星形细胞瘤（包括胶质母细胞瘤）、少突神经胶质细胞瘤和室管膜瘤。神经胶质瘤是脑肿瘤中死亡率最高的，尽管在治疗方面取得了许多进展，但患者的生存期为12~15个月。2017年估计有12 390例新发病例，其中胶质母细胞瘤占所有原发性脑肿瘤的14.9%，占所有胶质瘤的55.4%。垂体瘤是一种典型的良性肿瘤，预计2017年增加14 230例（占所有原发性脑肿瘤的16%）。淋巴瘤和少突神经胶质细胞瘤占原发性脑肿瘤的2%，而髓母细胞瘤占1%。在住院康复人群中，20%~30%的脑肿瘤患者为胶质母细胞瘤，约20%为脑膜瘤。

转移性脑肿瘤的确切发病率尚不清楚，然而，每年有20万~30万患者被诊断为脑转移性疾病。当出现神经系统症状时，可通过CT或MRI进行诊断。肺癌、乳腺癌、黑色素瘤、结肠癌和肾癌是最常见的转移到大脑的原发肿瘤。大部分（约80%）转移性脑病变表现为多发性肿瘤，而只有15%~20%表现为单一病

表5-1　WHO精选中枢神经系统肿瘤分级

弥漫性星形细胞和少突胶质细胞肿瘤		婴儿促纤维增生性星形细胞瘤和神经节细胞胶质瘤	I
弥漫性星形细胞瘤，IDH-突变型	II	乳头状胶质神经元肿瘤	I
间变性星形细胞瘤，IDH-突变型	III	玫瑰状胶质神经元肿瘤	I
胶质母细胞瘤，IDH-野生型	IV	中枢神经细胞瘤	II
胶质母细胞瘤，IDH-突变型	IV	脑室外神经细胞瘤	II
弥漫性中线胶质瘤，H3 K27M-突变型	IV	小脑脂肪神经细胞瘤	II
IDH-突变伴1p/19q共缺失型少突神经胶质细胞瘤	II	**松果体区域肿瘤**	
IDH-突变伴1p/19q共缺失型间变性少突神经胶质细胞瘤	III	松果体细胞瘤	I
其他星形细胞肿瘤		中等分化松果体实质肿瘤	II & III
毛细胞型星形细胞瘤	I	松果体母细胞瘤	IV
室管膜下巨细胞型星形细胞瘤	I	松果体区乳头状肿瘤	II & III
多形性黄色瘤型星形细胞瘤	II	**胚胎瘤**	
间变性多形性黄色瘤型星形细胞瘤	III	髓母细胞瘤（所有亚型）	IV
室管膜肿瘤		具有多层玫瑰花结的胚胎肿瘤，C19MC-变异型	IV
室管膜下室管膜瘤	I	髓上皮瘤	IV
黏液乳头状型室管膜瘤	I	中枢神经系统胚胎性肿瘤	IV
室管膜瘤	II	非典型畸胎样/横纹肌样肿瘤	IV
室管膜瘤，RELA融合阳性	II & III	具有横纹肌样特征的中枢神经系统胚胎性肿瘤	IV
间变性室管膜瘤	III	**脑神经和脊神经旁的肿瘤**	
其他神经胶质瘤		神经鞘瘤	I
血管中心型胶质瘤	I	神经纤维瘤	I
第三脑室脊索瘤样胶质瘤	II	神经束膜瘤	I
脉络丛肿瘤		恶性外周神经鞘瘤（MPNST）	II，III 或 IV
脉络丛乳头状瘤	I	**脑膜瘤类**	
非典型脉络丛乳头状瘤	II	脑膜瘤	I
脉络丛癌	III	非典型脑膜瘤	II
神经元和神经-胶质混合肿瘤		未分化恶性脑膜瘤	III
胚胎发育不良性神经上皮肿瘤	I	**间叶性肿瘤，非脑膜上皮细胞肿瘤**	
神经节细胞瘤	I	孤立性纤维性肿瘤/血管外皮细胞瘤	I，II 或 III
神经节细胞胶质瘤	I	血管母细胞瘤	I
间变性神经节细胞胶质瘤	III	**鞍区肿瘤**	
小脑发育不良性神经节细胞瘤（莱尔米特-杜克洛病）	I	颅咽管瘤	I
		颗粒细胞瘤	I
		垂体细胞瘤	I
		梭形细胞嗜酸细胞瘤	I

灶。85%的转移病灶位于大脑，而15%位于小脑。小脑转移的可能性在肺癌和乳腺癌中是最高的。然而，大多数脑转移灶位于大脑分水岭区域，如灰白质交界处。病变的位置与患者表现出的症状相对应（图5-1）。在住院康复机构的脑肿瘤患者中，有25%~30%的患者是转移性病变。

第三节　诊断

一、症状表现

脑肿瘤患者可能表现出多种症状，这些症状可能是非特异性的，或与颅内病理性改变密切相关。脑肿瘤最常见的

表现症状是头痛，40%~80%为紧张性头痛，约10%为偏头痛。癫痫发作也可能是转移性和原发性脑恶性肿瘤患者的一种功能限制并发症。大约50%的颅内恶性肿瘤患者在他们的患病期间会有癫痫发作。如前所述，作为脑恶性肿瘤主要症状表现的局灶性神经功能障碍取决于脑肿瘤的位置。包括眼底检查在内的体格检查是诊断的关键，它可以获得脑内压增高的信号。

二、影像学

结构性MRI仍然是诊断和治疗脑肿瘤的标准。结构性MRI的主要作用是确定肿瘤的位置、侵犯程度，以及因水

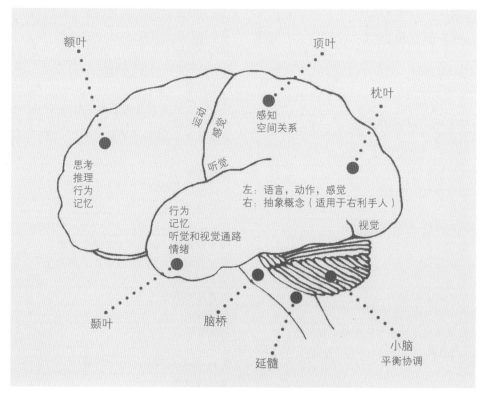

图5-1　患者症状与病变位置对应图示

肿压迫脑实质、血管或其他结构的影响。已有的标准化方案与推荐的成像序列包括：三维（3D）T_1、轴向液体衰减反转恢复（FLAIR）、轴向弥散加权成像（DWI）、轴向钆对比增强T_2和1.5 T MRI系统获得的三维钆对比增强T_1。如果时间有限或有其他禁忌，可以用二维序列代替。结构序列，包括T_2加权、FLAIR和有无对比的T_1加权图像是MRI检查的基础。对于术前检查，三维T_2加权图像和三维T_1加权图像可能有助于治疗计划。

与其他神经成像技术相比，MRI提供了更为优质的大脑软组织视图。静脉造影增强了血脑屏障破坏区域的显示。造影增强程度与肿瘤分级高度相关。然而，一些较低级别的神经胶质瘤，如毛细胞型星形细胞瘤和神经节细胞胶质瘤等WHO I级肿瘤，有强烈的强化信号。T_2和FLAIR图像上的高强化信号被确定为肿瘤周围水肿，可为血管源性或渗透性脑水肿。血管源性脑水肿是由于进入肿瘤的毛细血管形成不良，导致细胞外液和血浆增加形成的。它也见于转移性疾病或非浸润性肿瘤，如脑膜瘤。与神经胶质瘤相关的渗透性脑水肿是由于血管源性脑水肿同时伴有肿瘤细胞穿透大脑白质束而形成的。这种强化可能很难与实际的原发肿块病变区分开来。无论是原发性还是转移性颅内病变，在检测脑肿瘤方面，对比增强MRI比非增强的MRI或CT更敏感。然而，CT可用于对MRI有禁忌证的患者。

功能磁共振成像（fMRI）在脑肿瘤诊断和预后方面的应用越来越受到关注。fMRI通过给出大脑中脱氧血红蛋白与氧化血红蛋白的比例来测量神经元的活性，并被报道为血氧水平依赖性（blood oxygen level dependent，BOLD）信号。有趣的是，fMRI可以用于感觉、运动、语言和记忆的映射，这对手术计划和术中评估有重要影响。基于任务的fMRI要求患者在执行运动或语言任务时在休息和活动状态之间切换。这种技术也可以用来描述肿瘤的特征。受影响的脑组织中BOLD信号的降低显示了血流的改变，可用于区分高级别和低级别肿瘤。静息状态功能磁共振成像（resting state fMRI，rs-fMRI）不需要患者执行任何任务，可以在患者接受麻醉时进行。有时BOLD信号会有小的波动，这被称为静息状态网络（resting state networks，RSNs）。与基于任务的fMRI相比，rs-fMRI可以在更短的时间内使用RSN快速绘制大脑图。虽然rs-fMRI很有前景，但在临床应用之前仍需进一步研究。

如前所述，MRI是诊断胶质瘤的成像的金标准，然而，MRI并非没有其局限性。当对肿瘤进行分级或勾画肿瘤轮廓时，仅靠MRI常常只能提供有限的信息，同时也难以区分坏死组织和复发肿瘤。即使没有神经功能障碍恶化，也非治疗的不良反应，如放射性坏死，迅速增大、对比度增强的肿瘤通常被认为是一种进展性病变。

最近的研究表明，PET扫描在神经胶质瘤的诊断方面具有实用价值。由于改进了放射性氨基酸的标记能力，PET扫描可用于辅助胶质母细胞瘤的治疗计划和监测。PET扫描也可用于胶质瘤的无创分级。此外，该方法还可以更好地描述肿瘤侵袭情况，更精确地指定手术或放疗计划，改善治疗后监测和预后评估。^{18}F-氟代脱氧葡萄糖（^{18}F-FDG）是核医学文献中研究最充分和验证最有效的放射性示踪剂，它也被证明具有成本效益。在低级别胶质瘤中，^{18}F-FDG可用于监测间变性转化，并可用于评估预后。这种技术是有用的，因为它可以用来评估生物体内的生物活性。不过，这种技术也有其局限性。正常、健康的脑组织大量摄取^{18}F-FDG，限制了它在脑组织中的应用。

三、活体组织检查

活体组织检查（简称活检）用于影像学诊断不确定或需要确诊的病例。术中立体定向活检（stereotactic biopsy，STB）与实际诊断的相关性为90%，获得诊断标本的敏感性为96%。最近研究人员一直在研究以更具成本效益和时间意识的方式获得活检的其他技术。与CT引导的STB相比，超声引导活检（ultrasound-guided biopsy，USGB）显示诊断有效性为91%~93%，手术时间为94~149 min。USGB组有3个血肿，采取了保守治疗。

第四节　初期管理

对脑肿瘤患者进行初步医疗管理是非常必要的，以尽量减少并发症和与延迟相关的不可逆脑损伤的风险。下面将讨论一些早期干预措施。

一、类固醇

几乎所有脑肿瘤患者在疾病期间都要接受类固醇治疗。然而，并没有一个标准化的给药或断药的方法。类固醇有助于减轻血管源性脑水肿引起的症状负担。地塞米松由于其低盐皮质激素活性而成为首选的类固醇药物，但甲泼尼龙和泼尼松也经常被使用。地塞米松的半衰期为36~54 h，用药后覆盖时间更长。标准的起始剂量为16 mg，每日分4次服用。一旦患者症状稳定后，类固醇治疗的目标是逐渐减少到最小有效剂量。该剂量将最大限度地减轻症状，并最大限度地提高功能益处，同时最大限度地减少长期使用类固醇相关的不良反应风险。一项研究显示，29%的患者能够在放疗完成后的3个月内停止类固醇的治疗，然而，55%~58%的患者在放疗期间不得不增加类固醇剂量。类固醇引起的肌病是长期使用类固醇的潜在并发症，表现为近端肌无力，下肢表现最明显，但在更严重的病例中可见于颈部伸肌和呼吸肌。其他更常见的不良反应包括焦虑、失眠、精神病和谵妄。呃逆也可能会存在，可以用巴氯芬和其他药物进行治疗。尽管缺乏明确的证据表明服用糖皮质激素的患者会出现胃肠道出血，但医师经常给患者开质子泵抑制剂或H_2受体拮抗剂。内分泌相关的不良反应包括库欣综合征和类固醇诱导的高血糖，通常在停止治疗后会得到缓解。糖皮质激素对骨骼也有不利影响。脊柱和髋部骨折也可能发生，其机制是钙的吸收受损，应该考虑补充钙和维生素D。髋关节的缺血性坏死也可能发生。地塞米松对脑肿瘤患者还有其他的潜在好处。最近的一个病例报告显示，地塞米松和左乙拉西坦对多形性胶质母细胞瘤有潜在的抗肿瘤作用，然而，这还需要通过随机对照试验进一步证实。Affronti等人的研究还表明，地塞米松联合帕洛诺司琼能有效预防接受神经胶质瘤治疗的患者出现的化疗引起的恶心呕吐（CINV），同时保持患者的生活质量。帕洛诺司琼、地塞米松和阿瑞匹坦也能有效改善在接受替莫唑胺治疗的患者的CINV症状。

二、癫痫管理

癫痫发作是脑肿瘤患者最常见的症状之一。手术切除恶性肿瘤已被证明可有效控制癫痫发作。肿瘤的位置是患病期间癫痫发作可能性的重要决定因素。癫痫发作更常见于位于大脑皮质的少突神经胶质细胞瘤，以及岛叶和颞叶的病灶。虽然多灶性深部肿瘤可引起癫痫发作，但白质和颅后窝肿瘤并不常引起癫痫发作。在发生出血性、多发和（或）涉及颞叶的转移性疾病时，20%~40%的患者会引起癫痫发作。关于放疗、化疗在脑肿瘤治疗中的应用及其在控制癫痫活动方面的有效性存在相互矛盾的证据，建议进一步做随机对照试验。

对有癫痫发作的颅内恶性肿瘤患者，使用抗癫痫药物（administration of antiepileptic drugs，AEDs）是一种标准的治疗方法。1996年的一项调查发现，55%的医师给脑肿瘤患者使用预防性的AEDs。虽然预防性AEDs的使用似乎越来越成为一种常规做法，但这还没有被证明可以显著降低癫痫发作的风险，建议进一步做临床试验。AEDs的使用通常受到不良反应和药物相互作用的限制，然而，较新的AEDs，如左乙拉西坦、拉莫三嗪、拉克酰胺和普瑞巴林的耐受性较好。左乙拉西坦没有已知的药物相互作用，已经成为临床医师最喜欢的预防性AEDs。拉克酰胺已被证明是一种有效的二线疗法，与其他AEDs联合使用或作为单一疗法，以减少与脑肿瘤相关的癫痫发作。丙戊酸也被证明是有效的，然而，由于它是一种CYP450抑制剂，它可能会增加与某些化疗药物相关的毒性。

三、静脉血栓栓塞的风险管理

脑肿瘤患者发生深静脉血栓（deep

venous thrombosis，DVT）或肺栓塞（pulmonary embolism，PE）的风险较高。胶质瘤患者中DVT或PE的发生率为3%~20%，而在GBM患者中DVT或PE的发生率高达60%。如果需要的话，仅这一项就可以给医疗服务提供者提供一个较低的潜在静脉血栓栓塞（venous thromboembolism，VTE）的调查门槛。然而，这些治疗取决于患者是否有出血性病变或增加出血的风险。与黑色素瘤或肾细胞癌患者相比，肺癌和乳腺癌转移性疾病患者的出血发生率较低。如果已知DVT患者有化学预防的禁忌证，可以考虑放置下腔静脉滤器。这些应仅限于对化学预防有绝对禁忌证的患者。低分子肝素产品，如依诺肝素，可用于静脉血栓栓塞患者的预防和治疗用药。未分级肝素产品由于其具有逆转能力，通常用于肾功能不全或出血风险较高的患者。直接Xa抑制剂（如利伐沙班）已被用于治疗肿瘤患者的VTE。2012年，利伐沙班在爱因斯坦临床试验后获得了用于治疗VTE的批准。然而，这些数据不能可靠地用于肿瘤人群，因为只有5%的研究人群患有活动性癌症，而且该研究没有考虑到癌症治疗期间出现的并发症，如药物相互作用、出血和血小板减少。Mantha等人在2017年的一项研究中对有癌症相关VTE的患者进行了探讨，这些患者的出血风险和静脉血栓栓塞复发率与其他已发表的研究相似。然而，这项研究没有包括原发性脑肿瘤患者，只包括转移性疾病的患者。最近的一份病例报告显示，在肺癌胸部手术后开始使用利伐沙班的DVT患者中，出现了严重的术后出血，提示在使用任何抗凝药物时都应谨慎。

第五节　治疗

一、化疗

脑肿瘤的治疗包括手术、化疗和放疗。GBM的一线化疗药物是替莫唑胺，这是一种口服烷基化剂。这种化疗的有效性是由O^6-甲基胍甲基转移酶（methylguanine methyltransferase，MGMT）基因的甲基化状态决定的。MGMT功能是取代化合物中的烷基，并在DNA直接逆转修复途径中起作用。甲基化引起的该基因的缺失或沉默，可能会增加暴露于其他烷基化剂时发生恶性肿瘤的可能性。恶性细胞内高水平的MGMT通过阻断药物的效力而产生替莫唑胺耐药性。因此，MGMT的甲基化提高了替莫唑胺的疗效。替莫唑胺也被证明可以改善软脑膜扩散的间变性胶质瘤患者的长期生存率。最近的研究表明，将血管内皮生长因子（vascular endothelial growth factor，VEGF）受体抑制剂西地尼布添加到标准GBM放疗和替莫唑胺治疗中，可以提高总生存率。单独使用替莫唑胺治疗时，很少出现中性粒细胞减少和骨髓抑制，然而，加入贝伐单抗后，风险增加1倍。如果发生血小板减少症，血小板计数低于10 000/μL或20 000/μL时，且患者有发热、活动性出血或败血症的迹象，建议输注血小板。

贝伐单抗是一种抗VEGF的人源单克隆抗体，在之前的试验中已经显示出6个月生存率的改善。它通常被用于治疗复发性GBM。据悉，高级别胶质瘤产生大量的VEGF，促进内皮细胞增殖。这种生长因子的过度表达与血管密度、肿瘤分级和患者预后成正比。VEGF促进血管生成，但是，生成的血管往往是混乱的，可导致血脑屏障的渗漏增加。贝伐单抗可帮助血管更正常地运作，从而改善氧合和药物输送。完整的血脑屏障可减少血管源性脑水肿，而血管源性脑水肿可通过减少占位效应来改善症状。尽管贝伐单抗的有效性是明显的，但也可能出现负面的影响。研究表明，它会增加癌症相关高凝状态的风险，同时也会增加出血的风险。其他不太常见的不良反应包括可逆性后部白质脑综合征、胃肠道穿孔和伤口愈合受损。

转移性疾病的化疗干预取决于癌症的类型。最近的一个病例报告显示，一位颅内非小细胞肺癌（non-small cell lung cancer，NSCLC）患者先后使用克唑替尼和色瑞替尼治疗，25个月都没有出现疾病的进展。针对间变性淋巴瘤激酶（anaplastic lymphoma kinase，ALK）致癌基因的靶向治疗已被证明对非小细胞肺癌患者有效。

二、放疗

由于对神经认知毒性的关注，全脑放疗（whole brain radiation therapy，WBRT）在治疗转移性疾病方面越来越不受关注。在有广泛颅内转移性疾病的WBRT候选患者中，标准剂量为3 000 cGy（每日10次分次剂量）或2 000 cGy（每日5次分次剂量）。与单纯WBRT相比，放射增敏剂的添加并不能改善总生存率。在一项转移性非小细胞肺癌患者的随机对照试验中，接受WBRT和最佳支持治疗（定义为地塞米松和质子泵抑制剂用于胃肠道预防）的患者，与仅接受最佳支持治疗的患者相比，在质量调整生命年或中位生存期方面没有显著改善。立体定向放射外科（stereotactic radiosurgery，SRS）是治疗1~3个转移脑肿瘤的选择。在局限性颅外病变和4个或以上颅内病变的年轻患者中，也有阳性结果。SRS的局部控制率在1年内约为90%，且在术前或单独使用SRS的患者中毒性极小，首次SRS后放射性坏死率约为20%。2014年，美国放射肿瘤学会（ASTRO）发布了以下声明，以帮助临床医师在有限转移性疾病患者中选择合适的放射技术：

对于有局部脑转移的患者，不要常规地在立体定向放射外科中加入辅助全脑放疗。

随机研究表明，在选择性治疗表现良好且有实体肿瘤脑转移的患者进行治疗时，立体定向放射外科和辅助全脑放疗的联合治疗，并没有带来总体生存率的提高。在立体定向放射外科中加入全脑放疗与认知功能下降、患者报告的疲劳和生活质量恶化有关。这些结果与随机研究中观察到的小细胞或非小细胞肺癌进行预防性颅脑照射的研究中观察到的认知功能恶化、自我报告的认知功能下降和语言技能下降相一致。接受放射外科治疗脑转移的患者可能会在大脑其他部位出现转移。当复发时，应仔细监测和明智地使用挽救性治疗，可适当地使患者在不损害总生存率的情况下享受最高的生活质量。患者应该与他们的放射肿瘤学家讨论这些选择。

医疗服务提供者和患者之间关于预后和治疗目标的讨论应该是开始任何干预前沟通的常规部分。

三、手术切除

对于病情负担较重的患者，也可考虑手术切除脑肿瘤来减少症状。一些随机试验建议对单一脑转移性疾病采用手术治疗来提高生存率。伽马刀放射外科治疗（Gamma knife radiosurgery，GKRS）是一种治疗小脑膜瘤很好的选择，一项研究显示，97.9%的患者5年内肿瘤得到了控制。最近的一项研究显示，Ⅰ级脑膜瘤完全切除后5年复发率为10%，次全切除后复发率高达45%。RT和GKRS可以很好地预防低级别和高级别脑膜瘤的复发。但是，由于较高的复发率和并发症发生率，没有可推荐的稳妥的进一步手术治疗方案。在一项对Ⅱ级和Ⅲ级室管膜瘤患者的研究中，与次全切除患者相比，全切除的成年患者的无进展生存期有统计学意义的增加。这一发现与接受术后辅助放疗的患者无关。

第六节　康复干预措施

脑肿瘤及其病变的临床治疗会给幸存者造成大量的医疗损失和功能损害。患者体内的损伤通常与基线功能状态相关。脑肿瘤相关体内损伤包括头痛、癫痫、神经认知障碍、不同程度的麻痹和吞咽困难。康复对脑肿瘤幸存者的好处包括改善活动能力、疼痛管理、改善疲劳、改善生活质量、维护尊严、设立资源和支持性服务。医疗保健团队在患者的疾病、环境和社会支持的限制下制定康复目标。目标是客观的、现实的和可实现的，并需要患者和护理人员的参与。通过与专业团队成员、患者和患者支持网络的协作，在整个疾病过程中为患者提供服务。治疗方案是个性化的，以满足每个幸存者的独特和特定的需求。脑肿瘤患者的康复目的与其他颅内病变患者的康复目的相似。然而，必须考虑肿瘤的病理情况、疾病的预期进展，以及任何相关的癌症治疗，并在目标设定中发挥作用。如果肿瘤进展和治疗导致功能下降或能力波动，康复就会承担起支持性作用，并调整目标以适应患者的局限性。必须记住的是，参与康复计划的幸存者已经改善了功能，即使他们有显著的医疗共病。健康相关生活质量（health-related quality of life，HRQoL）是脑肿瘤患者常用的预后指标。HRQoL的改善与高级别胶质瘤患者（包括复发性肿瘤患者）更长的生存期有关。这些幸存者不仅提高了HRQoL，他们还能够通过康复干预改善功能。更高的功能与脑癌患者更好的生存结果直接相关。无论预后如何，幸存者都可以从康复服务中获益，最大限度地改善生活质量和功能。

一、神经认知兴奋剂

75%左右颞叶肿瘤的脑胶质瘤患者存在神经认知功能损伤，接受全身放疗的患者中有高达90%的患者存在神经认知功能损伤。放疗诱导的认知障碍的机制与神经元炎症和海马退行性病变有关。替莫唑胺也可以通过一些相同的机制损害认知功能。已有多种药物假设可以用来帮助脑肿瘤患者改善神经认知功能。在最近一项随机对照试验中，盐酸美金刚是接受WBRT患者的首选药物，然而，它动力不足，没有显示出统计学意义，但仍然有提高认知功能的益处。多奈哌齐在接受放疗的患者中被证明对脑肿瘤患者有益，并能改善神经认知功能、情绪和健康相关生活质量。由于莫达非尼和哌醋甲酯有良好的不良反应，两者也是合理的药物。

二、失语症

布罗卡（Broca）区和布罗德曼（Brodmann）区位于优势半球的额下回附近，控制着复杂的语言，而这个区域的损伤可以导致表达性失语症。这种类型的失语症患者在言语的运动协调方面有困难。患者可能经历的其他类型的失语症包括流畅性失语症（如韦尼克失语症）或传导性失语症。完全性失语症影响语言的各个方面，而命名性失语症表现为难以回想起单词、名字或数字。30%~50%的原发性脑肿瘤患者会出现失语症，这一比例高于影响优势半球的脑卒中患者。言语和语言病理学家使用多种技术来治疗失语症，以最大限度地增进交流，减少脑肿瘤幸存者经历的社会障碍。

三、吞咽困难

吞咽困难的治疗应类似于咳嗽变异性哮喘后的吞咽障碍治疗，并可达到类似的功能结果。一项回顾性研究发现，接受急性期康复治疗的患者中，63%的脑肿瘤患者和73%的中风患者有吞咽困难。当中风和脑肿瘤患者的吞咽困难相匹配时，两者在吞咽功能方面都有相似的显著的统计意义，50%的患者在出院回家时可以进行正常的饮食。而85%的脑肿瘤患者在临终时出现吞咽困难。

四、认知康复

脑肿瘤患者存在的认知缺陷不仅与病理有关，还与相关治疗有关。历史数据表明，至少30%的患者在手术干预后出现认知障碍，后期这一比例可增至90%。肿瘤治疗的影响可能会随着时间的推移而导致进行性恶化，这与其他脑部疾病引起的缺陷不同。化疗相关认知障碍，俗称"化疗脑"，是化疗药物可能产生的一种不良反应。化疗被认为会引起细胞因子的改变，导致表观遗传因子的改变，从而破坏脑代谢，导致认知障碍。"化疗脑"发展的其他风险因素包括较高的年龄、较低的教育水平、其他医学共病和独居。其症状包括健忘、难以集中注意力、难以同时处理多项任务、感觉杂乱无章及难以学习新技能。"化疗脑"并不是一个新现象，然而，近年来的研究更多地关注于检查这种损伤。"化疗脑"的发作时间、时长和程度各不相同。

通常，认知康复干预可以是适应性的或恢复性的，大多数康复项目结合这两种方法。好的认知项目关注的是个体在日常活动中发挥的能力，而不仅仅是简单的实践治疗任务。因此，在认知治疗中，对与患者日常环境相关的过程进行个性化干预是至关重要的。认知治疗还应该包括教育和元认知策略，让患者理解和展示对其缺陷的观察，并将其应用到自己的生活和环境中。虽然已有的研究较少，但研究结果表明，脑肿瘤患者接受结构性认知康复后认知功能有所改善。也必须考虑到脑肿瘤患者的决策能力也可能受到影响，护理人员应尽可能参与医疗决策做出决定。

五、日常生活活动

日常生活活动（activities of daily living，ADL）是衡量患者功能状态的客观指标。这些活动可以分为基本日常生活活动（basic activities of daily living，BADL）和工具性日常生活活动（instrumental activities of daily living，IADL）。BADL包括洗澡、穿衣和如厕，这些都是自理所必需的，而IADL包括更复杂的任务，如管理财务、购物和使用电子产品。肿瘤学家通常使用只涉及BADL的Karnofsky功能状态评分量表。作业治疗师帮助制订护理计划，帮助患者达到最大限度的功能独立。功能独立性量表（functional independence measure，FIM）是一种用于记录脑肿瘤患者功能改善的客观量表，患者康复后的FIM变化与TBI患者相似。虽然这些量表是常规使用的，但它们有局限性，目前的研究正在探索它们是否可以有效地用于脑肿瘤人群。

六、转移训练

在不同的康复环境中，治疗师会评估最安全的技术，以便肿瘤患者在家人的帮助下进行转移。治疗师帮助确定转移的方式和确保患者可以安全出院的其他设备。在治疗癌症患者时，应考虑患者的力量、肌张力、平衡能力、中线方向、体型、认知能力和预后。治疗小组向癌症幸存者和护理人员提供培训，以确保转移过程的安全。转移培训包括床上的移动、上下床转移、进出轮椅、马桶转移、洗浴转移、进出汽车转移和地面转移。肿瘤患者可能会经历不同的疲劳程度或疾病逐渐恶化的过程，这可能会影响患者所需的辅助或设备水平。当患者有依赖性或无法协助或其他转移技术不安全时，可使用机械升降机。转移板可作为一种连接轮椅和床之间空隙的辅助设备，当患者因太虚弱或平衡太差而不能完成双下肢重心转移时可以使用该工具。

七、步态训练

如果脑肿瘤影响运动控制或运动计划，患者可能会出现步态障碍，如共济失调。共济失调与小脑病变可能同时发生，这会导致患者缺乏协调性。针对受损运动控制和运动计划的治疗可能包括利用水疗中水的浮力、在四肢或躯干施加重量、振动刺激及神经肌肉电刺激（neuromuscular electrical stimulation，NMES）。步态速度和"计时站立–行走"（timed up and go，TUG）测试是可以在各种设置中执行的测试。步态速度被认为是一些人的"第六生命体征"，是一种可靠的功能能力测量方法，有充分证据表明，步态速度对与健康有关的主要结果具有预测价值。TUG与患者的跌倒风险相关，可用于目标设定。

八、运动

运动对于癌症幸存者的价值仍在研究中，其不仅得到了认可，而且在癌症治疗的过程中得到了鼓励。运动不仅能缓解患者的功能衰退，还能缓解疲劳、认知障碍、焦虑和抑郁。与运动较少的人相比，有氧运动的时间与脑肿瘤幸存者的死亡率成反比关系。目前正在进行的研究试图回答这个问题——运动是否能防止疾病的恶化。

九、神经肌肉电刺激/功能电刺激

NMES是一种低频电，用于治疗受损的肌肉，它能促进肌肉收缩，使偏瘫肢体重复运动。NMES使神经肌肉再教育或运动再学习成为可能。NMES可用于治疗由脑肿瘤引起的上肢瘫、下肢瘫和运动控制受损。NMES对偏瘫肢体的应用促进了神经可塑性，目的是长期改善患者的肢体功能。功能性电刺激（functional electrical stimulation，FES），也被称为神经假肢，是在用户执行功能性活动任务时提供给特定肌肉的刺激。FES是专门为用户编写的，这使得它可以定制。如果用户选择购买一个在家使用的设备，那么可用足下垂的FES取代踝足矫形器。尽管诸如NMES和FES等模式已被证明是有效的，但这些治疗设备在有未控制的肿瘤或活动性疾病患者中可能是禁忌。

十、设备

治疗师建议幸存者使用适当的耐用医疗设备（durable medical equipment，DME），并就如何安全使用DME对患者进行正确的教育。合适的DME将根据损伤情况来选择，同时考虑患者的预后。其目标是在保证患者安全的同时尽可能地保持其独立。DME包括但不限于床边便盆、淋浴椅、浴缸转移椅、手杖、助行架、轮椅、医院床、转移板、步行腰带及机械升降机。治疗人员应考虑到恶性肿瘤导致患者相关的功能快速变化。例如，患者当时可能正在行走，但由于功能轻微下降，患者可能需要过渡到轮椅才能移动。对于肿瘤患者来说，为定制的DME申请保险，理由可能更具有挑战性，但如果这是医学上必要和适当的，那么为幸存者的功能改善和安全性而努力是值得的。

十一、痉挛状态

经皮神经电刺激疗法（transcutaneous electrical nerve stimulation，TENS）和NMES都用于研究治疗痉挛，但迄今为止，两者都没有提供对痉挛长期持续的影响。石膏矫正通常用于治疗痉挛，通过延长拉伸防止挛缩。体位摆放对痉挛也有好处，包括使用支具以获得最佳体位。然而，表明使用支具对功能有影响的证据有限。多靶点治疗方法（肉毒素加上石膏矫正）可能比单一治疗更有效。医疗服务提供者可能会系统地给药，包括巴氯芬、丹曲林或替扎尼定。在较严重的病例中，患者也可以进行鞘内巴氯芬的评估。

十二、疼痛

疼痛是肿瘤患者中常见的症状，超过60%的幸存者报告疼痛。它不仅会对HRQoL造成负面影响，还会影响患者的功能。疼痛的原因可能与癌症直接或间接相关，即癌症本身或癌症治疗的不良反应、制动和（或）心理因素的结果。颅内恶性肿瘤患者的疼痛可能是神经性疼痛或伤害性疼痛。中枢神经痛是由血管功能障碍、感染、脱髓鞘、创伤或肿瘤直接损害中枢神经系统引起的。头痛是脑肿瘤患者最常见的疼痛类型，发生率为23%~90%，可能与肿瘤生长或周围水肿有关。躯体疼痛或痛觉性疼痛在其他系统性癌症中更常见，但只发生在10%~30%的脑肿瘤患者中。

根据疼痛的类型和程度，药物治疗和非药物治疗的结合可能提供管理肿瘤疼痛的最佳效果。治疗躯体疼痛可能需要使用阿片类和非阿片类镇痛药，但在治疗神经性疼痛时，医疗服务提供者可以使用治疗神经性疼痛的药物，如三环类抗抑郁药、卡马西平和加巴喷丁。对于慢性疼痛的管理，行为矫正技术也可能是有效的。

非药物疼痛管理技术的使用，包括治疗方式和手法治疗，有益于疼痛管理。根据Cheville等人的研究，用于管理疼痛的治疗方式可分为以下四类：调节痛觉；稳定或减轻疼痛结构；作用于间接影响痛觉的生理过程；或减轻因肌肉和结缔组织超负荷而产生的疼痛，这种疼痛常发生在术后或晚期癌症中的肌少症患者。

用于治疗疼痛的方式可包括热疗、冷疗、超声、TENS、NMES、液体疗法、光疗或激光疗法。

脱敏可结合治疗性运动或液体疗法来治疗神经性疼痛。TENS是一种常用的治疗方式，用于疼痛管理。它被假定通过门控理论发挥作用，即使用有害刺激来阻断疼痛信号。在过去，由于对血液流动和细胞运动变化及对身体潜在危害的研究不足，该治疗方式已经将恶性肿瘤列为禁忌证。然而，对于肿瘤人群使用疼痛治疗方法的观点正在变化，并可能通过权衡治疗的风险和利益后开始谨慎使用。人们曾经认为大多数治疗方式对肿瘤人群没有不良影响，但是，最近的研究表明，任何治疗方式都应该谨慎。

治疗肌筋膜疼痛的手法包括软组织松动术、肌筋膜松解术、徒手牵引、治疗性按摩、触发点干针疗法等。治疗性锻炼可以用来加强稳定肌肉和伸展，以恢复受损的关节活动范围。无论是坐位还是仰卧位，重新摆位和减压也可以帮助控制静止不动引起的疼痛。

十三、补充和替代医学

补充和替代医学（complementary and alternative medicine，CAM）疗法可以整合到一个全面的疼痛管理计划。CAM技术已经被证明可以改善胶质瘤患者的生活质量。针灸和支持小组已被证明对治疗癌症相关疼痛有效。心理因素，如情绪困扰、抑郁、焦虑及失去控制的感觉会对疼痛产生负面影响，并损害行动能力。与心理学家共同治疗，他们可以帮助实施行为策略来缓解疼痛，包括使用应对技巧、催眠、放松和想象。其他类型的CAM包括反射疗法、冥想、艺术、膳食补充剂、芳香疗法、按摩、治疗性触摸和灵气疗法（Reiki）。

十四、肠和膀胱

肠道管理对维持大、小便控制和生活质量很重要。大多数肿瘤引起上运动神经元病变从而导致的肠道功能障碍，可以通过粪便软化剂、结肠刺激、结肠兴奋剂和栓剂的联合治疗来改善。也可以使用一个如厕时间表来改善大便失禁。神经源性膀胱可表现为脑肿瘤患者迟缓性膀胱或痉挛性膀胱。膀胱平衡对于限制膀胱输尿管反流、降低泌尿道感染和肾脏疾病的风险是非常必要的。与Foley导尿管相比，间歇性导尿可传授给患者或护理人员，以减少感染风险。与肠道管理一样，改善膀胱自控能力有助于保护皮肤，帮助患者避免尴尬的情况。

第七节　结论

脑肿瘤康复是肿瘤康复的一个重要方面。被诊断为颅内恶性肿瘤的患者有许多身体、认知和心理方面的障碍，这些障碍可以通过康复干预得到改善。在制订康复计划时应考虑肿瘤的分级或恶性肿瘤的分期。往往需要一个多学科团队的干预方法才能为患者获得最大的功能效益。物理治疗团队与肿瘤内科、放射肿瘤学和外科肿瘤学专家的沟通有助于确保护理目标和治疗策略的一致性，这也将有助于确保患者的最佳治疗结果。

参考文献

[1] American Brain Tumor Association: Brain Tumor Statistics. http://www.abta.org/about-us/news/brain-tumor-statistics/.

[2] National Cancer Institute SEER Database. https://seer. cancer.gov/statfacts/html/brain. html.

[3] Louis DN, Perry A, Reifenberger G, et al. The 2016 World Health Organization classification of tumors of the central nervous system: a summary. *Acta Neuropathol.* 2016; 131:803. https://doi.org/10.1007/s00401-016-1545-1.

[4] Gupta A, Dwivedi T. A simplified overview of World Health Organization classification update of central nervous system tumors 2016. *J Neurosci Rural Pract.* 2017; 8(4):629-641. https://doi.org/10.4103/jnrp.jnrp_168_17.

[5] American Cancer Society: Types of Brain and Spinal Cord Tumors in Adults. https://www. cancer.org/cancer/brain-spinal-cord-tumors-adults/about/types-of-brain-tumors. html.

[6] Lucena-Cacace A, Otero-Albiol D, Jimenez-Garcia MP, et al. NAMPT overexpression induces cancer stemness and defines a novel tumor signature for glioma prognosis. *Oncotarget.* 2017;8(59):99514-99530. https://doi.org/ 10.18632/oncotarget.20577.

[7] Stubblefield MD, O'Dell MW. *Cancer Rehabilitation: Principles and Practice.* New York: Demos Medical; 2009 [Chapter 43].

[8] American Brain Tumor Association: Metastatic Brain Tumors. http://www.abta.org/secure/metastatic-brain-tumor.pdf.

[9] Kyeong S, Cha YJ, Ahn SG, et al. Subtypes of breast cancer show different spatial distributions of brain metastases. *PLoS One.* 2017;12(11):e0188542. https://doi. org/10.1371/ journal.pone.0188542.

[10] Forsyth PA, Posner JB. Headaches in patients with brain tumors: a study of 111 patients. *Neurology.* 1993;43(9): 1678-1683.

[11] Sepulveda-Sanchez JM, Conde-Moreno A, Baron M, et al. Erratum: efficacy and tolerability of lacosamide for secondary epileptic seizures in patients with brain tumor: a multicenter, observational retrospective study. *Oncol Lett.* 2017;14(4):4410. https:// doi.org/ 10.3892/ol.2017.6689.

[12] Villaneuva-Meyer JE, Mabray MC, Cha S. Current clinical brain tumor imaging. *Neurosurgery.* 2017;81(3): 397-415. https:// doi.org/10.1093/neuros/nyx103.

[13] Smirniotopoulos JG, Murphy FM, Rushing EJ, et al. Patterns of contrast enhancement in the brain and meninges. *Radiographics.* 2007;27(2):525-551.

[14] Davis PC, Huddgins PA, Peterman SB, et al. Diagnosis of cerebral metastases: double-dose delayed CT vs contrast-enhanced MR imaging. *AJNR Am J Neuroradiol.* 1991; 12(2):293-300.

[15] Schaefer PW, Budzik Jr RF, Gonzalez RG. Imaging of cerebral metastases. *Neurosurg Clin N Am.* 1996;7(3): 393-423.

[16] Verger A, Langen KJ. PET imaging in glioblastoma: use in clinical practice. In: De Vleeschouwer, ed. *Glioblastoma.* Brisbane (AU): Codon Publications; September 2017 (Chapter 9).

[17] Firlik KS, Martinez AJ, Lunsford LD. Use of cytological preparations for the intraoperative

diagnosis of stereotactically obtained brain biopsies: a 19-year experience and survey of neuropathologists. *J Neurosurg.* 1999;91(3):454-458.

[18] Satyarthee GD, Chandra PS, Sharma BS, et al. Comparison of stereotactic and ultrasound-guided biopsy of solid supratentorial tumor: a preliminary report. *Asian J Neurosurg.* 2017;12(4):664-669. https://doi.org/10.4103/1793-5482.215765.

[19] Schwarzrock C. Collaboration in the presence of cerebral edema: the complications of steroids. *Surg Neurol Int.* 2016;7(suppl 7):S185-S189. https://doi.org/10.4103/2152-7806.179228.

[20] Ryan R, Booth S, Price S. Corticosteroid-use in primary and secondary brain tumour patients: a review. *J Neurooncol.* 2012;106(3):449-459.

[21] Marantidou A, Levy C, Duquesne A, et al. Steroid requirements during radiotherapy for malignant gliomas. *J Neurooncol.* 2010;100(1):89-94.

[22] Deutsch MB, Panageas KS, Lassman AB, et al. Steroid management in newly diagnosed glioblastoma. *J Neurooncol.* 2013;113(1):111-116.

[23] Schiff D, Lee EQ, Nayak L, et al. Medical management of brain tumors and the sequelae of treatment. *Neuro Oncol.* 2015;17(4):488-504. https://doi.org/10.1093/neuonc/nou304.

[24] Peddi P, Ajit NE, Burton GV, et al. Regression of a glioblastoma multiforme: spontaneous versus a potential antineoplastic effect of dexamethasone and levetiracetam. *BMJ Case Rep.* December 23, 2016. pii: bcr2016217393. https://doi.org/10.1136/bcr-2016-217393.

[25] Affronti ML, Woodring S, Peters KB, et al. A Phase II single-arm trial of palonosetron for the prevention of acute and delayed chemotherapy-induced nausea and vomiting in malignant glioma patients receiving multidose irinotecan in combination with bevacizumab. *Clin Risk Manag.* 2016;13:33-40. https://doi.org/10.2147/TCRM.S122480.

[26] Matsuda M, Yamamoto T, Ishikawa E, et al. Combination of palonosetron, aprepitant, and dexamethasone effectively controls chemotherapy-induced nausea and vomiting in patients treated with concomitant temozolomide and radiotherapy: results of a prospective study. *Neurol Med Chir (Tokyo).* 2016;56(11):698-703.

[27] Alexiou GA, Varela M, Sfakianos G, et al. Benign lesions accompanied by intractable epilepsy in children. *J Child Neurol.* 2009;24(6):697-700.

[28] You G, Sha ZY, Yan W, et al. Seizure characteristics and outcomes in 508 Chinese adult patients undergoing primary resection of low-grade gliomas: a clinicopathological study. *Neuro Oncol.* 2012;14(2):230-241.

[29] Lee JW, Wen PY, Hurwitz S, et al. Morphological characteristics of brain tumors causing seizures. *Arch Neurol.* 2010;67(3):336-342.

[30] Maschio M. Brain tumor-related epilepsy. *Curr Neuropharmacol.* 2012;10(2):124-133.

[31] Weller M, Stupp R, Wick W. Epilepsy meets cancer: when, why, and what to do about it? *Lancet Oncol.* 2012;13(9): e375-e382.

[32] Glantz MJ, Cole BF, Friedberg MH, et al. A randomized, blinded, placebo-controlled trial of divalproex sodium prophylaxis in adults with newly diagnosed brain tumors. *Neurology.* 1996;46(4):985-991.

[33] Perry JR. Thromboembolic disease in patients with high-grade glioma. *Neuro Oncol.* 2012;14(suppl 4):iv73-iv80.

[34] Sawaya R, Zuccarello M, Elkalliny M, et al. Postoperative venous thromboembolism and brain tumors: Part I. Clinical profile. *J Neurooncol.* 1992;14(2):119-125.

[35] Jo JT, Schiff D, Perry JR. Thrombosis in brain tumors. *Semin Thromb Hemost*. 2014;40(3):325-331.

[36] Martha S, Laube E, Miao Y, et al. Safe and effective use of rivaroxaban for treatment of cancer-associated venous thromboembolic disease: a prospective cohort study. *J Thromb Thrombolysis*. 2017;43(2):166-171. https://doi.org/10.1007/s11239-016-1429-1.

[37] Kuwata T, Kanayama M, Hirai A, et al. Postoperative thoracic hemorrhage after right upper lobectomy with thoracic wall resection during rivaroxaban anticoagulant therapy for deep leg vein thrombosis: a case report. *Int J Surg Case Rep*. 2017;41:340-342. https://doi.org/ 10.1016/j.ijscr.2017.11.015.

[38] Han L, Kamdar MR. MRI to MGMT: predicting methylation status in glioblastoma patients using convolutional recurrent neural networks. *Pac Symp Biocomput*. 2018;23: 331-342.

[39] Bae JW, Hong EK, Gwak HS. Response of leptomeningeal dissemination of anaplastic glioma to temozolomide: experience of two cases. *Brain Tumor Res Treat*. 2017; 5(2):99-104. https://doi.org/10.14791/ btrt.2017.5.2.99.

[40] Andronesi OC, Esmaeili M, Bora RJH, et al. Early changes in glioblastoma metabolism measured by MR spectroscopic imaging during combination of anti-angiogenic cediranib and chemoradiation therapy are associated with survival. *NPJ Precis Oncol*. 2017;1. pii: 20. https:// doi.org/10.1038/ s41698-017-0020-3.

[41] Li Y, Ali S, Clarke J, et al. Bevacizumab in recurrent glioma: patterns of treatment failure and implications. *Brain Tumor Res Treat*. 2017;5(1):1-9. https://doi.org/ 10.14791/ btrt.2017.5.1.1.

[42] Zhu Z, Chai Y. Crizotinib resistance overcome by ceritinib in an ALK-positive non-small cell lung cancer patient with brain metastases: a case report. *Med Baltim*. 2017;96(45):e8652. https://doi.org/ 10.1097/ MD.0000000000008652.

[43] Tsao MN. Brain metastases: advances over the decades. *Ann Palliat Med*. 2015;4(4):225-232. https://doi.org/ 10.3978/ j.issn.2224-5820.2015.09.01.

[44] Mulvenna P, Nankivell M, Baron R, et al. Dexamethasone and supportive care with or without whole brain radiotherapy in treating patients with non-small cell lung cancer with brain metastases unsuitable for resection or stereotactic radiotherapy (QUARTZ): results from a phase 3, non-inferiority, randomised trial. *Lancet*. 2016; 388(10055):2004-2014. https://doi.org/10.1016/ S0140-6736(16)30825-X.

[45] Rana N, Pendyala P, Cleary RK, et al. Long-term outcomes after salvage stereotactic radiosurgery (SRS) following in-field failure of initial SRS for brain metastases. *Front Oncol*. 2017;7:279. https://doi.org/ 10.3389/ fonc.2017.00279.

[46] Kollová A, Liscák R, Novotný Jr J, et al. Gamma knife surgery for benign meningioma. *J Neurosurg*. 2007;107:325-336.

[47] Ryu HS, Moon KS, Lee KH, et al. Recurred intracranial meningioma: a retrospective analysis for treatment outcome and prognostic factor. *Brain Tumor Res Treat*. 2017;5(2): 54-63. https://doi.org/10.14791/ btrt.2017.5.2.54.

[48] Chai YH, Jung S, Lee JK, et al. Ependymomas: prognostic factors and outcome analysis in a retrospective series of 33 patients. *Brain Tumor Res Treat*. 2017;5(2):70-76. https://doi.org/10.14791/btrt.2017.5.2.70.

[49] Khan F, Amatya B, Drummond K, et al. Effectiveness of integrated multidisciplinary

rehabilitation in primary brain cancer survivors in an Australian community cohort: a controlled clinical trial. *J Rehabil Med*. 2014; 46(8):754-760. https://doi.org/10.2340/16501977-1840.

[50] Cromes GF. Implementation of interdisciplinary cancer rehabilitation. *Rehabil Couns Bull*. 1978;21:230-237.

[51] Silver JK, Baima J, Mayer RS. Impairment-driven cancer rehabilitation: an essential component of quality care and survivorship. *CA Cancer J Clin*. 2013;63(5):295-317.

[52] Cheville A. Rehabilitation of patients with advanced cancer. *Cancer*. 2001; 92:1039-1048. https://doi.org/ 10.1002/ 1097-0142(20010815)92:4+<1039::AID-CNCR1417>3.0.CO;2-L.

[53] Yoshioka H. Rehabilitation for the terminal cancer patients. *Am Phys Med Rehabil*. 1994;73:199-206.

[54] Taphoorn MJ, Sizoo EM, Bottomley A. Review on quality of life issues in patients with primary brain tumors. *Oncologist*. 2010;15:618-626.

[55] Bunevicius A, Tamasauskas S, Deltuva V, et al. Predictors of health-related quality of life in neurosurgical brain tumor patients: focus on patient-centered perspective. *Acta Neurochir*. 2014;156:367-374.

[56] Bosma I, Reijneveld JC, Douw L, et al. Health-related quality of life of long-term high-grade glioma survivors. *Neuro Oncol*. 2009;11:51-58.

[57] Carson KA, Grossman SA, Fisher JD, Shaw EG. Prognostic factors for survival in adult patients with recurrent glioma enrolled on to the new approaches to brain tumor therapy CNS consortium phase I and II clinical trials. *J Clin Oncol*. 2007;25(18):2601-2606.

[58] Tang V, Rathbone M, Park Dorsay J, et al. Rehabilitation in primary and metastatic brain tumours: impact of functional outcomes on survival. *J Neurol*. 2008;255(6): 820-827.

[59] Noll KR, Ziu M, Weinber JS, et al. Neurocognitive functioning in patients with glioma of the left and right temporal lobes. *J Neurooncol*. 2016;128(2):323-331. https://doi.org/10.1007/s11060-016-2114-0.

[60] Crossen JR, Garwood D, Glatstein E, et al. Neurobehavioral sequelae of cranial irradiation in adults: a review of radiation-induced encephalopathy. *J Clin Oncol*. 1994; 12(3):627-642.

[61] Monje ML, Toda H, Palmer TD. Inflammatory blockade restores adult hippocampal neurogenesis. *Science*. 2003; 302(5651):1760-1765.

[62] Dietrich J, Han R, Yang Y, et al. CNS progenitor cells and oligodendrocytes are targets of chemotherapeutic agents in vitro and in vivo. *J Biol*. 2006;5(7):22.

[63] Shaw EG, Rosdhal R, D'Agostino Jr RB, et al. Phase II study of donepezil in irradiated brain tumor patients: effect on cognitive function, mood, and quality of life. *J Clin Oncol*. 2006;24(9):1415-1420.

[64] Prater S, Anand N, Wei L, et al. Crossed aphasia in a patient with anaplastic astrocytoma of the non-dominant hemisphere. *J Radiol Case Rep*. 2017;11(9):1-9. https://doi.org/10.3941/jrcr.v11i9.3154.

[65] Hillis AE. Aphasia: progress in the last quarter of a century. *Neurology*. 2007;69:200.

[66] Cicerone KD, Langenbahn DM, Braden C, et al. Evidence-based cognitive rehabilitation: updated review of the literature from 2003 through 2008. *Arch Phys Med Reha bil*. 2011;92:519-530.

[67] *Am J Phys Med Rehabil*. 2011;90(5 suppl 1):S50-S62.

[68]Back M, Back E, Kastelan M, et al. Cognitive deficits in primary brain tumours: a framework

for management and rehabilitation. *J Cancer Ther*. 2014;5(1):74-81. https:// doi.org/10.4236/jct.2014.51010.

[69] Wang XM, Walitt B, Saligan L, et al. Chemobrain: a critical review and causal hypothesis of link between cytokines and epigenetic reprogramming associated with chemotherapy. *Cytokine*. 2015;72(1):86-96. https:// doi.org/10.1016/j.cyto.2014.12.006.

[70] Vitali M, Ripamonti CI, Roila F, et al. Cognitive impairment and chemotherapy: a brief overview. *Crit Rev Oncol Hematol*. 2017;118:7-14. https://doi.org/10.1016/j.critrevonc.2017.08.001.

[71] Boykoff N, Moieni M, Subramanian S. Confronting chemobrain: an in-depth look at survivors' reports of impact on work, social networks, and health care response. *J Cancer Surviv*. 2009;3(4):223-232.

[72] Veretennikoff K, Walker D, Biggs V, et al. Changes in cognition and decision making capacity following brain tumor resection: illustrated with two cases. *Brain Sci*. 2017;7(10). pii: E122. https://doi.org/10.3390/brainsci7100122.

[73] Oort Q, Dirven L, Meijer W, et al. Development of a questionnaire measuring instrumental activities of daily living (IADL) in patients with brain tumors: a pilot study. *J Neurooncol*. 2017;132(1):145-153. https://doi.org/ 10.1007/s11060-016-2352-1.

[74] Lawton MP, Brody EM. Assessment of older people: self-maintaining and instrumental activities of daily living. *Gerontologist*. 1969;9(3):179-186. https://doi.org/10.1093/geront/9.3_Part_1.179.

[75] Overdorp EJ. The combined effect of neuropsychological and neuropathological deficits on instrumental activities of daily living in older adults: a systematic review. *Neuropsychol Rev*. 2016;26(1):92-106.

https://doi.org/ 10.1007/s11065-015-9312-y.

[76] Mackworth N, Fobair P, Prados MD. Quality of life self-reports from 200 brain tumor patients: comparisons with Karnofsky performance scores. *J Neurooncol*. 1992;14(3):243-253. https://doi.org/10.1007/BF00172600.

[77] O'Dell MW. Functional outcome of inpatient rehabilitation in persons with brain tumors. *Arch Phys Med Rehabil*. 1998;79(12):1530-1534. https://doi.org/10.1016/ S0003-9993(98)90414-2.

[78] Avin KG, Hanke TA, Kirk-Sanchez N, et al. Management of falls in community-dwelling older adults: clinical guidance statement from the academy of geriatric physical therapy of the American Physical Therapy Association. *Phys Ther*. 2015;95(6):815-834.

[79] Umphred DA. *Neurological Rehabilitation*. 5th ed. St. Louis: Mosby Elsevier; 2007 [Chapter 23].

[80] Umphred DA. *Neurological Rehabilitation*. 5th ed. St. Louis: Mosby Elsevier; 2007 [Chapter 25].

[81] Peel NM, Kuys SS, Klein K. Gait speed as a measure in geriatric assessment in clinical settings: a systematic review. *J Gerontol*. 2013;68(1):39-46.

[82] Hurria A, Gupta S, Zauderer M, et al. Developing a cancer-specific geriatric assessment. *Cancer*. 2005;104: 1998-2005.

[83] Cormie P, Nowak AK, Chambers SK, et al. The potential role of exercise in neuro-oncology. *Front Oncol*. 2015;5:1-6.

[84] Ruden E, Reardon DA, Coan AD, et al. Exercise behavior, functional capacity, and survival in adults with malignant recurrent glioma. *J Clin Oncol*. 2011;29(21):2918-2923.

[85] Betof AS, Dewhirst MW, Jones LW. Effects and potential mechanisms of exercise

training on cancer progression: a translational perspective. *Brain Behav Immun.* 2013;30: 75-87.

[86] Pope G, Mockett S, Wright J. A survey of electrotherapeutic modalities. *Physiotherapy.* 1995;81:82-91.

[87] Nudo RJ, Plautz EJ, Frost SB. Role of adaptive plasticity in recovery of function after damage to motor cortex. *Muscle Nerve.* 2001;24:1000-1019.

[88] Frontera W, DeLisa J, Gans BM, et al.*DeLisa's Physical Medicine and Rehabilitation: Principles and Practice.* 5th ed. Philadelphia: Lippincott Williams & Wilkins; 2010 [Chapter 71].

[89] Maltser S, Cristian A, Silver JK, et al. A focused review of safety considerations in cancer rehabilitation. *PMR Contemp Issues Cancer Rehabil.* 2017;9:S415-S428.

[90] Tyson S, Kent R. The effect of upper limb orthotics after stroke: a systematic review. *NeuroRehabilitation.* 2011; 28:29-36.

[91] Logan LR. Rehabilitation techniques to maximize spasticity management. *Top Stroke Rehabil.* 2011;18(3):203-211.

[92] Farina S, Migliorini C, Gandolfi M, et al. Combined effects of botulinum toxin and casting treatments on lower limb spasticity after stroke. *Funct Neurol.* 2008;23:87-91.

[93] Davis MP, Lasheen W, Gamier P. Practical guide to opioids and their complications in managing cancer pain: what oncologists need to know. *Oncology.*2007;21(10):1229-1238.

[94] Watson JC, Sandroni P. Central neuropathic pain syndromes. *Mayo Clin Proc.* 2016;91:372-385.

[95] Pace A, Dirven L, Koekkoek JAF, et al. European Association for Neuro-Oncology (EANO) guidelines for palliative care in adults with glioma. *Lancet Oncol.* 2017; 18(6):e330-e340. https://doi.org/10.1016/ S1470- 2045(17)30345-5.

[96] Cheville AL, Basford JR. The role of rehabilitation medicine and the physical agents in the treatment of cancer-associated pain. *J Clin Oncol.* 2014;32:1691-1702.

[97] Goodwin PJ. Pain in patients with cancer. *J Clin Oncol.* 2014;32(16):1637-1639.

[98] Melzack R, Wall PD. Pain mechanism: a new theory. *Science.* 1965;150(3699):971-979.

[99] Keskin EA, Onur O, Keskin HL, et al. Transcutaneous electrical nerve stimulation improves low back pain during pregnancy. *Gynecol Obstet Invest.* 2012;74:76-83.

[100] Mobed K, Liu R, Stewart S, et al. Quality of life and patterns of use of complementary and alternative medicines among glioma patients. *J Support Oncol.* 2009;7(6): W23-W31.

[101]Alimi D, Rubino C, Leandri EP, et al. Analgesic effect of auricular acupuncture for cancer pain: a randomized, controlled, blinded trial. *J Clin Oncol.* 2003;21: 4120-4126.

[102] Goodwin PJ, Leszcz M, Ennis M, et al. The effect of group psychosocial support on survival in metastatic breast cancer. *N Engl J Med.* 2001;345:1719-1726.

[103] Syrjala KL, Jensen MP, Mendoza ME, et al. Psychological and behavioral approaches to cancer pain management. *J Clin Oncol.* 2014;32:1703-1711.

[104] Kirshblum S, O'Dell MW, Ho C, et al. Rehabilitation of persons with central nervous system tumors. *Cancer.* 2001;92:1029-1038. https://doi.org/10.1002/1097-0142(20010815)92:4+<1029::AID-CNCR1416> 3.0. CO;2-P.

[105] Mukand JA, Blackinton DD, Crincoli MG, Lee JJ, Santos BB. Incidence of neurologic deficits and rehabilitation of patients with brain tumors. *Am J Phys Med Rehabil.* 2001;80:346-350.

第六章

脑癌所致的认知障碍

作者：SARAH KHAN，DO·KOMAL PATEL，MD·GONZALO A. VAZQUEZ-CASALS，PHD

第一节 概述

2010—2014年，美国的年平均死亡率为4.33/10万，其中超过7.5万例死于原发性恶性脑癌或其他中枢神经系统肿瘤。胶质瘤是最常见的原发性脑肿瘤，占恶性颅内原发性肿瘤的70%~81%，原因尚不清楚。WHO根据病变的严重程度将其分为Ⅰ~Ⅳ级。男性较女性更为常见，男女发病比例为3：2。

Ⅳ级神经胶质瘤称为胶质母细胞瘤，侵袭性最强，占弥漫性神经胶质瘤的50%~70%。诊断的平均年龄为60岁。间变性神经胶质瘤为Ⅲ级病变，包括星形细胞瘤、少突胶质细胞瘤或混合性神经胶质瘤，占原发性脑肿瘤的15%~25%，通常在45岁左右发病。这些分级较高的神经胶质瘤会有持续长达3个月的局灶性神经功能缺损和认知改变，在某些情况下，头痛持续时间可长达1个月。

其余15%~25%的神经胶质瘤分级较低，如Ⅱ级或Ⅰ级。Ⅱ级神经胶质瘤包括少突胶质细胞瘤和少突星形细胞瘤。星形细胞瘤可以是Ⅰ级或Ⅱ级病变。这些肿瘤通常在30~45岁出现癫痫发作。通常，少突胶质细胞瘤从诊断以来的中位生存期为10~15年，星形细胞瘤和少突星形细胞瘤的中位生存期为6年（表6-1）。

怀疑有颅内病变的患者应进行MRI评估，包括自旋回波序列T_1加权、T_2液体衰减反转恢复（FLAIR）和钆造影。T_1上的低信号及T_2上的高信号提示肿瘤病变。病变活检将有助于明确诊断。

预后取决于肿瘤表型及分级。有利的预后因素包括：患病年龄较小、手术切除肿瘤、良好的功能及认知状态。管理包括递减类固醇药物的剂量以控制水肿、预防和治疗癫痫的发作。首选的抗癫痫药为左乙拉西坦，因为它与化疗药物发生药物相互作用的可能性低，耐受性好，滴注速度相对较快，并且可以静脉注射。通常在手术切除肿瘤后3~4周、

表6-1　WHO胶质瘤的分级、分类和生存率			
分级	组织学分类	平均出现年龄（岁）	5年生存率（%）
I	毛细胞型星形细胞瘤	20~30	95
II	弥漫性星形细胞瘤	30~45	50
	少突星形细胞瘤		60
	少突胶质细胞瘤		70
III	间变性星形细胞瘤	45	50~60
	间变性少突胶质细胞瘤		
	少突星形细胞瘤		
IV	胶质母细胞瘤	60	5

手术切口充分愈合后开始放疗，以防止放射线引起的坏死。理想情况下，对于同时耐受放疗和化疗的患者，化疗应在放疗后不久开始。同时耐受化疗和放疗的患者往往预后效果更好。

　　脑膜瘤，即中枢神经系统硬脑膜肿瘤，是最常见的非神经胶质脑肿瘤，占所有此类肿瘤的36%以上，发病率约为8.3/10万，最早于1922年由Harvey Cushing提出，通常大多数脑膜瘤为良性（WHO I 级），但通常在较高的年龄被诊断，诊断中位年龄为66岁。此外，脑膜瘤倾向于在某些条件下的患者发生频率更高，如神经纤维瘤病2型和多发性内分泌肿瘤1型。目前，WHO脑膜瘤标准有3个等级：I 级脑膜瘤是良性的，II 级脑膜瘤是非典型的，III 级脑膜瘤是恶性的（表6-2）。

表6-2 WHO脑膜瘤分类及基于显微细胞分析的15种变异		
WHO I 级（良性）	WHO II 级（非典型）	WHO III 级（恶性）
脑膜性	脊索状的	乳头状
纤维状	透明细胞	杆状
变化的/混合的	非典型的	退行性的
脓疱性的		
血管瘤		
微囊		
分泌的		
淋巴细胞亚种		
组织转化的		

　　手术对肿瘤的明确诊断及切除至关重要，但是总切除率（gross total resection，GTR）只达到约50%。根据脑膜瘤切除的范围，Simpson分级可以很好地预测肿瘤复发风险。但是仍然存在一些不确定因素，因此治疗方案存在一定的可变性。可用的治疗方法包括手术切

除（复发率以Simpson分级为准）、单次立体定向放疗、低分量立体定向放疗及传统分量外照射治疗。

Simpson分级如下：

Ⅰ级：肿瘤、硬脑膜附件和异常骨的大体完全切除（GTR）；复发率为9%。

Ⅱ级：肿瘤的GTR、硬脑膜附件的凝固；复发率为19%。

Ⅲ级：未切除或凝固硬脑膜附件或硬膜外延长部分的肿瘤GTR；复发率为29%。

Ⅳ级：肿瘤部分切除术；复发率为44%。

Ⅴ级：简单减压（活检）。

脑膜瘤手术的主要目的是达到Simpson分级Ⅰ~Ⅲ级。在良性脑膜瘤中，GTR是确定的治疗方法。另一方面，即使在良性脑膜瘤的情况下，Simpson Ⅳ级、Ⅴ级或次全切除术的发展率很高。此外，其他治疗方法（如放疗）通常用于次全切除术的辅助治疗、肿瘤复发的治疗、手术无法干预的区域、肿瘤或组织学分级较高肿瘤的辅助治疗。另外，化疗在脑膜瘤中的作用有限，因此很少使用。

由于脑肿瘤位置、肿瘤类型和生长特征不同，其临床表现多种多样，涉及任何可能的神经或神经心理体征或症状。反过来，临床表现与不同的患者特征相互作用，包括年龄、大脑（功能）偏侧化、患病前的能力和技能及环境需求。通常，缓慢生长的肿瘤隐匿性发作，症状的细微进展与在痴呆等神经退行性疾病中观察到的症状相似。如果认知症状是肿瘤最早出现的体征，那么这种损害通常会严重影响患者的日常生活活动。伴随脑肿瘤造成的损害当中，意识缺失可能会延迟其疾病的识别。尽管亲属和朋友可能会将认知、情绪和性格改变错误地归因于其他良性原因，但他们通常会回顾性地发现在怀疑病情之前就存在的细微肿瘤迹象。最初的表现涉及单个突发事件，如癫痫发作、精神状态改变或失语/言语困难。有时在出现认知症状之前，可能会出现局灶性、非认知性神经系统症状，如麻木或刺痛，或出现颅内压增高所致的头痛、恶心、呕吐、嗜睡和视觉异常。

住院和门诊康复治疗对肿瘤患者的功能障碍是有益的，可解决因肿瘤本身的影响或癌症治疗的不良反应所造成的虚弱、行动不便、ADL障碍及认知缺陷等功能障碍。还应将患者及其家人转诊至心理咨询和支持中心，以应对肿瘤带来的心理压力和社会影响。

第二节　肿瘤相关认知功能下降

在神经胶质瘤、脑膜瘤和脑转移瘤诊断早期，患者通常表现出神经认知障碍，从而影响整体功能和生活质量。通常，这些所有类型的肿瘤患者在多个认知领域中都有缺陷。即使在诊断时神经系统状态良好的患者，在处理速度、执行功能和记忆的神经心理评估中也显示出明显缺陷。较大的肿瘤体积、额叶肿瘤和左侧皮质病变更容易出现神经认知障碍。在神经胶质瘤患者中，执行功能是最常受到影响的。注意力和记忆力也经常受到损伤。这些认知缺陷在手术切除前后均可出现。脑膜瘤常影响额叶的注意力功能、执行功能和记忆功能。脑转移瘤患者最常出现记忆缺陷。

一、胶质瘤

有少数研究解决了神经胶质瘤在早期诊断的认知缺陷。在低级别和高级别神经胶质瘤患者开始任何治疗之前进行神经心理评估，发现在多个认知领域均存在缺陷，最常见的是执行功能。超过60%的患者至少在执行功能、注意力、记忆力、语言、视觉空间和处理速度中的一个认知领域存在障碍。与低级别神经胶质瘤患者相比，高级别神经胶质瘤患者认知障碍更严重。

对一组低级别神经胶质瘤患者进行神经心理评估发现，其中60%的患者有认知障碍，主要在执行功能方面，同时还有注意力和记忆方面的障碍。2/3的患者主诉疲劳或注意力不集中，在过去的6~12个月逐渐加重。患者主诉与神经心理评估之间成正相关。

另一项研究表明，1/3的高级别神经胶质瘤患者在接受化疗和放疗后出现认知能力下降。但是，这些患者中的绝大多数在4个月内出现了肿瘤的进展。

这一发现表明，认知能力下降似乎与肿瘤的进展有关，而不是与治疗有关。也有研究表明，在神经心理学测试中用于评估执行功能的受控口头词语联想测试（controlled oral word association，COWA）及评估注意力的行走连线测试B（trails making test B，TMT-B）所评估出的障碍和死亡率的增加存在显著的相关性。肿瘤的侧向性与存活率之间没有关联。

但是，许多有关该主题的文献都受限于研究样本量小和评估方法异质性。几乎所有的患者都有皮质病变。总体而言，大部分患者在神经心理评估中表现出一定程度的认知障碍。

二、脑膜瘤

大多数脑膜瘤患者表现出多个领域的认知缺陷，尤其是额叶功能。一项评估脑膜瘤患者（主要影响大脑皮质）在治疗前和（或）治疗后的认知缺陷的系统综述报道，脑膜瘤患者认知缺陷主要表现在注意力、记忆和执行功能方面。大多数研究发现，认知能力通常在切除后有所改善，但与健康对照组相比仍有缺陷。大多数研究未发现肿瘤侧位性与认知功能损害之间存在显著关联。几项研究表明，与左侧病变相比，右侧病变在切除后往往改善程度更高。

颅底脑膜瘤也会影响认知能力。一项前瞻性研究评估颅底脑膜瘤患者在手术切除前、手术切除后3~5个月和9~12

个月时神经心理评估的结果显示，有10%~15%的患者在手术切除后3个月内出现长期语言记忆、工作记忆和处理速度下降，但仅5%~10%的患者长期损害持续至12个月。对焦虑和抑郁没有显著影响。笔者没有探索或评论与神经认知状态下降的相关因素。影响腹内侧前额叶皮质的前颅底脑膜瘤患者表现出行为适应功能的显著下降，但不影响基本的认知功能。

三、脑癌转移

常见的脑转移原发肿瘤包括肺癌、乳腺癌、黑色素瘤和结肠癌。与胶质瘤和脑膜瘤相比，关于脑转移瘤相关认知缺陷的文献很少。总体而言，与对照组相比，脑转移瘤患者的大多数认知领域均显著受损。其中，记忆缺陷是最为突出的。在许多患者中，语言、执行功能和精细运动灵活性也受到显著影响。注意力受到的影响最小。认知缺陷可根据受肿瘤影响的脑区及脑转移病灶的范围及大小加以确定。

第三节　与治疗相关的认知障碍

总体而言，恶性肿瘤的治疗有所改善，使癌症患者能够更好地对抗疾病恶化。随着恶性肿瘤患者存活率的提高，为他们提供的抗肿瘤治疗也会产生长期的后遗症。特别是有脑恶性肿瘤的患者，放疗、化疗和手术等相关治疗会对他们造成认知功能损伤。治疗脑肿瘤的进步主要是因为增加了对肿瘤攻击，以及多种治疗方法的联合使用。然而，这些治疗引起的认知障碍可能会限制患者的功能恢复，因为它们通常会影响学习、集中、记忆、空间信息处理、推理、注意力和处理速度。关于肿瘤大小及分级对认知障碍产生的实际影响，文献描述有差异。因此，识别并处理造成认知损伤的其他潜在原因至关重要，并有助于将这些不利影响降到最低，特别是认知功能已被证明是一个敏感的、独立的生存预测因素。

一、神经外科

手术方式的选择（即颅骨切开术、立体定向活检、图像引导活检）和肿瘤的位置将决定对患者认知功能的影响。此外，手术干预的程度将决定认知障碍的风险。许多脑肿瘤都可以通过神经外科手术切除来治疗。即使是较大的脑膜瘤也可以被完全切除。转移性肿瘤的手术治疗在不断发展，并受益于改进的神经影像学技术，从而提高了术中靶向、麻醉技术水平和患者的生存率。

在恢复期，脑肿瘤的完全手术切除通常会出现相对稳定的、局灶性的慢性术后神经心理状态。在颅内占位性肿瘤的病例中，与患者术前的状态相比，其切除后的神经心理症状经常会得到改善。

二、放疗

放疗是治疗癌症的有效疗法，但也对生活质量和神经认知功能产生负面影响。脑肿瘤的位置决定了癌症患者的功能和认知状态，但放射诱导的脑损伤是一个动态过程，影响所有细胞类型（内皮细胞和少突胶质细胞、星形胶质细胞、小胶质细胞、神经元和神经干细胞）。放疗的效应分为急性期、早期、延迟期和晚期迟发效应，晚期迟发效应是引起神经系统相关后果的原因。迟发效应可能在治疗后20年内出现。导致放射性脑损伤风险的放疗特征包括总剂量、每部分剂量（每部分剂量超过2 Gy的风险更高）、总时间和体积、放射质量和容量、超分割方案、总治疗时间缩短、存在并存血管风险因素和辅助治疗。放疗可引起脱髓鞘和轴突损伤，这是脑白质损伤的标志。机制是通过破坏少突胶质细胞和脑血管内皮细胞导致凝固性坏死、血管壁增厚和局灶性矿化，对脑白质的影响大于对脑灰质的影响。在磁共振成像上，针对更大容量和更高剂量的放疗也显示更高级别的病变，并且脱髓鞘和白质完整性损伤的量与认知功能损害的程度相关。此外，放疗通常不作为单一疗法，而是与肿瘤的靶向化疗联合使用。

局部脑放疗对不同患者的影响不同，普遍存在记忆和处理速度受损的情况。言语记忆与视觉记忆的损伤程度在放疗后早期至最后阶段可能有所不同。然而，最初的神经心理学特征不能准确预测3年后的特征。

与全脑放疗相比，局部放疗似乎具有较小的晚期迟发效应。在最初的几年中，大多数患者似乎只有极少或没有认知能力的退化，但各病例之间存在一定的可变性。立体定向放射外科治疗越来越多地用于治疗几种类型的脑肿瘤，效果更集中，因此限制了对正常组织的辐射量及随之产生的神经认知障碍。

三、化疗

通常来说，放疗是针对身体某个区域进行局部治疗，然而，化疗具有更为系统性的效果。有大量的化疗药物可用于癌症治疗，每种药物对每个人身体的影响不同，但也有其自身不良反应的特征。大脑中的白质非常容易受化疗的影响，而可识别的变化可能会延迟数月。在接受化疗的人群中，已报告的认知障碍发病率较高，最近被报告的概率为大于70%，通常表现为注意力不集中、记忆丧失、推理和注意力缺陷。这些缺陷通常被称为"化疗脑"。这并不是说接受化疗的患者中认知障碍的高发生率仅仅是因为药物本身，而是除了肿瘤本身之外的一个促成因素。

大多数化疗药物不穿过血脑屏障，除了5-氟尿嘧啶、甲氨蝶呤，以及顺铂、卡莫司汀和紫杉醇等低含量化疗药物外。即便如此，这些化疗药物被认为会增加总体氧化应激，导致认知障碍。

化疗会产生多种认知障碍，其中大部分与剂量有关。此外，由于许多癌症治疗计划是多方面的，事实证明，如前所述的放疗毒性与化疗毒性协同作用，进一步加重了症状。以前，人们认为这些认知障碍与心理因素（如抑郁、焦虑）或癌症相关不良反应（如疲劳）相关。此外，抗癫痫药物等预防性药物可能会加重疲劳和嗜睡。类固醇用于减轻水肿，可能导致失眠、焦虑或情绪不稳。这两类药物都可能加重认知障碍。医疗专业人士在积极地治疗癌症时，必须牢记所提供的治疗有关的潜在不良反应。

第四节　脑肿瘤患者认知障碍的评估

脑肿瘤患者，无论是原发性脑肿瘤、脑膜瘤、淋巴瘤还是脑转移瘤，最终都会出现一定程度的认知障碍或缺陷。以下部分将介绍根据Anderson和Ryken对脑肿瘤及其治疗所产生的神经心理评估，并清晰陈述治疗结果，以及介绍一些基本的评估方案。

在当代临床实践中，患者是通过神经影像学技术来诊断脑肿瘤。因此，认知或神经心理评估的目的包括描述患者在认知方面的强项和弱项，以便为管理提供参考。在正式诊断之前进行神经心理评估的其他可能原因包括：①在执行昂贵的手术之前，收集支持患者认知障碍主诉的客观证据；②排除心理和（或）不寻常的认知主诉；③如果证明

了上述观点，则应对性格和情绪因素进行治疗。

神经心理评估的优势在于覆盖了广泛的认知领域，因此易于检测出因脑肿瘤导致的认知障碍，肿瘤的位置决定了神经心理症状和体征。但是，通过神经影像学手段定位的脑肿瘤神经心理后遗症存在很大的变异性，这意味着典型的功能障碍定位原则不一定适用。肿瘤逐渐生长会促进可塑性代偿过程。占位性肿瘤可能会导致神经心理方面的缺陷，而不仅仅从病变部位进行认知障碍的预测。此外，没有特定的认知特征可指示或暗示脑肿瘤的存在。

通常，神经心理评估是在某种治疗开始后进行的。此类评估有助于：①监测治疗的益处与神经毒性作用；②评估表明肿瘤生长的证据；③监测恢复速度；④评估残余能力；⑤指导康复工作。当前针对脑肿瘤的治疗方法可能对认知产生有益和有害的影响。实际上，患者同时接受多种治疗方式并不少见。评估的时间也很关键，因为放疗和化疗的长期和短期认知后遗症之间存在差异。因此，开发敏感而实用的方法来监测高危患者肿瘤的复发是至关重要的。

神经心理评估与其他实验室测试（如神经影像学、EEG）相比，具有可重复性好、无创且相对便宜的优点。多年来，关于神经心理评估这一领域敏感性的证据逐渐增加。例如，记忆力和注

意力转移的评估可以预测多形性胶质母细胞瘤患者的肿瘤复发。

可疑或确诊脑肿瘤患者的初步神经心理评估至少包括对所有典型的认知领域、情感状态和相关人格特征的筛查。确诊脑肿瘤患者进行以上筛查是有必要的，因为对这种危及生命的诊断的心理反应可能范围更广，包括从非现实性的乐观主义到绝对的绝望和悲观。识别可能受益于社会心理干预的个体是神经心理评估的另一个重要方面，社会心理干预包括抑郁症和焦虑症的心理治疗/咨询和（或）药理学方法。

评估

评估接受脑肿瘤治疗患者的认知障碍与评估患有其他疾病如创伤性脑损伤（traumatic brain injury，TBI）或脑血管意外患者的认知障碍没有本质区别。然而，认知障碍在成人中更多见，反映了当前脑肿瘤治疗对额叶-皮质下脑系统功能障碍及抑郁和焦虑等心理症状的影响。

评估的策略和重点与转诊问题密切相关。通常情况下，评估侧重于注意力、执行功能、语言、记忆和学习、视觉空间技能和心理适应。

在急性期康复环境中，大多数脑肿瘤患者经历过某种肿瘤切除或活检，会导致一定程度的弥散性和局灶性认知缺陷。通常情况下，这些缺陷可能包括意识下降及注意力、执行功能、短期记忆、视觉空间技能和语言方面的损伤。持续时间相对较短，神经心理评估通常会使用仪器筛查来有效地识别需要干预的缺陷领域。可以采用分级策略，根据观察到的功能水平将筛查工具与所检查的患者相匹配（即患者明显受损越多，将会使用更简单的筛查工具）。简易精神状态检查量表（mini mental state examination，MMSE）、蒙特利尔认知评估量表（Montreal cognitive assessment，MoCA）、神经行为认知状况测试或针对高级脑功能筛查量表等认知评估量表有助于确定认知障碍的严重程度，并大致识别障碍领域。然而值得注意的是，这些评估量表都不一定对脑肿瘤引起的缺陷有足够的敏感性，尤其是MMSE。此外，当需要进一步阐述某一特定领域的功能障碍时，如进一步描述记忆或执行困难的特征时，可以重点进行评估。同样，情绪和情感筛查措施也被用来更好地描述患者的情绪和心理病理（包括抑郁症和焦虑症）的严重程度。这些测量指标可能包括贝克忧郁量表（Beck depression inventory，BDI）、贝克焦虑量表（Beck anxiety inventory，BAI）、患者健康问卷九量表（patient health questionnaire nine，PHQ-9）、广泛性焦虑症七量表（generalized anxiety disorder seven，GAD-7），以及针对65岁以上人群的老年抑郁量表（geriatric depression scale，GDS）。

在门诊进行神经心理评估的患者

通常会接受完整的神经心理检查，包括对不同神经心理领域的评估，以及比住院患者更全面的情绪和人格功能评估。这些评估可能涉及智力和学术功能的测定，以及注意力/集中、语言、记忆、视觉空间/视觉结构技能、精细运动技能和执行功能的多种测定，以及人格/精神病理清单和其他以转诊问题为指导的评估。此类评估已在神经心理评估的主要资料中进行了全面描述。

第五节　脑肿瘤认知矫正疗法

神经心理康复领域的先驱——乔治·普里加塔诺（George Prigatano）将认知康复定义为"一种教学活动，通过促进部分恢复进程和避免与脑损伤后恶化有关的过程，从而帮助恢复更高级的大脑功能"。认知康复在很大程度上依赖于神经可塑性的概念，旨在通过恢复受损的功能，掌握注意力、记忆力和执行功能的补偿技能，改善后天脑损伤患者的日常功能和生活质量。

认知康复的功效已在创伤性脑损伤和脑卒中人群中得到证实。然而，很少有研究评估这种干预方式对脑肿瘤患者的有效性，而现有的少数研究通常是针对神经胶质瘤的。在文献检索过程中，没有发现涉及脑膜瘤患者的研究。Bergo等人在一份相对较新的对当前文献的批判性综述中指出，少数仅有的可用研究报告的局限性，如缺乏对照组、缺少安慰剂组，对不同类型的脑肿瘤进行分

析、对不同治疗时间段的患者进行研究、所采用的训练计划不具有可比性。

一些现有的研究表明，认知康复可对胶质瘤患者产生积极影响，包括在短期内对自我感知的认知功能产生有益影响，以及在6个月的随访后，对较大样本中分级较低的间变性胶质瘤成人患者的注意力、言语记忆和疲劳的客观评估产生有益影响。这些患者接受了由基于计算机的注意力再训练和注意力、记忆和执行功能的代偿性技能训练组成的干预计划。一项初步研究涉及3名接受了基于计算机的工作记忆训练计划的低级别胶质瘤患者，此项研究发现，与他们的基线分数相比，工作记忆和注意力都得到了改善，证明了其有效性。Maschio等人的研究观察到了认知康复的潜在有益效果。该研究评估了认知康复对脑肿瘤患者相关的癫痫和认知缺陷的影响，即改善两个不同时间点的短期言语记忆、情景记忆、流畅性和长期视觉空间记忆。总的来说，这些研究表明，包括基于计算机的认知再训练任务，无论是否有额外的补偿技能培训，均可以在一定程度上改善低级或高级胶质瘤患者的认知功能。

第六节　治疗认知障碍的药物

鉴于目前提供给癌症患者的抗肿瘤治疗方案有可能导致认知障碍，因此了解可用于改善和治疗这些障碍的药物至关重要。尽管没有对这些所有的药

物进行大量研究，但了解它们的作用和局限性很重要。一个已提出的治疗认知障碍的机制是通过降低氧化应激来减少总体化疗诱导的不良反应。已有研究表明，补充抗氧化剂可以减少化疗相关的毒性。减少氧化应激的药物包括褪黑素、2-巯基乙烷和N-乙酰半胱氨酸，而银杏也被认为可以减少氧化应激。特别是，一项研究观察了通常用于多种癌症的多药剂治疗的蒽环类抗生素药物阿霉素，已知会产生细胞内反应性氧化物质。通过在细胞内创造这种腐蚀性环境，终止恶性细胞。然而，它也会影响细胞外环境。2-巯基乙烷是一种含巯基的抗氧化剂，不易被细胞吸收。因此，能够保护血浆蛋白免受阿霉素等药物增加的氧化应激。

另一种已被研究用于减少氧化应激的选择是银杏，这是一种原产于中国的树种，已有超过2亿年的历史。银杏的两种主要成分——黄酮类和萜类，具有抗氧化应激、增加脑血流量、提高葡萄糖利用率的作用，并刺激海马胆碱吸收。对痴呆症和阿尔茨海默病人群的研究表明，在治疗这一人群的认知障碍方面取得了一些积极的成果，但没有在癌症患者认知障碍中得到类似的结果。

此外，有些药物已证明可以改善癌症及其治疗相关的认知障碍，包括氟西汀、多奈哌齐、莫达非尼、哌甲酯、右美沙芬、盐酸美金刚和刺激神经发生的药物，如选择性5-羟色胺再摄取抑制剂（selective serotonin reuptake inhibitor，SSRI）可改善记忆力。氟西汀有助于预防某些治疗可能导致的认知障碍，如5-氟尿嘧啶。这种药物用于多种癌症治疗，并且很容易穿过血脑屏障，对细胞增殖和海马依赖性工作记忆产生负面影响。氟西汀可以促进海马神经再生并改善空间记忆。5-氟尿嘧啶治疗之前或期间服用SSRI氟西汀可以抵消这种化疗药物引起的认知障碍，需要进一步研究。

此外，已经针对有认知障碍的癌症患者进行其他疾病（如神经退行性疾病、痴呆、抑郁、注意力缺陷/多动障碍）中认知障碍的药物治疗的研究。话虽如此，很少有精神兴奋剂在治疗或预防认知障碍方面显示出一定的前景。精神兴奋剂（如哌醋甲酯和莫达非尼）的有效性尚未完全确定，需要进一步的研究。抗胆碱酯酶多奈哌齐在起始也受到了很多关注，然而，最近的研究结果似乎相互矛盾。需要进行更严格的研究，以确定所有这些药物的真实有效性，因为用这些药物抵消癌症治疗的一些有害影响已经显示出一些早期的前景。

第七节　为患者及其家庭提供的社区和教育资源

互联网的出现使公众有机会大量获取有关任何主题的相关信息，包括脑肿瘤。互联网可为感兴趣的人提供大量关于脑肿瘤患者资源的信息。各种脑肿瘤的一般信息、病因、诊断方法和技术、当前的治疗选择、研究趋势、资源和支持，都可以在美国及世界各地的研究和学术网站上找到。还可以在免费访问的在线百科全书（如维基百科），以及致力于解决有这种疾病的患者及其亲属的信息需求的社区和基层倡议中找到信息。此类网站是一个相对稳定且易于访问的信息来源，旨在提供出于不同原因（如护理人员的繁忙日程、患者及其亲属被给予诊断时最初的震惊和缺乏准备、缺乏机构支持）可能无法获得的信息，希望可以提高对脑肿瘤诊断和治疗不同方面的认识和知识。咨询此类网站并非没有限制，这些信息对于目标受众而言可能过于技术性，或者由于缺乏计算机知识/技术挑战或患者的认知缺陷，网站可能未被充分利用或根本没有利用。本章不可能详尽列出此类资源；但是，这里将介绍并简要讨论一些有用的资源。

美国脑肿瘤协会（American Brain Tumor Association）：可能是第一个致力于资助脑肿瘤研究和教育的倡导组织，涉及所有肿瘤类型和年龄组。

美国脑肿瘤基金会（Brain Tumor Foundation）：由纽约大学医学院教授Patrick Kelly（医学博士，FACS）于1998年创立，其宗旨是通过解决社会、财务和情感需求来治疗所有患者。

美国儿童脑肿瘤基金会（Children's Brain Tumor Foundation）：本组织成立于1988年，由热心的家长、医师及其朋友创建，致力于通过研究、支持、教育和宣传来改善脑和脊髓肿瘤儿童的治疗、生活质量和长期预后。

终止脑癌倡议/克里斯·埃利奥特基金（End Brain Cancer Initiative/Chris Elliot Fund）：是由晚期脑肿瘤患者Chris Elliot于2002年5月创立，旨在帮助患有这种疾病的人立即获得先进的治疗、研究和临床试验。

Mission4Maureen：该基层组织是由肿瘤患者Maureen的亲友在她2005年离世后不久创立的，旨在帮助符合条件的脑癌患者的日常开支。

美国国家脑肿瘤学会（National Brain Tumor Society）：成立于2008年，由总部位于旧金山的国家脑肿瘤基金会和总部位于波士顿的脑肿瘤协会合并，将医疗服务提供者和受脑肿瘤影响的人们聚集在一起。提供全面的资源和支持服务，为脑肿瘤的研究筹集资金是本组织的使命。

美国小儿脑肿瘤基金会（Pediatric Brain Tumor Foundation）：于1991年在亚特兰大成立，此前，Mike和Diane Traynor为儿童脑肿瘤研究组织了几次募捐活动。

脑肿瘤的相关信息也可通过美国国家癌症组织的网站获取，在这些网站上可找到关于脑癌或肿瘤的章节。其中一些机构包括研究和临床机构，如美国国家癌症研究所（National　Cancer

Institute）和全国各地的许多医学院及其他组织，如Cancer Care和Cancer Net。

第八节　患者和其家庭的沟通

医疗服务提供者向患者或其相关的亲属说明并讨论不利或危及生命的诊断结果，这是极具挑战性的职业情景。对于没有接受过处理威胁生命疾病所产生的情感痛苦培训的专业人员来说，他们的专业技能不足以很好地完成该项任务。对于患者及其家人来说，情况更难，尤其是在高度重视健康、年轻人和自主性的先进科技社会，任何对这些价值观的威胁都是灾难性的。因此，医务人员对患者知道或不知道的事情的处理方式对于患者应对其病情诊断至关重要。

在急性康复环境中，鉴于康复状况固有的相对乐观的基调，这种情况尤其具有挑战性，在这种情况下，一般的期望是功能改善和可能恢复某种正常感。虽然从康复医师到护士，再到涉及不同的治疗师等脑损伤康复的专业人员，通常都准备好帮助患者及其家人逐渐接受这样一个事实，即康复不会使患者恢复到损伤前的正常状态，但仍有康复和功能增加的希望，并且可能有接近其他人群的预期寿命。这与许多脑肿瘤患者转诊到急性康复的情况不一定有所区别。然而，需要注意的是，脑肿瘤患者对综合治疗的需求和耐受性反过来又与其对肿瘤治疗的耐受性有关。事实上，有证据表明，在这种情况下，脑肿瘤患者的恢复情况与获得性脑损伤或中风患者相当。

另一个考虑因素是，专业人士、患者及其家人通常知道诊断结果，但不同的因素可能会导致有关诊断及其影响的错误沟通。首先，公开讨论脑肿瘤诊断的预后和影响，包括预期寿命和可能的临终决定，这不是康复专业人员的责任，而是肿瘤医师的责任。相反，康复医学的对话是关于如何改善失去或受损的功能，以恢复一定程度的独立性和生活质量。其次，即使在最好的情况下，患者及其家人在初步诊断和需要进行肿瘤切除手术或活检后仍可能处于震惊状态，并且没有准备好处理也许是负面的预后，以及在急性康复结束后不久将进行的其他具有潜在使人虚弱的不良反应的干预方式。支持性咨询通常在急性康复背景下，可以帮助患者及其亲属应对诊断的认知和情绪反应，并提供一个安全的环境来讨论他们的担忧，推进提高认识的进程，让他们做好准备，采取更加基于现实的应对方法。

除了Kübler-Ross的悲伤阶段模型外，文献还指出专业人士需要了解如何处理这种不利诊断的沟通，这可能有助于康复环境。Langbecker和Janda发现，包含教育内容的干预措施为脑肿瘤患者及其亲属和照顾者提供信息和知识，通常会使他们感到满意。这种方法可以在康复计划内的支持或教育团体中进行。

关于医患沟通，Sterckx、Coolbrandt、Clement等人建议专业人员"更加体谅和支持这些有改变一生的诊断的患者"，承认他们的性格，并赋予他们增强个人力量的能力。Lobb、Halkett和Nowak指出，当这种负面预后被披露时，诚实和希望之间的平衡很重要，并鼓励考虑到患者对信息数量和类型的偏好进行个性化的信息传递，支持具有足够沟通技能的资深工作人员或高级受训人员去讨论预后。

第九节　结论

认知障碍通常发生于恶性和良性颅内皮质肿瘤，不仅影响患者的功能和生活质量，还会影响护理人员和家庭成员。在多个认知领域均发现了神经心理缺陷。这些缺陷的病因可能是肿瘤本身的后果，也可能是放疗或化疗的影响，但也可能是多因素的，每个因素都可能具有协同效应。

放疗引起的认知影响可能会延迟数年才出现。与全脑放疗相比，靶向放疗显著降低了神经认知后遗症的风险。化疗会导致剂量依赖性的认知缺陷。除此之外，癫痫和水肿治疗的不良反应可能会加剧认知缺陷。

神经心理评估对于准确了解患者的认知和情绪状况并指导治疗措施至关重要。关于认知修复对脑肿瘤患者影响的文献数量有限，但确实在额叶认知障碍中表现出可量化的益处。抗氧化药物可

以通过减少自由基来帮助提高患者的认知能力。此外，针对脑肿瘤患者表现出的特定认知症状的治疗药物也会有显著的疗效。

除了医疗专业人员的教育和支持外，还有许多互联网资源旨在为患者及其家人提供教育、建议和支持服务。康复团队的目标是最大限度地提高患者的功能。有证据表明，脑肿瘤患者的功能增长率与脑卒中或TBI患者相似。

参考文献

[1] Ostrom QT, Gittleman H, Xu J, et al. CBTRUS statistical report: primary brain and other central nervous system tumors diagnosed in the United States in 2009e2013. *Neu rooncology*. 2016;18(Suppl. 5):v1-v75.

[2] Ricard D, Idbaih A, Ducray F, et al. Primary brain tumors in adults. *Lancet*. 2012;379:1984-1996.

[3] Ostrum QT, Bauchet L, Davis FG, et al. The epidemiology of glioma in adults: a "state of the science" review. *Neurooncology*. 2014;16(7):896-913.

[4] Rasmussen BK, Hansen S, Laursen RJ, et al. Epidemiology of glioma: clinical characteristics, symptoms, and predictors of glioma patients grade IeIV in the Danish neurooncology registry. *J Neurooncol*. 2017;135(3):571-579.

[5] Pignatti F, van den Bent M, Curran D, et al. Prognostic factors for survival in adult patients with cerebral low-grade glioma. *J Clin Oncol*. 2002;20:2076-2084.

[6] Weller M, van den Bent M, Hopkins K, et al. EANO guideline for the diagnosis and treatment of anaplastic gliomas and

glioblastoma. *Lancet Oncol.* 2014;15:395-403.

[7] Rogers L, Barani I, Chamberlain M, et al. Meningiomas: knowledge base, treatment outcomes, and uncertainties. A RANO review. *J Neurosurg.* 2015;122(1):4-23.

[8] Fathi AR, Roelcke U. Meningioma. *Curr Neurol Neurosci Rep.* 2013;13(4):337.

[9] Simpson D. The recurrence of intracranial meningiomas after surgical treatment. *J Neurol Neurosurg Psychiatry.* 1957;20(1):22-39.

[10] Pollock BE, Stafford SL, Link MJ. Gamma knife radiosurgery for skull base meningiomas. *Neurosurg Clin N Am.* 2000;11(4):659-666.

[11] Anderson SW, Ryken TC. Intracranial tumors. In: Morgan JE, Ricker JH, eds. *Textbook of Clinical Neuropsychology.* New York, NY: Taylor & Francis; 2008.

[12] Hendrix P, Hans E, Griessenauer CJ, et al. Neurocognitive status in patients with newly diagnosed brain tumors in good neurological condition: the impact of tumor type, volume, and location. *Clin Neurol Neurosurg.* 2017;156: 55-62.

[13] van Kessel E, Baumfalk AE, van Zandvoort MJE, et al. Tumor-related neurocognitive dysfunction in patients with diffuse glioma: a systematic review of neurocognitive functioning prior to anti-tumor treatment. *J Neurooncol.* 2017;134:9-18.

[14] Cochereau J, Herbet G, Duffau H. Patients with incidental WHO grade II glioma frequently suffer from neuropsychological disturbances. *Acta Neurochir.* 2016;158: 305-312.

[15] Froklage FE, Oosterbaan LJ, Sizoo EM, et al. Central neurotoxicity of standard treatment in patients with newly diagnosed high grade glioma: a prospective longitudinal study. *J Neurooncol.* 2014;116:387-394.

[16] Johnson DR, Sawyer AM, Meyers CA, et al. Early measures of cognitive function predict survival in patients with newly diagnosed glioblastoma. *Neurooncology.* 2012; 14(6): 808-816.

[17] Meskal I, Gehring K, Rutten GM, et al. Cognitive functioning in meningioma patients: a systematic review. *J Neurooncol.* 2016;128:195-205.

[18] Zweckberger K, Hallek E, Vogt L, et al. Prospective analysis of neuropsychological deficits following resection of benign skull base meningiomas. *J Neurosurg.* 2017; 127(6):1242-1248 [Epub 2017 Feb 10].

[19] Abel TJ, Manzel K, Bruss J, et al. The cognitive and behavioral effects of meningioma lesions involving ventromedial prefrontal cortex. *J Neurosurg.* 2016;124(6): 1568-1577.

[20] Gerstenecker A, Nabors LB, Menses K, et al. Cognition in patients with newly diagnosed brain metastasis: profiles and implications. *J Neurooncol.* 2014;120:179-185.

[21] Saad S, Wang TJ. Neurocognitive deficits after radiation therapy for brain malignancies. *Am J Clin Oncol.* 2015; 38(6):634-640.

[22] Wefel JS, Kayl AE, Meyers CA. Neuropsychological dysfunction associated with cancer and cancer therapies: a conceptual review of an emerging target. *Br J Cancer.* 2004;90(9):1691-1696.

[23] Ahles TA, Saykin AJ. Candidate mechanisms for chemotherapy-induced cognitive changes. *Nat Rev Cancer.* 2007;7(3):192-201.

[24] ElBeltagy M, Mustafa S, Umka J, et al. Fluoxetine improves the memory deficits caused by the chemotherapy agent 5- fluorouracil. *Behav Brain Res.* 2010;208(1):112-117.

[25] Aluise CD, Miriyala S, Noel T, et al. 2-Mercaptoethane sulfonate prevents doxorubicin-induced plasma protein oxidation

and TNF-alpha release: implications for the reactive oxygen species-mediated mechanisms of chemobrain. *Free Radical Biol Med.* 2011;50(11):1630-1638.

[26] Taphoorn MJ, Klein M. Cognitive deficits in adult patients with brain tumours. *Lancet Neurol.* 2004;3(3):159-168.

[27] Meyers CA, Hess KR, Yung WK, Levin VA. Cognitive function as a predictor of survival in patients with recurrent malignant glioma. *J Clin Oncol.* 2000;18(3):646-650.

[28] Tucha O, Smely C, Preier M, et al. Preoperative and post-operative cognitive functioning in patients with frontal meningiomas. *J Neurosurg.* 2003;98(1):21-31.

[29] Butler JM, Rapp SR, Shaw EG. Managing the cognitive effects of brain tumor radiation therapy. *Curr Treat Opt Oncol.* 2006;7(6):517-523.

[30] Crossen JR, Garwood D, Glatstein E, Neuwelt EA. Neurobehavioral sequelae of cranial irradiation in adults: a review of radiation-induced encephalopathy. *J Clin Oncol.* 1994;12(3):627-642.

[31] Lee AW, Kwong DL, Leung SF, et al. Factors affecting risk of symptomatic temporal lobe necrosis: significance of fractional dose and treatment time. *Int J Radiat Oncol Biol Phys.* 2002;53(1):75-85.

[32] Constine LS, Konski A, Ekholm S, McDonald S, Rubin P. Adverse effects of brain irradiation correlated with MR and CT imaging. *Int J Radiat Oncol Biol Phys.* 1988;15(2): 319-330.

[33] Armstrong CL, Hunter JV, Ledakis GE, et al. Late cognitive and radiographic changes related to radiotherapy: initial prospective findings. *Neurology.* 2002;59(1):40-48.

[34] Torres IJ, Mundt AJ, Sweeney PJ, et al. A longitudinal neuropsychological study of partial brain radiation in adults with brain tumors. *Neurology.* 2003;60(7):1113-1118.

[35] Vigliani MC, Sichez N, Poisson M, et al. A prospective study of cognitive functions following conventional radiotherapy for supratentorial gliomas in young adults: 4-year results. *Int J Radiat Oncol Biol Phys.* 1996;35(3):527-533.

[36] Brown PD, Buckner JC, Uhm JH, et al. The neurocognitive effects of radiation in adult low-grade glioma patients. *Neurooncology.* 2003;5(3):161-167.

[37] Konat GW, Kraszpulski M, James I, et al. Cognitive dysfunction induced by chronic administration of common cancer chemotherapeutics in rats. *Metab Brain Dis.* 2008;23(3):325-333.

[38] Ahles TA, Saykin AJ, Furstenberg CT, et al. Neuropsychologic impact of standard-dose systemic chemotherapy in long-term survivors of breast cancer and lymphoma. *J Clin Oncol.* 2002;20(2):485-493.

[39] Wefel JS, Lenzi R, Theriault RL, et al. The cognitive sequelae of standard-dose adjuvant chemotherapy in women with breast carcinoma: results of a prospective, randomized, longitudinal trial. *Cancer.* 2004;100(11):2292-2299.

[40] Barton DL, Burger K, Novotny PJ, et al. The use of Ginkgo biloba for the prevention of chemotherapy-related cognitive dysfunction in women receiving adjuvant treatment for breast cancer, N00C9. *Support Care Cancer.* 2013; 21(4):1185-1192.

[41] Ginos JZ, Cooper AJ, Dhawan V, et al. [13N] cisplatin PET to access pharmokinetics of intra-arterial versus intravenous chemotherapy for malignant brain tumors. *J Nucl Med.* 1987;28(12):1844-1852.

[42] Mitsuki S, Diksic M, Conway T, et al. Pharmacokinetics of 11C-labelled BCNU and SarCNU in gliomas studied by PET. *J*

Neurooncol. 1991;10(1):47-55.

[43] Gangloff A, Hsueh WA, Kesner AL, et al. Estimation of paclitaxel biodistribution and uptake in human-derived xenografts in vivo with (18)F-fluoropaclitaxel. *J Nucl Med*. 2005;46(11):1866-1871.

[44] Damasio H, Tranel D, Anderson SW. Neuropsychological impairments associated with lesions caused by tumor or stroke. *Arch Neurol*. 1990;47(4):397-405.

[45] Meyers CA, Geara F, Wong PF, Morrison WH. Neurocognitive effects of therapeutic irradiation for base of skull tumors. *Int J Radiat Oncol Biol Phys*. 2000;46(1):51-55.

[46] Folstein MF, Folstein SE, McHugh PR. "Mini-mental state". A practical method for grading the cognitive state of patients for the clinician. *J Psychiatr Res*. 1975;12(3): 189-198.

[47] Nasreddine ZS, Phillips NA, Bédirian V, et al. The montreal cognitive assessment, MoCA: a brief screening tool for mild cognitive impairment. *J Am Geriatr Soc*. 2005;53(4): 695-699.

[48] Kiernan RJ, Mueller J, Langston JW, Van Dyke C. The neurobehavioral cognitive status examination: a brief but differentiated approach to cognitive assessment. *Ann Intern Med*. 1987;107(4):481-485.

[49] Prigatano GP, Amin K, Rosenstein L. *Administration and Scoring Manual for the BNI Screen for Higher Cerebral Functions*. Phoenix, AZ: Barrow Neuropsychological Institute; 1995.

[50] Meyers CA, Wefel JS. The use of the mini-mental state examination to assess cognitive functioning in cancer trials: No ifs, ands, buts, or sensitivity. *J Clin Oncol*. 2003; 21(19):3557-3558.

[51] Påhlson A, Ek L, Ahlström G, Smits A. Pitfalls in the assessment of disability in individuals with low-grade gliomas. *J Neurooncol*. 2003;65(2):149-158.

[52] Beck A, Steer R, Brown G. *Beck Depression Inventory-II*. 1996: 12-15. San Antonio.

[53] Beck AT, Steer RA. Manual for the Beck anxiety inventory. *Behav Res Ther*. 1990;37:25-74.

[54] Kroenke K, Spitzer RL, Williams JBW. The PHQ-9: validity of a brief depression severity measure. *J Gen Intern Med*. 2001;16(9):606-613.

[55] Spitzer RL, Kroenke K, Williams JBW, Löwe B. A brief measure for assessing generalized anxiety disorder: the GAD-7. *Arch Intern Med*. 2006;166(10):1092-1097.

[56] Yesavage JA, Brink TL, Rose TL, et al. Development and validation of a geriatric depression screening scale: a preliminary report. *J Psychiatr Res*. 1982;17(1):37-49.

[57] Sheikh JI, Yesavage JA. Geriatric depression scale (GDS) recent evidence and development of a shorter version. *Clin Gerontol*. 1986;5(1-2):165-173.

[58] Lezak MD, Howieson DB, Bigler ED, Tranel D. *Neuropsy chological Assessment*. 5th ed. New York, NY: Oxford; 2012.

[59] Prigatano GP. *Principles of Neuropsychological Rehabilitation*. New York, NY: Oxford; 1999.

[60] Sohlberg MM, Mateer CA. *Cognitive Rehabilitation: An Integrative Neuropsychological Approach*. New York, NY: Guil ford; 2001.

[61] Bergo E, Lombardi G, Pambuku A, et al. Cognitive rehabilitation in patients with gliomas and other brain tumors: state of the art. *Biomed Res Int*. 2016:2016.

[62] Gehring K, Sitskoorn MM, Gundy CM, et al. Cognitive rehabilitation in patients with gliomas: a randomized, controlled trial. *J Clin Oncol*. 2009;27(22):3712-3722.

[63] Sacks-Zimmerman A, Duggal D, Liberta T. Cognitive remediation therapy for brain

tumor survivors with cognitive deficits. *Cureus*. 2015;7(10):e350.

[64] Maschio M, Dinapoli L, Fabi A, Giannarelli D, Cantelmi T. Cognitive rehabilitation training in patients with brain tumor-related epilepsy and cognitive deficits: a pilot study. *J Neurooncol*. 2015;125(2):419-426.

[65] Kennedy DD, Tucker KL, Ladas ED, et al. Low antioxidant vitamin intakes are associated with increases in adverse effects of chemotherapy in children with acute lympho blastic leukemia. *Am J Clin Nutr*. 2004;79(6):1029-1036.

[66] Wefel JS, Kesler SR, Noll KR, Schagen SB. Clinical characteristics, pathophysiology, and management of noncentral nervous system cancer-related cognitive impairment in adults. *Cancer J Clin*. 2015;65(2):123-138.

[67] Nada SE, Shah ZA. Preconditioning with Ginkgo biloba (EGb 761(r)) provides neuroprotection through HO1 and CRMP2. *Neurobiol Dis*. 2012;46(1):180-189.

[68] Horsfield SA, Rosse RB, Tomasino V, et al. Fluoxetine's effects on cognitive performance in patients with traumatic brain injury. *Int J Psychiatry Med*. 2002;32(4):337-344.

[69] Kodama M, Fujioka T, Duman RS. Chronic olanzapine or fluoxetine administration increases cell proliferation in the hippocampus and prefrontal cortex of adult rat. *Biol Psychiatry*. 2004;56(8):570-580.

[70] Song L, Che W, Min-Wei W, et al. Impairment of the spatial learning and memory induced by learned helplessness and chronic mild stress. *Pharmacol Biochem Behav*. 2006;83(2):186-193.

[71] Druce I, Williams C, Baggoo C, Keely E, Malcolm J. A comparison of patient and health-care professional views when assessing quality of information on pituitary adenoma available on the internet. *Endocr Pract*. 2017 (aop):EP171892.OR.

[72] Piil K, Jakobsen J, Juhler M, Jarden M. The feasibility of a brain tumour website. *Eur J Oncol Nurs*. 2015;19(6): 686-693.

[73] Vargo M. Brain tumor rehabilitation. *Am J Phys Med Rehabil*. 2011;90(Suppl. 5).

[74] Kubler-Ross E. *On Death and Dying*. Vol. 1. 1969.

[75] Langbecker D, Janda M. Systematic review of interventions to improve the provision of information for adults with primary brain tumors and their caregivers. *Front Oncol*. 2015;5.

[76] Sterckx W, Coolbrandt A, Clement P, et al. Living with a high-grade glioma: a qualitative study of patients' experiences and care needs. *Eur J Oncol Nurs*. 2015;19(4): 383-390.

[77] Lobb EA, Halkett GKB, Nowak AK. Patient and caregiver perceptions of communication of prognosis in high grade glioma. *J Neurooncol*. 2011;104(1):315-322.

第七章

脑癌相关的沟通及吞咽障碍

作者：MARILYN FROST RUBENSTEIN，MA，CCC-SLP·
BRITTANY SCHENKE-REILLY，MA，CCC-SLP，CBIS

第一节　脑癌患者的吞咽困难

　　吞咽是一个复杂的过程，它涉及皮质和皮质下的运动和感觉神经元的调节。在脑癌患者中，吞咽困难或吞咽障碍是一种多样但不罕见的症状。无论在治疗前或治疗后，伴随脑癌产生的认知和感觉运动障碍，均已被证实会对吞咽功能造成负面影响。放疗的不良反应也可能会导致功能障碍，包括组织纤维化、淋巴水肿、疼痛和口腔干燥。认知障碍是吞咽困难的一个危险因素，可能是由肿瘤、手术后脑水肿或化疗不良反应引起的主要结果。吞咽困难的并发症包括营养不良、脱水和吸入性肺炎。吞咽困难也会导致生活质量的下降。

　　为了了解经常伴随脑癌的吞咽障碍，深入了解正常吞咽的原理是很重要的。吞咽所涉及的功能解剖学和生理学可表现为四个阶段，包括：①预备期/口腔前期；②口腔期；③咽喉期；④食管期。每个阶段都依赖于不同程度的认

知、感觉和运动功能。在预备期/口腔前期，必须将足够的注意力集中在饮食任务上。对环境中的食物或饮品的感知也会刺激唾液的产生。当食物或液体进入口中，脑神经将被激活来协助吞咽。在口腔期，嘴唇、舌、脸颊和下颌的肌肉必须有效地接受且移走餐具里的食物，并将食物在口腔内不断进行向侧面或往中间的移动，以促进咀嚼和食团的形成。唇肌和舌肌必须将食物或液体食团含在口腔的前面和后面，直到准备好往咽部传送。在口腔期，完整的舌肌及颊肌收缩将食团由前向后传送。在口腔期，气道保持开放，鼻呼吸一直持续到咽喉期开始。在正常情况下，当食团经过下颌线时，将引发吞咽反射（如X线侧位片所示）。当咽喉期开始时，鼻咽通道会关闭以防止鼻腔反流，喉腔通道也必须及时关闭，才能有效地保护气道。舌根部收缩、喉头升高和向前运动、会厌后缩、咽壁收缩、食管上括约肌（upper esophageal sphincter，UES）对

食团产生压力，推动其进入颈段食管。食管上括约肌在恰当的时机开放并维持，可以将食团从喉咽部清除，此时可通过口腔及鼻腔恢复呼吸。

对吞咽功能的评估可以通过临床吞咽评估（clinical swallowing evaluation，CSE）进行。这通常涉及脑神经的评估，主要包括第Ⅴ、Ⅶ、Ⅸ、Ⅹ、Ⅻ对脑神经，它们在口腔和咽部吞咽功能中发挥重要作用。临床吞咽评估还将关注患者的觉醒水平和整体精神状态、呼吸状态、音质、口腔对食物及器具的感知、口腔对食团的管理，以及提示吞咽功能障碍的明显迹象。例如，在进行床旁检查时，多次做吞咽动作可能表明咽部有食物残留，清喉咙、咳嗽等可能提示喉部渗透或误吸。当临床吞咽评估不能起决定性作用时，可能需要进行客观的工具评估。改良吞钡研究（modified barium swallow study，MBS）和纤维内镜下吞咽评估（flexible endoscopic evaluation of swallow，FEES）都被认为是评估口咽吞咽障碍的金标准工具。MBS和FEES有助于确定是否存在误吸及误吸风险。如果误吸风险增加，可以评估代偿性吞咽策略的有效性。可以获得关于体位改变或饮食改变是否可以改善气道保护的信息。MBS和FEES能够揭示在临床床边检查中不明显的功能障碍的具体方面。在其他发现中，对于可能怀疑无声吸入、单侧咽部无力、咽部残留、会厌后屈不完全或缺失、食管上括约肌

功能障碍，以及食物或液体的咽食管反流，除非通过透视镜或内窥镜成像观察，否则无法明确识别。此外，FEES可以提供有关分泌物管理、黏膜情况及声带结构和功能的有用信息。这些客观研究对于指导治疗目标和确定可靠的改善措施通常是必不可少的。

肌肉和组织的运动控制减弱、感觉减退，以及感觉处理减弱引起口腔、咽部和食管吞咽困难。双侧或单侧唇、舌和颊肌无力可导致口腔内食物或液体处理出现障碍，从而导致口腔吞咽困难，也可能发生流口水。由于唇和舌的力量和感觉减弱，可能会导致物质从口腔前部或过早地溢出到口和下咽部。颊肌无力或感觉减退会导致食物在外侧沟和前沟中残留。咽部感觉减弱会导致咽部吞咽反射延迟，从而导致食物和液体在气道关闭之前渗透或吸入气道。舌根运动基础薄弱、咽壁收缩能力减弱和咽喉部运动减弱可导致明显的咽部残留，这些残留物可能比较容易进入气道。

尽管有皮质和皮质下病变的个体可能会出现吞咽困难，但由于吞咽的中枢模式发生器位于延髓，脑干病变的患者通常会出现严重的吞咽困难。脑桥充当来自口腔、咽部和喉部感受器的感觉神经冲动的中转站。脑桥包含第Ⅴ对脑神经（三叉神经）和第Ⅶ对（面神经）的神经核，而延髓则包含第Ⅸ~Ⅻ对脑神经的神经核。由于对舌咽神经（Ⅸ）、迷走神经（Ⅹ）和舌下神经（Ⅻ）的影

响，位于延髓的病变可能会在相对正常的口腔功能的情况下导致咽部吞咽功能严重受损。研究还表明，术后吞咽困难伴随营养不良、脱水和误吸等后遗症的风险很高，尤其是儿童和成人的颅后窝肿瘤。

吞咽困难可能由放疗的不良反应造成。组织纤维化、淋巴水肿、疼痛和口腔干燥会限制口腔、咽部和喉部的正常运动，并可能影响患者获得足够营养和水分的能力。因此，通过口服途径给药也具有挑战性。

认知障碍可能是脑肿瘤、术后脑水肿或化疗不良反应的主要结果。认知障碍通常与大脑皮质参与导致的口腔阶段功能障碍有关，可导致进食过程的注意力下降、对口腔中食物/液体的意识降低、咀嚼和（或）食团形成不足，以及对食物或液体的口腔控制不足，可能过早溢出舌根。失认症、注意力下降、洞察力下降及整体执行功能下降都会使患者面临营养和水分不足的风险，并可能增加误吸的风险。

各种评分量表，如MD安德森吞咽困难量表（MD Anderson dysphagia inventory，MDADI）和吞咽生活质量问卷（Swallowing Quality of Life questionnaire，SWAL-QoL），可以主观评估吞咽困难对癌症患者生活质量的影响。尽管有证据支持这些评分量表的有效性，一些研究人员发现，患者报告吞咽困难的程度并不一定表明原发性脑肿瘤患者的实际损伤程度，因此不能预测误吸风险或营养摄入不足的风险。这些发现强调了通过使用主观和客观吞咽评估进行全面临床评估的重要性。

已发现脑肿瘤患者吞咽困难的发生率和对康复的反应与脑卒中患者相似。在一项回顾性研究中，Park等人发现脑肿瘤和脑卒中患者的吞咽功能障碍具有可比性，并且病变部位是吞咽困难的决定因素。72.5%的脑肿瘤患者和77.5%的脑卒中患者会出现吞咽困难，当考虑病变部位时，研究结果表明，与小脑幕上病变患者（52.6%）相比，小脑幕下病变患者（90.5%）发生吞咽困难的风险增加。在小脑幕下病变患者中，会厌谷和梨状隐窝残留更常见，因此美国语言、语音和听觉协会国家结果测量系统评分量表的得分较低。表明小脑幕下病变的患者需要更严格地限制饮食黏稠度和更高的监督水平。

有证据表明，为脑卒中患者提供的康复治疗对脑肿瘤患者也有益。预计在医疗管理介入后，会有一些初步的自发恢复，然后是从持续数周到数月的康复服务中获益。具有进展性或频繁复发的肿瘤（如胶质母细胞瘤）的患者可能更加关注通过使用代偿技术最大限度地提高其独立性。然而，尽管这些患者的预后不佳，但治疗仍可能会提高患者的生产力和生活质量。随着疾病的进展，可能需要进行重复的客观研究，并且建议其他获取营养、水和药物的替代方法，可能需要放置鼻胃管或经皮胃造口管。这时姑息性治疗或临终关怀考虑可能是合适的，并且会影响对饮食黏稠度及口服与非口服方法的建议。

吞咽困难，尤其是在急性期，通常可以通过使用代偿策略和（或）改变饮食黏稠度来调节。根据具体的病症，通常可以通过改变如收下巴或头部旋转等姿势来降低误吸风险。有些策略可以用来改善气道保护，减少咽喉部残留物，或增加食管上括约肌开放的程度和持续时间（表7-1）。使用增稠剂或改善食物质地（果泥）来提高吞咽的安全性和效率。虽然代偿技术通常能有效地处理目前关注的问题，但通过积极锻炼可能会更有效地实现吞咽功能真正的康复。传统上，吞咽困难治疗侧重于增强力量，如果无力是吞咽模式紊乱的原因，这可能是合适的。如果存在失用症或痉挛的成分，那仅仅增加力量将是一种错误的方法。循证实践表明，如果遵循运动科学的原则，将旨在达到功能性目标的任务强度、特异性进行设计，吞咽康复可能是最有效的。就像物理治疗师会和患者合作，来改善他们的运动能力，建立协调性，提高速度和耐力，以促进吞咽时的功能性运动，这与增强力量一样重要。

言语病理学领域的主要研究人员质疑许多常用的吞咽困难训练目前是否有足够的证据基础来证明其具有长期疗效。Langmore和Pisegna在对一篇文献的评论中发现，只有五项"吞咽练习"中的一项和四项"非吞咽练习"中的两项具有治疗吞咽困难的长期疗效的证据。根据该评论，只有门德尔松手法、Shaker训练（头抬升训练）和呼气肌力量训练有足够的证据。吞咽和非吞咽训练可以进一步定义为机械动作（因为包括主动吞咽）而非运动（不包括主

表7-1 吞咽困难训练/策略，食管上括约肌（UES）

训练	预期目的	吞咽（动作）	不吞咽（运动）
声门上吞咽法	在吞咽前和吞咽过程中，通过在声带水平主动关闭气道来防止误吸，然后通过咳嗽清除任何渗入的物质	√	
超声门上吞咽法	在吞咽前和吞咽过程中，通过促进杓状软骨向前倾和关闭喉前庭来防止误吸	√	
门德尔松手法	最大化抬高喉部，进而增加食管上括约肌打开的程度和持续时间	√	
用力吞咽法	改善舌根向后缩的运动，进而促进食团消除	√	
Shaker训练	增加前和上舌喉偏移，进而改善UES开口		√
舌制动吞咽法	增加咽后壁的运动和强度，进而有效推进和清除食团		√

动吞咽）（表7-1）。一些技术同时具有代偿和康复价值。声门上和超声门上吞咽法可在口腔期使用以防止误吸，也可作为锻炼方案的一部分，在气道保护方面产生持久的改善。

运动科学的原则表明，重新获得功能性吞咽应包括运动学习的三个基本组成部分：在特定任务中的练习、逐渐增加难度，以及包含反馈。无论是视觉的、语言的还是触觉的，此外，无论是内在的还是外在的，反馈对于促进尝试重复试验纠正错误都是必要的。神经肌肉电刺激疗法（neuromuscular electrical stimulation，NMES）通常用于密集和重复的吞咽训练中，以改善口腔、咽部和喉部的运动反应。结合这种方式的治疗，通常能满足超负荷和特异性的运动学习要求。最近的研究表明，尽管支持NMES与传统治疗或其他技术单独治疗有效性的证据说法仍然不一，但在使用NMES治疗期间吞咽有显著的改善。

麦克尼尔吞咽障碍治疗项目（McNeill dysphagia therapy program）提供基于技能的训练方案，其中包含任务特异性和任务挑战的概念。越来越多的人支持使用反馈疗法，如表面肌电图（surface electromyography，sEMG）结合有针对性的技巧训练，以实现吞咽功能的提高。应该注意的是，较新的NMES设备实际上整合了sEMG功能。需要持续的研究来开发更有效的治疗技术。言语治疗师与多学科团队合作，必须将当前证据与其临床专业知识相结合，以便制订考虑到患者护理需求和价值观的个性化护理计划。患者的特定生理损伤和护理目标应决定所提供的特定吞咽干预措施。

第二节　脑癌患者的运动言语障碍

言语由产生可理解音素或单个声音所需的特定发音运动及允许产生每种声音的子系统组成。为了产生可理解的声音，患者必须首先能够通过吸入和呼出足够的潮气量来实现足够的呼吸支持和协调。然后患者必须能够计划和执行与发音器官相关的肌肉（即嘴唇、舌、下颌、脸颊、软腭）的运动。脑肿瘤继发性损伤，根据受损部位及脑肿瘤的药物治疗可能导致两种形式的言语障碍：获得性言语失用症（acquired apraxia of speech，AOS）和构音障碍。

AOS是一种"神经性言语障碍，反映了计划或设计感觉运动指令的能力受损，而这些是指导正常讲话中引起发音和韵律所必需运动的指令"。AOS的病变部位通常涉及运动皮质和辅助运动区。它不是由肌肉无力引起的，而是不能有效地计划和执行运动。

构音障碍是一种运动性言语障碍，患者的发音器官肌肉无力或已被手术切除，导致无法产生正常的语言。导致构音障碍的病症包括涉及嘴唇、舌、下颌、脸颊和软腭的肌肉组织的萎缩、纤维化、水肿、手术切除及感觉减弱。构音障碍也可能由作用于"中枢神经系统的药物引起，如麻醉剂、苯妥英或卡马西平"。有七种不同类型的构音障碍（表7-2）。

AOS和构音障碍都会影响患者有效的沟通能力，这可能会对患者的安全和生活质量产生负面影响。语言清晰度的降低会最大限度地降低患者和护理人员之间传递重要信息所需的反应灵敏度（如疼痛、个人病史）。它还影响患者的生活质量（如社交互动、参与治疗的态度）。言语治疗师将利用正式和非正式评估方法来评估AOS和构音障碍，以制订个性化的护理计划，并为患者及其家属提供宣教知识。

AOS和构音障碍的病因是治疗和预后的主要指标。恢复性或支持性个人护理计划的制订取决于言语障碍是由组织完整性的改变还是由组织切除引起的。目前的做法是利用口腔运动训练（oral motor exercises，OMEs）作为一种修复手段来治疗导致发音不清或不精确的肌萎缩。研究提供的证据表明，与不锻炼的人相比，OMEs确实会增加肌肉力量。然而，一直存在着对OMEs的批判意见，尤其是对停用后的抑制作用，以及"非言语的OMEs通常不遵循公认的肌肉训练原则"。OMEs由以下运动组成，可进行抗阻或重复训练：颊部运动、缩唇、唇部侧移（咧嘴）、脸颊鼓起、脸颊交替鼓起、压唇、舌环转运动、舌横向侧移、舌抬高/下压、舌腭扫。最终，需要对特定口面部肌肉组织的力量训练进行更深入的研究。

触觉-动觉言语运动治疗［例如，提示重建口腔肌肉发音目标（PROMPT）］是目前用于治疗导致AOS的运动计划障碍的训练。研究发现，运用PROMPT改善"不同语言复杂性的话语中的语音运动"的患者具有积极的结果。然而，针对诊断为脑肿瘤患者的研究有限。

表7-2 构音障碍的类型，上运动神经元（UMN），下运动神经元（LMN）

分类	病变部位	症状
痉挛型	上运动神经元	痉挛
弛缓型	下运动神经元	无力
失调型	小脑	不协调
运动过强型	基底核	不自主运动
运动过弱型	基底核	僵硬和肌肉运动减少
混合型	两个或更多部位	两个或更多症状
单侧上运动神经元	上运动神经元	无力，不协调，痉挛

如果患者因为肿瘤手术或非手术治疗引起的神经损伤而造成永久性损伤，则在住院康复期间将采取支持性治疗方法。支持性方法包括辅助沟通系统（augmentative and alternative communication, AAC）设备（即交流板、平板电脑、计算机）。住院言语治疗师的角色是评估患者使用简单交流板的能力，并在提供功能使用培训的同时，为个人量身打造合适的功能板。通常，简单的交流板由基本元素组成，突出基本需要和需求（即疼痛、疼痛部位、饥饿/口渴等）。如果无法改善功能性语言，门诊治疗可能会使用高科技增强设备来促进交流。交流板可以有效地传达简单的基本需求，然而，它们在表达的内容和表达的及时性方面往往受到限制。

第三节　脑癌患者的语言障碍

语言包括通过发声、书写、手势，以及必要时使用AAC设备来进行想法的理解和表达。为了成功传达一个想法，患者必须在几分之一秒内完成多个步骤。首先，患者必须能够通过听觉、视觉或触觉刺激接收信息。这需要患者能够注意到刺激，听到、看到或感觉到刺激，并记住刺激。同一位患者必须对刺激的含义进行编码，然后对适当的反应进行解码。为了做出反应，患者的身体必须能够完成以下一项或多项任务：支配与呼吸相关的肌肉、发出声音、使用发音器、握住书写用具，并以完成手势为目的和（或）移动他或她的手臂、眼睛和头部。继发于脑肿瘤的损伤及脑肿瘤的药物治疗可能导致肿瘤性失语症。与脑卒中继发的失语症相比，对肿瘤性失语症的研究尚未广泛发表，尽管有一些相似之处，但仍有重要的差异需要考虑。

失语症虽然会妨碍对信息的完全理解或传达，但不会导致智力的丧失。研究发现，"30%~50%的原发性脑肿瘤患者会出现失语症"。有七种不同类型的失语症（表7-3）。诊断通常取决于部位，并不总是不变的，尤其是继发于脑肿瘤时。由于水肿或肿瘤转移，以及肿瘤的切除或生长引起压力的微妙变化，可以改变所呈现的症状。

通常，涉及后上颞叶、弓状束和缘上回的脑肿瘤会出现感受性失语症。症状包括不同程度的口头、书面或视觉语言理解困难。这会降低患者理解医疗建议、遵循安全预防措施，以及与家人或朋友互动的能力，从而影响患者的生活质量和安全。通常，影响后下额叶、下顶叶和角回的脑肿瘤会表现出表达性失语症。症状包括不同程度的命名障碍、错语、言语含糊不清或难以理解。表达性失语症可以是流利的或不流利的，并且会影响患者请求帮助、提供可靠信息、表达疼痛，以及与家人、朋友或支

失语症的类型	理解力	自发语言	命名	复述
命名性失语	好	流畅伴有失语症	差	好
布罗卡失语	好	不流畅	差	差
经皮质运动性失语	好	不流畅	差	好
传导性失语	好	流畅伴有失语症	差	差
韦尼克失语	差	流畅伴有失语症	差	好
经皮质感觉性失语	差	流畅伴有失语症	差	差
完全性失语	差	不流畅	差	好

表7-3　失语症的类型

持团体互动的能力。最常见的肿瘤性失语症是命名性失语症，与脑卒中后慢性失语症相比，通常较轻。在最近一项针对神经胶质瘤患者的研究中，Banerjee等人利用基于体素的病变症状定位来反映病变部位与语言表达之间的相关性。Banerjee等人发现，"观察到的与包括韦尼克区在内的左侧颞中回和颞上回的关联（以前将听觉理解的区域与这种结构解剖学联系起来的研究）是一致的"。然而，表达性语言"与很大程度上独立的大脑区域相关，这表明表达性语言能力可能非常依赖于任务，因此更多地分布在大脑内部"。此外，该研究还指出，与已知和理解相关的那些区域（即韦尼克区）的感受性障碍不同，表达性语言障碍位于颞叶内，但"不包括布罗卡区……这表明神经胶质瘤患者表达性语言障碍的病因可能更常见的是由于特定类别的语义组织和语义知识的困难……而不是找词方面的困难"。

言语治疗师将使用完整的或某一部分系统评估，通过非正式和正式评估来评估患者的交流能力。评估应分别在术前、术中和术后进行，以建立基准，尽量减少术后损伤和监测功能。评估不仅对制订个性化护理计划很重要，而且术前和术中评估已被证明具有"术后对语言预后的较强预测价值"。有许多评估组合可用于评估患者失语的程度和类型，最常见的包括但不限于以下量表：波士顿诊断性失语症检查第3版（Boston Diagnostic Aphasia Examination-Third Edition，BDAE-3）、波士顿命名测验（Boston Naming Test，BNT）、西方失语成套测验（Western Aphasia Battery-Revised，WAB-R）。在Wilson等人最近的一项研究中，WAB-R被用于术前和术后评估脑肿瘤患者的语言功能。研究发现，虽然WAB-R是一个全面且经过验证的失语症成套测验，可产生定量评分，但WAB-R的命名部分对脑肿瘤患者的障碍是不敏感的。于是，他们补充了BNT的命名部分以达到评估目的。WAB-R也仅适用于仅懂一种语言说英语的患者。同样，BDAE-3虽然用于检查听觉理解/阅读理解和口头/书面表达是全面的，但评估会受到每个小节中项目数量的限制。

肿瘤性失语症的治疗应根据神经肿瘤医师的预后考虑恢复性和支持性方法。言语治疗师将与多学科小组密切合作，根据功能目标提供适当的服务。咨询应在诊断时开始，以在术前提供代偿策略，并检查术后症状持续存在的可能性。与脑卒中相关的失语症不同，肿瘤性失语症通常会在手术后3个月内得到缓解。然而，如果无法通过手术切除肿瘤或肿瘤复发，症状可能会持续或恶化。在某些情况下，神经可塑性始于身体对缓慢生长的肿瘤发展的反应。通过这种方式，已经观察到神经的可塑性会改变语言位置，因此当手术切除肿瘤和组织时，患者可能根本不会出现预期的语言障碍。

恢复性治疗旨在改善功能性交流。目前的治疗技术包括但不限于：重复启动治疗、旋律语调疗法（melodic intonation therapy，MIT）、语义特征分析（semantic feature analysis，SFA）、剧本疗法、动词网状系统强化治疗（verb network strengthening treatment，VNeST）。这些治疗方法可在急性康复期间开始实施，在家庭护理和门诊治疗环境中继续进行。

在重复启动治疗期间，提示患者命名与语义相关、语音相关或不相关的图片，以提高单词检索和理解能力。旋律语调疗法利用神经可塑性通过音乐和歌唱来促进语言。非流利性失语症和听觉理解能力良好的患者可能会受益于这种技术。患者将在改变语调、发声和产生有节奏的敲击声的同时练习功能性短语。语义特征分析专注于改善命名障碍患者的找词困难。训练患者如何描述他们找词困难中特定单词的特征，以自我提示或提示他们的听众帮助他们找回该单词。与语义特征分析类似，动词网状系统强化治疗将治疗重点放在一个词上，在这种情况下是动词。这种治疗方法要求患者将人、地点或动作与动词相关联，从而反过来改善与动词相关的心智网络。这种方法已被发现能够交叉生成未曾练习过的词汇，用来改善整体的单词检索。但是，文献表明，这种方法仅适用于能够理解指令，且具有口说或书写单个单词水平基本语言表达能力的患者。目前的研究表明，这些治疗技术中的每一种都对短期改善有益，然而，需要进行研究来支持长期的改善。此外，几乎没有研究可以区分每种技术对脑肿瘤患者与脑卒中患者的有效性。

日常生活活动的功能性交流也可以通过剧本疗法进行训练。剧本疗法包括重复排练以对话形式呈现给患者的单词、短语和句子。最近，Fridriksson等人发现，只有当临床医师同时提供听觉和视觉刺激时，剧本疗法的好处才存在，而仅凭视觉刺激几乎没有改善。因为在发病前或并发症中都可能存在视觉和听觉缺陷，因此对于临床医师来说，牢记这一点很重要。

相反，支持性疗法为患者提供代偿手段来克服无法补救的症状。根据病变类型和预后，可能需要考虑支持性手段。言语治疗师和治疗团队的职责是让患者及其家属参与讨论治疗中现实的期望和可实现的治疗目标。支持手段可能包括书写、手势、手语、使用交流板或计算机程序方面的训练。

有两种类型的AAC系统，即辅助和非辅助系统。辅助系统需要使用工具，如钢笔，而非辅助系统仅在患者自己的身体上运作。言语治疗师将评估患者并推荐限制最小的支持方法。这可能会随着患者的治疗过程和疾病进展而改变，因此，纵向评估对于继续为每个患者提供最合适的护理计划是非常更重要的。

第四节　脑癌患者的认知语言障碍

在康复治疗环境中，认知状态与语言功能一起被评估，可能对患者有效的沟通能力产生重大影响。认知障碍被广泛报道为脑肿瘤患者的常见症状。认知功能减退可能是由于疾病的存在、肿瘤切除的影响或放疗和化疗的不良反应。执行功能障碍和记忆障碍似乎是脑肿瘤患者晚期疾病的特征，而更细微的行为变化则与早期疾病有关。在评估和选择适当治疗目标的过程中，将考虑并发症，如痴呆、卒中或一般学习障碍的病史。言语治疗师和神经心理学专家在解决认知障碍方面具有独特的优势。沟通的认知方面（如记忆、解决问题、推理和组织、判断和洞察力）及语言的相关方面（如理解和表达）的诊断和治疗属于言语治疗师介入的范围。虽然言语病理学和神经心理学之间存在重叠领域，但转诊到神经心理学通常源于对患者情绪和心理行为的担忧。

根据患者以前的功能水平、年龄和教育水平，言语治疗师将使用筛查工具和正式评估来识别认知障碍领域，以确定适用再训练、改善或代偿的治疗。简明精神状态检查量表和蒙特利尔认知评估量表经常被全部或部分使用。尽管MMSE被广泛使用，但有研究表明，该测试对检测轻度认知障碍的敏感性相对较低，这在脑肿瘤患者中很常见，尤其是在早期阶段。虽然Roalf等人和Robinson一致认为蒙特利尔认知评估量表在检测与阿尔茨海默病和帕金森病、痴呆症相关的认知障碍方面具有更高的敏感性，但Robinson等人指出蒙特利尔认知评估量表对各种脑肿瘤患者的认知障碍的类型和阶段评估效果不佳。Robinson和Roalf都指出，如果将筛选工具与如波士顿诊断性失语症检查和罗斯信息处理评估（Ross Information Processing Assessment，RIPA）等正式测试的其他领域特定部分（例如，语言流畅性、短篇故事回忆）结合使用，则可能最有效。与其他康复领域一样，认知干预的主要目标是提高患者参与日常生活活动（如洗澡、穿衣、如厕）和工具性日常生活活动（instrumental ADL，IADL）（如财务管理）的管理技能。从Meyers和Hess的研究结果中可以看出，对脑肿瘤患者认知能力下降敏感的早期和持续性评估的重要性。在一项针对56名复发性脑肿瘤患者的研究中，认知功能在MRI检测到肿瘤进展之前就已经开始下降。生活质量和日常生活活动的评估没有显示出与认知功能下降或肿瘤进展的相关性。这些发现表明，适当的认知功能筛查和评估可以提供肿瘤可能生长或复发的早期迹象。研究结果往往由于在肿瘤切除、放疗或化疗之前缺乏基线评估而受到干扰。

充分的觉醒度和注意力为沟通和生活参与提供了基础。记忆、解决问题、推理、判断和洞察力是功能性语言和有效完成自我照顾任务的重要组成部分。认知障碍通常会对所有治疗学科的康复潜力产生负面影响，因为患者在治疗期间可能无法很好地完成任务。参与程度降低、对代偿策略的记忆降低，以及对规定的家庭锻炼计划的依从性降低可能会影响预后。此外，已经有研究开始调查脑肿瘤患者的心理理论障碍。心理理论或理解他人心理和情绪状态的能力，可以对社会关系和生活质量产生直接影响。需要对认知能力衰退的筛查和评估

工具的敏感性进行持续研究。由于社会认知对生活质量的影响，对社会认知领域的额外关注可能具有临床意义。提高识别障碍的准确性，以及提高可能表明肿瘤生长变化的早期发现的准确性，将有助于指导多学科团队在未来进行更具体和有效的康复治疗。

第五节　脑癌患者的教育和咨询

由于疾病过程而导致的基本功能的丧失对于患者和家庭成员来说可能是毁灭性的，因为他们试图适应新的和困难的现实情况。患者及其护理人员试图管理与疾病过程直接相关的功能下降，以及焦虑、抑郁和疼痛等复杂因素时，他们的角色和责任总是会发生变化。在提供教育和咨询方面，了解损伤对患者及其家人的情绪和心理影响，以及他们的医疗和治疗需求，对于跨学科护理团队的成员来说至关重要。

涉及脑肿瘤患者及其护理人员需求的研究表明，除了有效的医疗外，患者及其家人最希望从他们的医疗团队那里得到的是信息。护理人员报告说，来自医疗服务人员的信息"帮助他们理解疾病"，并帮助制定应对策略。在教育患者及其家庭成员时，美国医学研究所（Institute of Medicine，IOM）定义的以患者为中心的护理概念可以作为一个有用的指南："提供尊重并响应患者的偏好、需求和价值观，且确保患者价值观

指导所有临床决策。"时间的限制及语言和社会文化的差异会干扰信息传递的过程。最好通过当事人的开放式提问、重复信息和持续确认直到各方都能准确理解来实现有效的沟通。

关于吞咽障碍，需要对患者及其家属进行全面教育，了解改良的饮食，以及经口与非经口营养和补水方式的相对风险和益处。如果患者接受或拒绝特定的喂养建议，要充分了解照顾者的负担，并了解决策对生活质量的潜在影响。患者及其家属在充分知情的情况下做出的决策，即使在某些情况下违背了临床建议，也应该得到医疗团队的尊重。

为了确保患者的疑虑和愿望能得到满足，沟通和认知方面的障碍给家庭成员和医务人员带来额外的负担。在跨学科团队中，言语治疗师具有独特的资格来支持患者、护理人员和跨学科团队成员之间的有效沟通。凭借对如何改善有语言和言语障碍的患者的交流有深入了解，言语治疗师在最大限度上促进沟通，不仅可以支持患者的日常生活活动，而且可以支持他们参与医疗决策过程，包括临终的考虑。

第六节　结论

持续的研究对于最大限度地提高治疗效果和改善脑肿瘤患者的生活质量非常必要。与脑卒中患者的研究相比，缺乏对许多脑肿瘤患者的传统治疗方法与成功效果的相关研究。未来的研究应集中在与脑肿瘤人群有关的已知治疗方法的有效性上。通过目前的研究得出的结论是，在治疗过程中必须采用多学科方法。脑肿瘤患者可以从支持性和恢复性治疗中受益，持续的健康教育和咨询可使患者及其家人受益。

参考文献

[1] Park DH, Chun MH, Lee SJ, Song YB. Comparison of swallowing functions between brain tumor and stroke patients. *Ann Rehabil Med*. 2013;37(5):633-641.

[2] Jennings KS, Siroky MS, Jackson CG. Swallowing problems after excision of tumors of the skull base: diagnosis and management in 12 patients. *Dysphagia*. 1992;7: 40-44.

[3] Weisling MW, Brady S, Nickell M, Statkus D, Escobar N. Dysphagia outcomes in patients with brain tumors undergoing inpatient rehabilitation. *Dysphagia*. 2003;18: 203-210.

[4] Logemann JA. *Evaluation and Treatment of Swallowing Disorders*. 1998:31-32.

[5] Daniels SK, Pathak S, Mukhi SV, Stach CB, Morgan RO, Anderson JA. The relationship between lesion localization and dysphagia in acute stroke. *Dysphagia*. 2017;32: 777-784.

[6] Wadhwa R, Toms J, Chittiboina P, et al. Dysphagia following posterior fossa surgery in adults. *World Neurosurg*. 2014;82(5):822-827.

[7] Lee WH, Oh BM, Seo HG, et al. One year outcome of post-operative swallowing impairment in pediatric patients with posterior fossa brain tumor. *J Neurooncol*. 2016; 127(1):73-81.

[8] Raber-Durlacher JE, Brennan MT, Verdonck-de Leeuw IM, et al. *Support Care Cancer*. 2012;20:433-443.

[9] (a) Burger PC, Mahley MS, Dudka L, Vogel

FS. The morphologic effects of radiation administered therapeutically for intracranial gliomas: a postmortem study of 25 cases. *Cancer*. 1979;44;

(b) Rinkel RN, Verdonck-de Leeuw IM, Langendijk JA, et al. The psychometric and clinical validity of the SWAL-QOL questionnaire in evaluating swallow problems experienced by patients with oral and oropharyngeal cancer. *Oral Oncol*. 2009;45:e67-e71.

[10] Rinkel R, Verdonck-de Leeuw I, Langendijk J. The psychometric and clinical validity of the SWAL-QOL questionnaire in evaluating swallow problems experienced by patients with oral and oropharyngeal cancer. *Oral Oncol*. 2009;45:e67-e71.

[11] Newton HB, Newton C, Pearl D, Davidson T. Swallowing assessment in primary brain tumor patients with dysphagia. *Neurology*. 1994;44:1927-1932.

[12] Vargo M. Brain tumor rehabilitation. *Am J Phys Med Rehabil*. 2011;90(suppl):S50-S62.

[13] Burkhead Morgan L. *Exercise-based dysphagia rehabilitation: past, present, and future*. In: *Perspectives of the ASHA Special Interest Groups. SIG 13*. Vol. 2 (Part 1). 2017:36-43.

[14] Huckabee M, Macrae P. *Rethinking rehab: skill-based training for swallowing impairment*. In: *Perspectives*. Vol. 23 (SIG 13). 2014:46-53.

[15] (a) Langmore SE, Pisegna JM. Efficacy of exercises to rehabilitate dysphagia: a critique of the literature. *Int J Speech-Lang Pathol*. 2015;17(3):222-229;

(b) Steele CM, Bennett JW, Chapman-Jay S, Cliffe Polacco R, Molfenter S, Oshalla M. Electromyography as a biofeedback tool for rehabilitating swallowing muscle function in dysphagia. In: Steele C, ed. *Applications of EMG in Clinical and Sports Medicine*. 2012:311-328 [Chapter 19] InTech Publishing.

[16] American Speech Language Hearing Association. *Adult Dysphagia*; 2018. http://www.asha.org/public/speech/ swallowing/ Swallowing-Disorders-in-Adults/.

[17] Steele C, Bennett J, Chapman-Jay S, Polacco R, Molfenter S, Oshalla M. Electromyography as a biogeedback tool for rehabilitating swallow muscle function. In: *Applications of EMB in Clinical and Sports Medicine*; 2012. https://www. intechopen. com/books/applications-of-emg-in-clinical-and-sports-medicine/electromyography-as-a-biofeedback-tool-for-rehabilitating-swallowing-muscle-function.

[18] Humbert IA. *Point/counterpoint: electrical stimulation for dysphagia: the argument against electrical stimulation for dysphagia*. In: *SIG 13 Perspectives on Swallowing and Swallowing Disorders (Dysphagia)*. Vol. 20. 2011:102-108.

[19] Crary MA, Carnaby GD, LaGorio LA, Carvajal PJ. Functional and physiological outcomes from an exercise-based dysphagia therapy: a pilot investigation of the McNeill dysphagia therapy program. *Arch Phys Med Rehabil*. 2012;93(7):1173-1178.

[20] Sapienza C, Troche M, Pitts T, Davenport P. Respiratory strength training: concept and intervention outcomes. *Semin Speech Lang*. 2011;32(1):21-30.

[21] Wheeler-Hegland KM, Rosenbek JC, Sapienza CM. Submental sEMG and hyoid movement during Mendelsohn maneuver, effortful swallow, and expiratory muscle strength training. *J Speech Lang Hear Res*. 2008;51(5): 1072-1087.

[22] Duffy J. *Motor Speech Disorders: Substrates, Differential Diagnosis, and Management*. St. Louis, MO: Elsevier; 2013.

[23] Shelat A. *Dysarthria*. Medline Plus; 2016. https:// medlineplus.gov/ency/article/007470. htm.

[24] Lof G, Watson M. A nationwide survey of non-speech oral motor exercise use: implications for evidence-based practice. *Lang Speech Hear Serv Sch*. 2008;39:392-407.

[25] Lazarus C, Logemann J, Huang C, Rademaker A. Effects of two types of tongue strengthening exercises in young normals. *Folia Phoniatr Logop*. 2003;55:199-205.

[26] Logemann J, Pauloski B, Rademaker A, Colangelo L. Speech and swallowing rehabilitation for head and neck cancer patients. *Oncology*. 1997;5:651e656, 659; discussion 659, 663-664.

[27] Robbins J, Gangnon R, Theis S, Kays S, Hewitt A, Hind J. The effects of lingual exercise on swallowing in older adults. *J Am Geriatr Soc*. 2005;9:1483-1489.

[28] Burkhead L, Sapienza C, Rosenbek J. Strength-training exercise in dysphagia rehabilitation: principles, procedures, and directions for future research. *Dysphagia*. 2007;22(3): 251-265.

[29] Cerny F, Sapienza C, Lof G, Robbins J. Muscle training principles and resulting changes to speech and swallowing. In: *Paper Presented at: Annual Convention of the American Speech-language-hearing Association Boston, MA*. 2007.

[30] Clark H. Clinical decision making and oral motor treatments. *ASHA Lead*. 2005:8-35.

[31] Bose A, Square PA, Schlosser R, van Lieshout P. Effects of PROMPT therapy on speech motor function in a person with aphasia and apraxia of speech. *Aphasiology*. 2001; 15(8):767-785.

[32] Davie G, Hutcheson K, Barringer D, Weinbers J, Lewin J. Aphasia in patients after brain tumour resection. *Aphasiology*. 2009;9:1196-1206.

[33] Papathanasiou I, Coppens P, Potagas C. *Aphasia and Related Neurogenic Communication Disorders*. Jones & Bartlett Learning, LLC, An Ascend Learning Company; 2013.

[34] Shafi N, Carozza L. Treating cancer-related aphasia. *ASHA Lead*. 2012.

[35] Banerjee P, Leu K, Harris R, et al. Association between lesion location and language function in adult glioma using voxel-based lesion-symptom mapping. *NeuroImage Clin*. 2015;9:617-624.

[36] Wilson S, Lam D, Babiak M, et al. Transient aphasias after left hemisphere respective surgery. *J Neurosurg*. 2015; 123(3):581-593.

[37] Wu A, Witgert M, Lang F, et al. Neurocognitive function before and after surgery for insular gliomas. *J Neurosurg*. 2011.

[38] Plaza M, Gatignol P, Leroy M, Duffau H. Speaking without Broca's area after tumor resection. *Neurocase*. 2009;4: 294-310.

[39] Edmonds L. A review of verb network strengthening treatment: theory, methods, results, and clinical implications. *Top Lang Disord*. 2016;2:123-135.

[40] Martin N, Fink R, Renvall K, Laine M. Effectiveness of contextual repetition priming treatments for anomia depends on intact access to semantics. *J Int Neuropsychol Soc*. 2006;12(6):853-866.

[41] Conklyn D, Novak E, Boissy A, Bethoux F, Chemali K. The effects of modified melodic intonation therapy on nonfluent aphasia: a pilot study. *J Speech Lang Hear Res*. 2012;55: 1463-1471.

[42] Boyle M. Semantic feature analysis treatment for anomia in two fluent aphasia syndromes. *Am J Speech Lang Pathol*. 2004;13:236-249.

[43] Edmonds L, Nadeau S, Kiran S. Effect of verb network strengthening treatment (VNeST) on

lexical retrieval of content words in sentences in persons with aphasia. *Aphasiology*. 2009;23(3):402-424.

[44] Fridriksson J, Hubbard H, Hudspeth S, et al. Speech entrainment enables patients with broca's aphasia to produce fluent speech. *Brain*. 2012;12:3815-3829.

[45] Gehring K, Aaronson NK, Taphoorn MJ, Sitskoorn MM. Interventions for cognitive deficits in patients with a brain tumor: an update. *Expert Rev Anticancer Ther*. 2010; 10(11):1779-1795. https://doi.org/10.1586/era.10.163.

[46] Mukand JA, Blackinton DD, Crincoli M, Lee JJ, Santos B. *Am J Phys Med Rehabil*. 2001;80(5):346-350.

[47] Giovagnoli AR. Investigation of cognitive impairments in people with brain tumors. *J Neurooncol*. 2012;108(2): 277-283.

[48] Paul-Brown D, Ricker J, American Speech Language Hearing Association. *Evaluating and Treating Communication and Cognitive Disorders: Approaches to Referral and Collaboration for Speech-language Pathology and Clinical Neuropsychology [Technical Report]*; 2003. Available from: www.asha.org/policy.

[49] Robinson G, Biggs V, Walker D. Cognitive screening in brain tumors: short but sensitive enough? *Front Oncol*. 2015;5(60). https://doi.org/10.3389/fonc.2015.00060.

[50] Roalf D, Moberg P, Xie S, Wolk D, Moelter S, Arnold S. Comparative accuracies of two common screening instruments for classification of alzheimer's disease, mild cognitive impairment, and healthy aging. *Alzheimer's Dementia*. 2012:1-9.

[51] Meyers C, Hess K. Multifaceted and points in brain tumor clinical trials: cognitive deterioration precedes MRI progression. *Neurooncology*. 2003;5(2):89-95.

[52] Schubart J, Kinzig M, Farce E. Caring for the brain tumor patient: family caregiver burden and unmet needs. *Neurooncology*. 2008:61-72.

[53] Hazen RJ, Lazar A, Gennari JH. Assessing patient and caregiver needs and challenges in information and symptom management: a study of primary brain tumors. *AMIA Annu Symp Proc*. 2016:1804-1813.

[54] Institute of Medicine. Crossing the Quality Chasm. Wash., D.C: The National Academies Press.

[55] Epstein RM, Street RL. The values and value of patient-centered care. *Ann Fam Med*. 2011:100-103.

[56] American Speech-Language-Hearing Association. *Scope of Practice in Speech-language Pathology [Scope of Practice]*; 2016. Available from: www.asha.org/policy/.

第八章

脊柱肿瘤

作者：LISA MARIE RUPPERT，MD

第一节　概述

脊柱肿瘤或其治疗可能直接或间接引起神经系统损害，从而影响患者及其照顾者的身体、社交、职业和情感能力。用于脊柱肿瘤的治疗选择不断增多，患者的生存率也得以提高。对于临床医师而言，意识到这些潜在的破坏性疾病对神经系统的长期潜在影响比以往任何时候都更有必要。

第二节　流行病学和病理生理学

传统上将脊柱肿瘤分为三类：硬膜外肿瘤、硬膜内髓外肿瘤和硬膜内髓内肿瘤。这些肿瘤可能是原发性或继发性转移性疾病。原发性肿瘤在所有脊柱肿瘤中所占比例相对较小，且多位于硬膜内，而转移性肿瘤多位于硬膜外。

一、硬膜外肿瘤

硬膜外肿瘤是指硬膜外、椎体和椎弓的病变（图8-1）。这些肿瘤通常是恶性的，很少有良性的。原发性肿瘤可能起源于成骨细胞、软骨细胞、成纤维细胞和造血细胞。良性肿瘤包括椎体血管瘤、骨巨细胞瘤、骨软骨瘤、骨样骨瘤和成骨细胞瘤。原发性恶性肿瘤包括淋

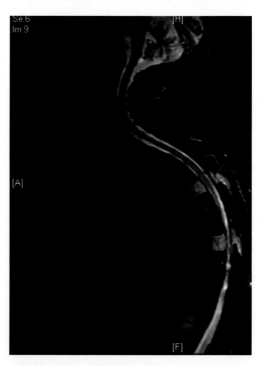

图8-1　肺癌伴硬膜外转移

巴瘤、骨肉瘤、尤因肉瘤、软骨肉瘤、脊索瘤、骶尾部畸胎瘤、恶性纤维组织细胞瘤、骨孤立性浆细胞瘤和纤维肉瘤。

转移性疾病在硬膜外间隙更为常见，癌症患者的患病率高达70%。肺癌、乳腺癌和前列腺癌等实体瘤是最常见的转移源，肾细胞癌、甲状腺癌和结肠癌也比较常见。在血液肿瘤中，非霍奇金淋巴瘤是最常见的。大多数转移瘤通过血液扩散到达脊柱。原发性肿瘤也可能直接延伸扩散。例如，前列腺癌、膀胱癌和结直肠癌可能会局部侵袭腰椎或骶骨区域。

原发性和转移性硬膜外肿瘤可能是溶骨性、成骨性或混合性肿瘤。溶骨性病变导致的骨破坏大于骨形成，而成骨细胞病变导致骨沉积而非先破坏旧骨。溶骨性病变多见于成人，常见于乳腺癌、肺癌和甲状腺癌。前列腺癌、膀胱癌和类癌本质上是典型的成骨细胞瘤。溶骨性/成骨细胞混合病变可出现在肺癌、乳腺癌、宫颈癌和卵巢癌中。

溶骨性病变和成骨细胞病变都会改变正常的骨结构，可能导致受累椎体畸形或塌陷。这种畸形或塌陷可能通过增加脊柱支撑结构（包括肌肉、肌腱、韧带和关节囊）的应力而导致脊柱不稳定。脊柱不稳定可能导致骨碎片向后移位至硬膜外腔，进而压迫脊髓。

硬膜外病变可能会发展到硬膜外腔，导致脊髓轴突和髓鞘的机械性损伤。硬膜外间隙的生长还可能引起脊髓动脉和硬膜外静脉丛的血管损伤，导致脊髓缺血和（或）梗死。

根据潜在的恶性程度分析，2%~5%的患者在潜在的恶性肿瘤病变过程中会出现硬膜外脊髓压迫（epidural spinal cord compression，ESCC）的临床症状和体征。在成人中，患骨髓瘤和前列腺癌的人群发生ESCC的风险最高（分别为7.9%和7.2%）。在儿童中，肉瘤和神经母细胞瘤是导致ESCC最常见的恶性肿瘤。尽管尸体研究显示，肿瘤最常见的部位是腰椎，但是症状性病变最常诊断为胸部区域，表现为不完全性截瘫。

二、硬膜内髓外肿瘤

硬膜内髓外肿瘤（图8-2）位于硬

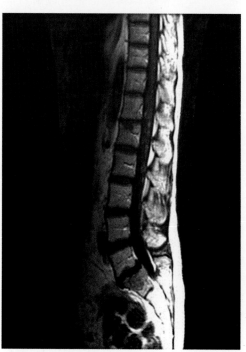

图8-2 乳腺癌硬膜内髓外转移

脑膜内，脊髓实质外。这些肿瘤通常是良性的，可以在脊柱的各个部位看到。原发性硬膜内髓外肿瘤起源于周围神经、神经鞘和交感神经节。良性肿瘤包括脑膜瘤、神经鞘瘤、神经纤维瘤、副神经节瘤、节细胞神经瘤。恶性原发性肿瘤包括恶性神经鞘瘤和血管外皮细胞瘤。

髓外转移或软脑膜疾病（leptomenin-geal disease，LMD）是一种相对常见的癌症并发症，发生率为3%~8%。转移性疾病被认为是通过血源性扩散、脑脊液（cerebrospinal fluid，CSF）播散或直接延伸到达软脑膜。脑脊液播散可以自发发生，也可能是外科手术的副产物。直接延伸可发生在脊神经外膜或神经束膜，尤其是椎旁转移瘤，也可以沿着离开椎体骨髓的静脉而扩散。胶质母细胞瘤、中枢神经系统淋巴瘤、白血病、淋巴瘤、乳腺癌、肺癌和黑色素瘤是LMD的常见来源。软脑膜受累的最常见部位是脊髓背侧，尤其是马尾部。

与硬膜外病变相似，LMD可导致脊髓压迫和血管损伤。在这种情况下，血管损伤可导致缺血和脊髓蛛网膜下腔出血。接受抗凝剂治疗的患者发生蛛网膜下腔出血的风险最大。

三、硬膜内髓内肿瘤

原发性硬膜内髓内肿瘤占所有原发性中枢神经系统肿瘤的4%~5%。它们位于脊髓实质内，起源于胶质细胞、

神经细胞和其他结缔组织细胞。根据细胞学，硬膜内髓内肿瘤分为低、中或高级别。室管膜瘤是成人最常见的原发性硬膜内髓内肿瘤，常见于终丝和脊髓圆锥。星形细胞瘤是儿童中最常见的，可以位于脊髓的任何区域。其他原发性硬膜内髓内肿瘤包括血管母细胞瘤、海绵状血管瘤、神经节细胞胶质瘤、神经细胞瘤、少突胶质细胞瘤和胚胎性肿瘤。

脊髓髓内转移通常发生在有广泛转移性疾病的情况下，并且只有不到1%的癌症患者被诊断为脊髓髓内转移（图8-3）。转移性疾病可通过血源性扩散或通过软脑膜、沿神经根或通过周围血管间隙发生。这些病变可见于整个脊髓，

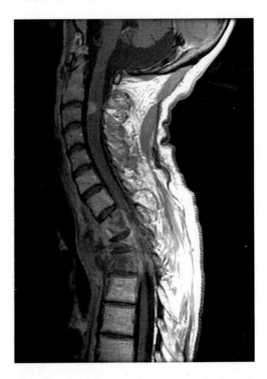

图8-3　伴有硬膜内髓内转移的平滑肌肉瘤

通常为孤立性病变。最常见的受累节段是富含血管的颈髓。

肺癌、乳腺癌、黑色素瘤、淋巴瘤和肾细胞癌可导致髓内转移。一半的病例是由小细胞肺癌引起的。大多数髓内病变患者伴有脑转移，多达1/4的患者已知患有LMD。髓内转移可通过直接压迫周围的脊髓和血管结构，导致神经系统损伤。

第三节　临床表现

一、硬膜外肿瘤

疼痛是ESCC患者最常见的首发症状（80%~90%的病例），可能先于神经系统症状数周到数月出现。硬膜外受累的患者通常会描述三种类型的疼痛：局部疼痛、机械性疼痛和（或）神经根性疼痛。硬膜外受累的患者可能经历一种或多种疼痛综合征。

局部疼痛，被描述为深度的"侵蚀"或"酸痛"，被认为是由于肿瘤生长引起骨膜拉伸和炎症导致的。它往往在夜间出现，这种疼痛可以通过运动和消炎药来改善。对这种疼痛患者的受累棘突进行叩诊或触诊可引起触痛。

与局部疼痛不同，机械性疼痛随着体位或活动而变化，通常难以用消炎药和止痛药治疗。机械性疼痛的特征性表现为脊柱的平移运动或轴向负荷而引起症状。另外，这种疼痛也可在俯卧或仰卧时诱发，尤其是在胸椎受累的情况下。这种疼痛是令人担忧的，因为它往往预示着即将发生或已经存在的脊柱不稳定。佩戴脊柱支具或通过手术固定对稳定脊柱和缓解机械性疼痛有作用。

神经根性疼痛发生于神经根受压时，或因肿瘤向椎间孔扩散，或因病理性骨折破坏椎间孔间隙。这种疼痛常被描述为锐痛、剧痛或刺伤感。对于颈椎或腰椎病变，神经根性疼痛通常是单侧的，分别辐射到上肢或下肢。在胸区，神经根性症状可以是双侧的，被描述为环绕胸部或腹部的带状感觉。

运动无力是硬膜外脊髓压迫的第二常见症状（35%~85%的病例）。与创伤性损伤类似，无力的类型和分布取决于脊髓受累的区域。颈椎受累的患者可能有上肢下运动神经元无力和下肢上运动神经元无力的模式。胸部病变可能导致下肢出现上运动神经元模式，并且屈肌比伸肌弱。腰骶部受累则以下运动神经元模式影响下肢。

感觉障碍很少是硬膜外脊髓压迫的首发症状，但通常在诊断时出现。与运动无力相似，感觉障碍的分布取决于神经根或脊髓受累的位置。

神经根压迫可导致皮肤感觉异常分布。压迫脊髓后索可能导致同侧躯体的本体感觉、振动觉和轻触觉，以及内脏感觉的消失。患者可能会描述为一种逐渐加重的刺痛和麻木感，或躯干或四肢的紧绷感。由于本体感觉受损，他们可能会出现共济失调和平衡功能障碍。

颈部和上胸椎后索受累时可呈现莱尔米（Lhermitte）特征，具体表现为一种伴颈部或头部位置的改变而产生的可延伸至背部，有时可延伸至四肢的电击感。

脊髓丘脑侧束受累导致对侧躯体损伤水平下1~2个节段的疼痛和温度觉的丧失。脊髓丘脑受累很少引起感觉异常。

自主神经症状作为首发症状是少见的，但是可出现于硬膜外脊髓压迫时。这些症状通常与运动受累程度相关，可能包括肠、膀胱和性功能障碍，以及在压迫水平以下的出汗减少和直立性低血压。

步态和躯干共济失调可能与脊髓小脑束受压有关。脊髓小脑受累与小脑受累的区别在于无上肢共济失调、构音障碍和眼球震颤。

硬膜外脊髓压迫的其他临床表现可能包括在脊髓受累节段的带状疱疹、霍纳综合征（C7~T1受累）和神经性面部疼痛（累及三叉神经丘脑束下行纤维的高位颈髓病变）。

二、硬膜内髓外肿瘤

硬膜内髓外肿瘤引起的脊髓损伤模式与硬膜外病变相似。70%~90%脊髓受累患者的首发症状为疼痛。这种疼痛通常是轴性和（或）根性的，在卧位时会加重。然而，硬膜内髓外肿瘤累及的神经损伤发生率较高。此外，在没有疼痛的情况下也可能发生神经损伤。在接受LMD手术切除的患者中，超过60%的软脑膜病变患者存在一定程度的虚弱。

几乎所有硬膜内髓外肿瘤导致脊髓受累的患者都有一定程度的感觉障碍。肠道、膀胱和性功能障碍也很常见（30%~80%的病例），并且往往是早期表现。硬膜内髓外肿瘤导致的脊髓压迫症状可能类似于脊髓半切、脊髓圆锥或马尾神经损伤。

三、髓内肿瘤

髓内肿瘤也可能表现出与硬膜外肿瘤相似的症状。疼痛是最常见的首发症状（30%~85%的病例），通常被描述为后中线钝痛或酸痛，椎旁僵硬或紧绷，或神经根病。神经系统障碍也很常见，通常出现在肿瘤累及水平以下的脊髓节段（KIM）。超过92%的硬膜内髓内肿瘤患者在检查时有一定程度的虚弱，62%~87%的患者有感觉障碍，约70%的患者有肠道和（或）膀胱功能障碍。

与髓外脊髓压迫类似，髓内病变可能类似于脊髓半切、脊髓圆锥和马尾综合征。此外，他们可能还会呈现脊髓中央管综合征和霍纳综合征。

四、脊柱不稳定

脊柱不稳定的定义是肿瘤形成过程导致的脊柱完整性的丧失。在正常生理负荷下，不稳定与运动相关的（机械性）疼痛、症状性和进行性脊柱畸形和（或）神经损害有关。治疗团队在评估脊柱结构稳定性时需考虑的因素包括机械性疼痛、肿瘤位置、受累脊柱节段的排列、椎体受累程度、后缘椎体受累程度、骨病变质量和总体骨密度。

多个相邻或非相邻病变的存在、椎间盘完整性的丧失、关节突关节病、先前的手术干预，以及放疗和激素治疗等也可能增加脊柱不稳定的风险。有各种评分量表可用于评估癌症人群的脊柱稳定性。任何可能造成脊柱不稳定性的因素都需要外科转诊。

第四节 诊断

疑似脊柱或脊髓肿瘤的患者应接受全面的诊断检查。记录病史时应包括询问当前疼痛和（或）神经症状与功能状态，还应询问吸烟史、既往神经损伤、医学共病、环境或职业致癌物暴露、旅行史、最近筛查检查和癌症家族史。

体格检查包括力量、感觉、反射、自主神经功能和括约肌功能的评估。国际脊髓损伤的神经分类标准和自主神经标准评估表可作为完成这些检查的指南，但不能用于判断预后。

根据临床疑似情况完成实验室检测，包括全血细胞计数、化学反应和癌症特异性检查，如前列腺特异性抗原、乳腺癌基因1和2（BRCA1和BRCA2）、癌胚抗原，以及血清和尿液蛋白质电泳。硬膜内受累患者在完成神经轴成像后可进行腰椎穿刺以进行CSF分析。

应进行诊断性影像学检查。长期以来，X线检查一直是对新发脊柱症状的患者进行初步评估的主要依据。它们是一种有用的筛查试验，可用于识别溶解性或硬化性病变、病理性骨折、脊柱畸形和大肿块。然而，X线检查存在局限性，如无法看到脊柱韧带和脊髓异常。此外，在30%~50%的椎体受累之前，X线片可能不会显示骨质变化。

CT扫描可提供高度详细的脊柱骨解剖结构、肿瘤受累程度和脊柱排列的图像。增加脊髓造影可以评估神经元占据的空间并识别压缩的结构。除脊柱CT外，疑似转移性疾病的患者还应进行胸部、腹部和骨盆的CT成像，以确定疾病范围或识别原发肿瘤。当需要有关肿瘤血管供应的信息时（如在手术前），可进行血管造影CT。

MRI被认为是评估脊柱受累的金标准。MRI提供的分辨力有助于评估脊柱的软组织结构，包括椎间盘、脊髓、脊神经根、脑膜、肌肉组织和韧带。MRI应包括有无钆造影剂的三个平面（水平面、矢状面和冠状面）的T_1和T_2加权研究。当怀疑硬膜内病变或诊断为合并脑病变时，应对全部神经轴进行影像学检查。

[F]-2-氟-2-脱氧-D-葡萄糖正电子发射体层成像（[F]-2-fluoro-2-deoxy-D-glucose positron emission tomography，PET-FDG）常用于转移性疾病的全身检查和癌症分期。PET可以早期发现脊柱中的肿瘤，并将其与其他疾病区分开来。鉴于PET成像评估解剖

结构的分辨力有限，需要与CT或MRI成像联合应用。

核素扫描（骨扫描）是一种灵敏的方法，用于识别整个骨骼系统中代谢活动增加的区域。骨扫描检测转移性疾病的灵敏度为62%~89%。然而，由于核扫描检测到的代谢活动增加可能与炎症或感染有关，因此该检查对转移性病变没有特异性。核显像也受到图像分辨力差的限制，需要与CT或MRI联合使用以排除良性病变。

传统的数字减影血管造影是一种重要的检查方式，可以为决策提供有价值的信息。对于肾细胞瘤、甲状腺瘤、血管肉瘤、平滑肌肉瘤、肝细胞瘤和神经内分泌肿瘤等血管病变严重的患者，如果考虑手术干预，需要充分了解肿瘤的血管供应情况。此外，血管造影术可以使术前栓塞以减少术中失血，潜在地防止术后血肿的形成并缩短手术时间。值得注意的是，对于不适合手术干预的患者，肿瘤栓塞可作为一种替代治疗的选择。

对于既往无癌症病史、原发性肿瘤未知、有肿瘤分期受限或恶性肿瘤治愈史的患者，应考虑进行脊柱病变活检。如果在检查过程中发现了一个容易接近的替代靶点（即淋巴结病、乳腺肿块、肺肿块、前列腺结节），则应在决定治疗方案前对其进行活检。

第五节　肿瘤管理

脊柱肿瘤的治疗根据脊柱的稳定性、神经和功能状态及疼痛的存在而有所不同。治疗方案包括外科手术干预、放疗和全身治疗，如化疗、激素治疗、皮质类固醇和双膦酸盐类治疗。

一、放疗

放疗是治疗脊柱肿瘤的主要手段，在缓解疼痛、稳定神经功能和预防病理性骨折方面发挥着重要作用。在美国，最常见的给药方案是30 Gy，分10次。剂量方案的目标是最佳地治疗肿瘤，同时将对脊髓的辐射毒性风险降至最低。对放射敏感的肿瘤包括骨髓瘤、淋巴瘤、精原细胞瘤、前列腺癌和乳腺癌。相对耐受放射的肿瘤包括肉瘤和肾细胞癌。

脊柱立体定向放射外科（spinal stereotactic radiosurgery，SRS）也被用于治疗脊柱肿瘤。SRS是一种放疗方法，它能精确地对肿瘤进行高剂量的靶向放射治疗。与传统的放疗形式相比，它提供的治疗剂量更少。研究显示了SRS的良好结果，包括阻止肿瘤进展，缓解疼痛和减少不良反应。关于结果和不良反应的长期研究还正在进行中。

不幸的是，辐射存在一些不良反应，包括胃肠道毒性、黏膜炎、骨髓抑制和辐射诱发的骨髓病。放射性脊髓病虽然罕见，但在原发性脊柱/脊髓肿瘤的放疗、转移性疾病的预防性放疗，以及将脊髓纳入放射区域的疾病（如结直肠癌）中均有报道过放射性脊髓病。

放射性脊髓病分为四个亚型：急性完全性放射性脊髓病、下运动神经元病、急性短暂性放射性脊髓病（acute transient radiation myelopathy，ATRM）和慢性进展性放射性脊髓病（chronic progressive radiation myelopathy，CPRM）。急性完全性放射性脊髓病是一种罕见的疾病，可能与放射性血管损伤引起的脊髓缺血/梗死有关。下运动神经元病也很少见，推测是由前角细胞损伤引起的。

ATRM是最常见的，通常发生在放疗结束后1~29个月，被认为是脊髓后柱脱髓鞘的结果。ATRM通常与颈椎的放疗有关，但在其他脊髓节段也有报道。治疗可以保障症状会在数周至数月内得到缓解。

CPRM是最令人担心的放射性脊髓病，发生在1%~5%的治疗后1年仍存活的患者中。症状可能在放疗后9~15个月出现，随后是患者无症状的潜伏期。临床起病通常是无痛和隐匿的。临床表现包括肢体无力、笨拙和感觉减退。也有报道脊髓半切的症状模式。文献表明，CPRM导致神经功能缺损在数周到数月的过程中稳步发展。

CPRM的诊断是通过Pallis标准进行的，该标准规定脊髓必须被包括在放疗的范围内，主要的神经功能缺损必须与暴露于放射的脊髓节段一致，并且已排除转移或其他原发性脊髓损伤。

目前还没有有效的治疗方法可以逆转CPRM。皮质类固醇已被尝试用于CPRM，但效果不一。抗凝治疗和高压氧治疗偶尔可以改善或稳定症状。已有证据显示贝伐单抗是有益的。因此，治疗目标旨在减轻症状和维持功能状态。

二、系统治疗

化疗可用于淋巴瘤、神经母细胞瘤和生殖细胞肿瘤，也可以作为乳腺癌、前列腺癌和黑色素瘤转移性疾病的辅助治疗。然而，对大多数患者来说，化疗的作用有限，主要是因为肿瘤反应缓慢且难以预测，而且迫切需要对脊髓减压。脊柱转移瘤可能对激素作用敏感，尤其是乳腺癌和前列腺癌。

化疗引起的脊髓病是一种极为罕见的并发症，最有可能在直接向脑脊液中施用化疗药物（如甲氨蝶呤、阿糖胞苷和硫替帕）时出现。确切的发病机制尚不清楚，但可以观察到上行性感觉异常、虚弱和括约肌功能障碍。据报道，在静脉注射顺铂后出现了莱尔米特征，这被认为是脊神经节损伤的结果。莱尔米特征通常是短暂的，尽管患者在多个周期后可能会出现感觉性共济失调。化疗引起的脊髓病目前尚无确切的治疗方法。与放疗引起的脊髓病相似，治疗目标也侧重于症状管理和功能维持。

皮质类固醇在脊柱肿瘤的初期治疗中起着重要作用。它们对疼痛有镇痛作用，对淋巴瘤和黑色素瘤有细胞毒性作用，并通过减少肿瘤和脊髓水肿来改善或稳定神经功能。在初始推荐剂量和逐渐减少的时间安排方面存在显著差异。据报道，皮质类固醇的不良反应包括高血糖、感染风险增加、胃肠道刺激、情绪障碍、液体滞留、伤口愈合受损和类固醇肌病。

双膦酸盐能抑制破骨细胞活性，抑制与脊柱转移相关的骨重吸收，已被证明能有效降低病理性骨折的风险，减轻疼痛，减少恶性肿瘤相关的高钙血症。

第六节　结论

随着脊柱和脊髓受累患者生存率的提高，临床医师必须意识到这些肿瘤及其治疗对神经系统的长期潜在影响。

参考文献

[1] Kirshblum S, O'Dell MW, Ho C, Barr K. Rehabilitation of persons with central nervous system tumors. *Cancer*. 2001;92(suppl 4):1029-1038.

[2] Ruppert LM. Malignant spinal cord compression: adapting conventional rehabilitation approaches. *Phys Med Rehabil Clin N Am*. 2017; 28(1):101-114.

[3] Kim D, Chang U, Kim S, Bilsky M. *Tumors of the Spine*. 1st ed. Philadephia, PA: Elsevier Health Sciences; 2008.

[4] Hammack JE. Spinal cord disease in patients with cancer. *Continuum (Minneap Minn)*. 2012;18(2):312-327.

[5] Sciubba DM, Petteys RJ, Dekutoski MB, et al. Diagnosis and management of metastatic spine disease. A review. *J Neurosurg Spine*. 2010;13(1):94-108.

[6] Clarke JL. Leptomeningeal metastasis from systemic cancer. *Continuum (Minneap Minn)*. 2012;18(2):328-342.

[7] Raj VS, Lofton L. Rehabilitation and treatment of spinal cord tumors. *J Spinal Cord Med*. 2013;36(1):4-11.

[8] Fisher CG, DiPaola CP, Ryken TC, et al. A novel classification system for spinal instability in neoplastic disease: an evidence-based approach and expert consensus from the Spine Oncology Study Group. *Spine*. 2010;35(22): E1221-E1229.

[9] Goldwein JW. Radiation myelopathy: a review. *Med Pediatr Oncol*. 1987;15(2):89-95.

[10] Schiff D. Spinal cord compression. *Neurol Clin*. 2003; 21(1):67-86, viii.

第九章

脊柱肿瘤的神经外科治疗

作者：BLAKEWALKER，MD·DANIEL T. GINAT， MD，MS·R.SHANETUBBS，MS，PA-C，PHD·MARC D. MOISI，MD，MS

第一节　背景

脊柱肿瘤是一个广泛和多样的病理过程，使医师在诊断和治疗方面遇到不同的困难情况。本章的重点将放在脊椎骨及其内含物，包括脑膜、脊髓和神经根。了解脊柱肿瘤可能发生的不同位置及其病理过程对医师来说很重要。由于脊髓压迫是导致疼痛、活动能力丧失和神经功能缺损的常见原因，所以漏诊或延误诊断可能对患者的生活质量产生重大影响。

肿瘤分为原发性和转移性。原发性脊柱肿瘤起源于脊柱或其邻近组织（脊髓或脑膜），而转移性肿瘤则起源于远处组织。中轴骨骼的原发性肿瘤罕见，估计每年的发病率为（2.8~8.5）/10万。脊柱转移性病变相对更常见，每年诊断出约1.8万例，考虑到70%的癌症患者患有转移性脊柱疾病，因此这个数字并不令人惊讶。

识别脊髓压迫的症状尤其重要，因为多达12%的脊柱疾病患者会出现脊髓压迫症状，而在这些患者当中，有49%的患者会有多灶性硬膜外病变。随着治疗脊柱肿瘤的新手术路径和非手术干预方案出现，能够识别脊柱病变的早期体征和症状，并安排适当的影像学检查来帮助加快诊断和治疗将会变得越来越重要。在患者就诊于诊所或急诊科时，就应识别疾病的早期迹象，随后进行骨科或神经外科的检查。手术转诊后，肿瘤放射科和肿瘤内科可在多学科肿瘤会议上提出进一步的建议。康复服务对于最大限度地提高术后效果至关重要。

第二节　诊断

有许多诊断检查可协助当今的医师诊断脊柱肿瘤。前面讨论的体格检查应该可以为医师提供一些指导，已确定影像学需检查的首要位置。必须注意不要安排过多或不必要的检查，因为患者可能无法承受。

平片是一种常见的影像学检查，经

常被用来对背痛患者进行检查。但是，疼痛的部位与压迫的结构水平并不一定相关。如果压迫部位的位置没有成像，就可能会出现诊断问题。在一组平片中，腰椎是最常见的平片扫描部位，而最常见的压迫部位是胸椎。尽管如此，如果要进行平片检查，"猫头鹰眨眼征"（放射透光区掩盖椎弓根，即椎弓根缺失）是溶骨性转移病灶最早的影像学征象（图9-1）。脊柱转移的其他征象还包括椎体塌陷。但是平片有可能出现假阴性结果，因为肿瘤的直径必须为1 cm，而且必须有50%的骨矿物质流失才能被检测到，所以有高达40%的病变不会被诊断出来。

CT是另一项评估患者疑似脊髓病变有价值的诊断工具。CT扫描可提供良好的骨轮廓，可以比平片早6个月发现骨转移性病变。CT扫描识别组织学证实的原发性脊髓恶性肿瘤的敏感性和特异性分别为66.2%和99.3%，总体诊断准确率为88.8%。在安排CT扫描时，重要的是要记住患者接触辐射和对比暴露相关的风险。

MRI是评估脊柱的强效工具。MRI对鉴别组织学证实的原发性脊柱恶性肿瘤的敏感性和特异性分别为98.5%和98.9%，总体诊断准确率为98.7%。由于可直接脊髓成像而不存在骨伪影（在CT扫描中会存在），所以MRI是理想的检查脊髓的诊断方法。在预约MRI时需要考虑的一件事是，它的采集时间明显长于CT扫描，有疼痛或幽闭恐惧症的患者可能会非常不舒服，甚至可能需要镇静剂。对比对于勾画组织轮廓也很重要。在进行影像检查之前必须考虑对造影剂过敏的问题。

CT脊髓造影是鞘内注射造影剂后进行CT扫描（图9-2）。这项检查对不能接受MRI（如有起搏器或其他与MRI不兼容的植入物）的患者很有用，因为它可以让医师评估骨完整性和硬膜囊内内容物。在传统的CT扫描之前，通过腰椎穿刺进行膜内造影，此时，可将脑脊液送至流式细胞仪以辅助诊断。

第三节　手术治疗

MRI的广泛应用使得脊柱肿瘤能够在更早期进行诊断。在特定的患者中可以考虑放疗，然而，它并不是首选的治疗方法。放疗的潜在缺点包括控制肿瘤生长的效果有限、脊髓/神经根的电离辐

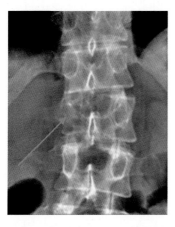

图9-1　"猫头鹰眨眼征"显示肿瘤受累放射透明区域，使椎弓根模糊

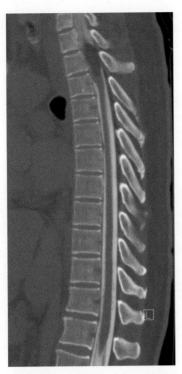

图9-2　脂肪瘤：矢状位CT脊髓造影显示上胸椎管有脂肪衰减肿块

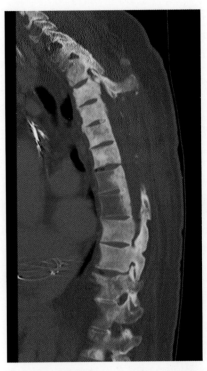

图9-3　前列腺癌转移：矢状位CT图像显示遍及脊柱的广泛的成纤维细胞病变，以及之前进行了多节段胸椎手术减压

射剂量有限，以及伤口愈合障碍，这可能会给患者带来问题。

　　主要的治疗方法是手术。然而，手术的程度和是否添加其他额外组成部分（如融合硬件）是必须在手术之前做出决定的。普遍来说，如果患者的寿命少于3个月，则不应考虑手术。对于神经功能缺损和预期寿命超过3个月的患者，手术是首选。一般来说，选择手术的目的是减压，即通过切除骨（间接减压）或切除肿瘤（直接减压）来减轻对脊髓或神经根的压力。当后部受累时，椎弓板切除术［后部元件切除（图9-3）］可协助脊髓减压和肿瘤减压。椎弓板切除术

通常采用后路中线入路去除椎弓板和（或）棘突，它可以是单侧（半椎弓板切除术）或双侧（椎弓板切除术）。当进行椎弓板切除术时，患者应俯卧在手术台上。

　　椎体次全切除术/椎体切除术（椎体移除）可在前部肿瘤受累时协助减压和肿瘤切除。由于传统的中线后入路不能提供足够的侧向暴露来进入整个椎体，所以前脊柱的移除更为复杂。在这种情况下，可以采用改良的后外侧入路，如经椎弓根入路或外侧腔外入路。同样，后入路手术应选择俯卧位。根据胸椎的

水平，在试图切除前脊柱时也可以考虑采用侧方入路。

腹侧腰椎肿瘤也可采用前路入路。普通外科医师（或经过前路手术训练的骨科/神经外科医师）可以通过前腹膜后入路进入椎体。患者置于仰卧位，脊柱外科医师通过腹部切口对脊柱进行减压、减积和器械处理。同样，患者置于侧卧位时，手术可通过腹膜后外侧经腱膜入路治疗脊柱肿瘤。值得注意的是，当患者患有广泛的脊髓疾病且神经功能缺损超过48 h时，手术也许不是最佳选择。

2005年，Patchell等人对两组转移性脊髓受压患者的预后进行了比较，一组患者同时接受手术和放疗，另一组的标准与上一组相同，但仅接受放疗。研究发现，84%接受手术和放疗的患者在治疗后能够行走，而仅接受放疗的患者中有54%能够行走。此外，接受手术和放疗的患者的行走能力中位数为122 d，而仅接受放疗的患者的行走能力中位数为13 d。根据这些信息，建立了Patchell标准（表9-1）。

在评估脊髓转移性疾病患者时，确定该疾病是否会导致脊柱不稳很重要。外科医师可以据此决定是否有必要在减压手术后增加器械植入来为患者提供额外的内部支持。许多制造商提供了多种形式的器械，最常见的内固定形式是椎弓根螺钉、椎棒和椎体笼（图9-4）。

表9-1　Patchell标准
包含
·经组织证实的癌症，非中枢神经系统或脊柱来源的
·脊髓移位
·≥1个神经体征、症状或疼痛
·单个区域（一个水平或多个相邻的脊柱水平）
·预估生存期≥3个月
排除
·对放射敏感的肿瘤：淋巴瘤、白血病、多发性骨髓瘤、生殖细胞瘤
·截瘫>48 h
·仅马尾或神经根受压
·前期放疗（如果10×3 Gy禁忌）

改编自Patchell RA. Direct decompressive surgical resection in the treatment of spinal cord compression caused by metastatic cancer：a randomised trial. *The Lancet*. August 2005；366：643.

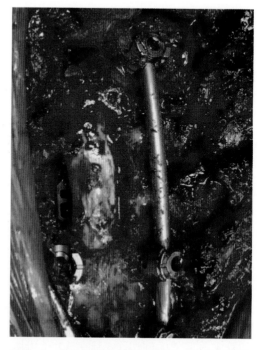

图9-4　术中照片显示椎弓根、椎棒和椎体笼

椎弓根是胸椎、腰椎各节段前后部分之间的通道。带有金属椎棒凹槽的金属螺钉可以通过解剖或放射学（使用荧光透视或神经导航）导航穿过椎弓根。置入椎弓根螺钉后，螺钉应跨越脊柱的后、中、前三部分。同样，可将金属螺钉置入颈椎侧块。置入椎弓根螺钉后，将金属椎棒固定在螺钉头上，并根据制造商的不同，使用锁定帽或制造商提供的特殊方式将其固定到位。椎弓根螺钉和金属椎棒结合使用可提供节段性、双侧脊柱内固定。脊柱融合术的第二部分是骨移植，植骨通常放置在内固定的外侧，以骨融合的形式提供更高的机械强度。骨移植可以是自体的（取自患者），也可以是异体的（从尸体骨中加工制造）。

其他形式的器械包括生物力学保持架，用以替代椎体切除部分（图9-5）。

2010年，脊柱肿瘤研究小组公布了一种帮助医师管理脊柱转移的工具，称作脊柱肿瘤不稳定评分（spinal instability neoplastic score，SINS）。SINS基于肿瘤位置、机械性疼痛、骨性病变质量、脊柱排列、椎体塌陷和脊柱后外侧受累等方面，是分值0~18分的数值量表。SINS说明如下：

·0~6分：可能稳定。

·7~12分：中级，需要外科会诊。

·13~18分：病情不稳定，需要外科会诊。

SINS内容如下：

（1）位置。

椎体连接（枕骨 ~ C2；C7 ~ T2；

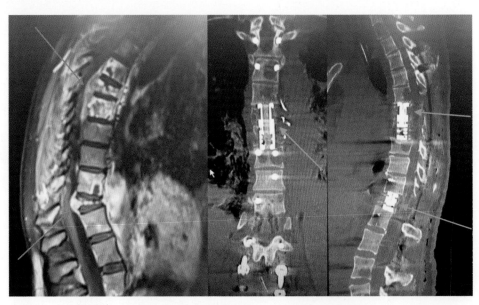

图9-5 矢状MRI T1增强扫描（术前）显示多发转移性胸部病灶（橙色箭头）。冠状CT和矢状CT（术后）显示椎弓板切除术，放置生物力学保持架（蓝色箭头）

T11 ~ L1；L5 ~ S1）：3分。

活动脊柱（C3 ~ C6；L2 ~ L4）：2分。

半固定脊柱（T3 ~ T10）：1分。

固定脊柱（S2 ~ S5）：0分。

（2）机械性疼痛。

有：3分。

无：1分。

无痛性损伤：0分。

（3）骨病损性质。

溶解型：2分。

混合型（溶解型/增生型）：1分。

增生型：0分。

（4）脊柱影像学排列。

半脱位：4分。

畸形（驼背/脊柱侧弯）：2分。

正常排列：0分。

（5）椎体塌陷。

>50%塌陷：3分。

<50%塌陷：2分。

无塌陷但有超过50%的椎体受累：1分。

以上都无：0分。

（6）后外侧受累。

双侧：3分。

单侧：1分。

无：0分。

SINS量表是医师在脊柱转移管理决策过程中使用的众多工具之一。更高的数值分数，就更有必要使用器械融合。SINS的一个优点是观察者之间的可靠性高。2017年的一项研究发现，独立

观察者之间的组内相关系数（衡量可靠性的值）为0.990（完全可靠值为1.0），表明SINS非常可靠。

髓内脊柱肿瘤的手术治疗更为复杂，风险也更大。除其他脊柱病变所需的椎弓板切除术外，还必须打开硬脑膜以暴露脊髓。然后必须切开脊髓再切除肿瘤，这就可能会破坏许多上行和下行的脊髓束。手术引起的潜在神经功能障碍包括感觉迟钝、感觉异常、麻痹或截瘫、尿道括约肌控制丧失、本体感觉丧失、温度觉丧失等。由于纤维通路在整个脊柱中是连续的，在手术水平或手术水平以下就会出现缺陷，这就有可能造成毁灭性的神经损伤。尽管如此，髓内脊柱肿瘤也可能导致上述任何一种缺陷，所以必须加以解决。

第四节　手术后护理

完成手术后，将患者从手术室（通常情况下是俯卧位）送回病房后，麻醉师将会评估患者面部水肿情况。广泛的手术切除可能需要数小时，此期间患者容易出现面部水肿，这可能表明呼吸道水肿。如果发现患者面部水肿严重，可以让患者继续插管，直到可以安全拔管为止。

必须根据手术时间、预估失血量和总体临床情况来指导术后决策。然而，患者通常会到重症监护病房（ICU）进行术后早期护理。在ICU，会进行连续监测液体平衡、Jackson-Pratt引流管（一

种外科引流管，由一个可从手术部位穿出到皮肤外的通道管连接一个小型的可压缩的球状吸引器装置）输出，以及包括电解质和全血细胞计数在内的术后实验室检查和神经系统检查。神经系统检查是重点，护理人员应每小时完成一次全面的神经系统检查，记录检查结果并向主治医师报告所有变化。

在术后早期就鼓励患者咨询物理治疗、作业治疗、物理医学和康复服务，以鼓励患者尽早活动。术后影像学通常以CT来确定硬件的放置位置。MRI可能因金属伪影和术后改变使其实用性受到一定限制。尽早拔除Foley导尿管以减少感染风险，并鼓励膀胱正常使用。如果需要进行膀胱训练，可以对患者进行排尿测试；如果患者失败，可以采用直管导尿。当患者血流动力学稳定，并准备转到普通病房时，需停止有创伤性的血压监测，放宽神经系统检查频率至每4 h一次（非ICU允许的神经系统检查频率因机构而异）。

转至普通病房后，鼓励患者继续进行物理治疗和作业治疗。许多患者还需要住院康复，并在手术前就进行了相关咨询。在术后早期可以咨询一些肿瘤内科和放疗科的服务，并确定未来的治疗方案。最初的2周通常要进行化疗和放疗，以促进伤口愈合。当液体输出足够低时，即通常在24 h内的输出低于50 mL时，将移除Jackson-Pratt引流管。缝皮钉通常是首选的皮肤闭合剂，术后通常

在原位保留2周，并会在放疗开始前移除掉。由于不同的病理特征和相关并发症的多样性，患者之间的住院时间差异很大。我们的目标是尽可能减少住院时间，使患者在病情稳定后尽快出院。患者出院后将进行为期2周的随访，并在之后继续对其进行密切跟踪随访。

第五节　手术结果

脊髓转移性疾病表现出的最常见的症状是疼痛。在一项多中心参与的观察性研究中，对223名接受手术治疗的脊髓转移性疾病患者进行了研究，71%的患者疼痛控制得较好，64%的患者改善了至少一个Frankel分级或维持了术前的Frankel分级E，53%不能活动的患者恢复了活动能力。患者出现完整的神经系统检查表现能更好地显示出积极的生存预测因素。入院时Frankel分级为E级的患者生存期中位数为567 d，而Frankel A~D级的患者生存期中位数为332 d。值得注意的是，与姑息性手术（椎板切除减压、减瘤术）相比，接受整体治疗或积极切除肿瘤手术的患者有更好的疼痛控制能力、术后活动能力及括约肌控制能力。

手术干预并非没有风险，同一组223名患者中有以下并发症：围手术期死亡（5.8%）、植入失败（2.2%）、伤口裂开（4%），合并尿路感染、肺炎、深静脉血栓形成（7.6%），以及胸导管损伤/吞咽障碍（7.2%）等并发症。总体

并发症发生率为21%。这并不奇怪，更激进的手术会有更多的并发症。单纯切除组的总体并发症最少，其次是姑息性切除组和整体切除组。值得注意的是，由于疾病会导致整体健康状况较差，所以姑息组的患者往往患有更多的直接手术并发症。这促使美国麻醉医师协会（American Society of Anesthesiologists）制定了身体状况分类标准（一种衡量患者疾病负担的指标，数字越高，说明患者风险越高）。

髓内肿瘤比较难处理，因为它们是在脊髓内发现的，所以在评估病变时有更大的神经功能缺损风险。在一组69例经手术治疗的髓内肿瘤患者中，68%的患者保持了基础神经功能状态，23%的患者神经功能有所改善，9%的患者神经功能较基础功能状态下降。不需要辅助行走的患者（ASIA* D/E）中有90%的病例取得了良好的结果，而不能行走的患者（ASIA A/B/C）只有30%的病例有良好的结果。术前功能状态是术后功能状态的良好指标。美国国家住院患者样本数据显示，髓内病变切除后最常见的术后并发症是尿/肾功能问题（3.7%）、术后血肿（2.5%）、肺部（2.4%）和神经系统（1.7%）问题。

综上所述，如果患者没有神经功能缺陷，早期干预可为患者提供维持正常功能状态的最佳机会；如果神经功能缺陷已经存在，功能水平高的患者的预后会更好。评估、诊断和干预延迟都可能导致脊柱肿瘤患者发病率和死亡率的增加。虽然大多数治疗本质上是姑息性的（因为大多数脊柱肿瘤是转移性的），但通过手术干预减轻疼痛、保留活动能力和保留括约肌控制可以大大提高癌症患者的生活质量。

第六节 结论

脊柱肿瘤和脊髓肿瘤患者的管理必须从识别开始。更快速的检查、成像、外科咨询和干预对于优化患者预后至关重要。有必要采用多学科方法，包括初级保健医师、肿瘤医师、放射肿瘤医师、骨科/神经外科医师、康复医师、物理治疗师，为脊柱疾病患者提供完整的内科和外科治疗。每名医师必须了解疾病病理生理学和疾病管理知识，以了解其他医师在管理中的作用。每个团队都应该有一个共同的目标，那就是尽可能长时间地保留患者的神经功能。神经功能缺损后48 h内进行早期手术减压及术前神经功能是影响患者预后的重要因

---

*：ASIA 为脊髓损伤程度分级量表。A：完全性损伤，骶段（S4~S5）无感觉或运动功能。B：不完全性损伤，损伤平面以下包括骶段有感觉功能，但无运动功能。C：不完全性损伤，损伤平面以下有运动功能，大部分关键肌肌力＜3级。D：不完全性损伤，损伤平面以下有运动功能，大部分关键肌肌力≥3级。E：正常，感觉和运动功能正常。（译者注）

素。但不幸的是，大多数脊柱疾病是转移性病变，且许多需要紧急手术的患者病情严重，因此很难选择最佳的患者。

参考文献

[1] Ibrahim A. Does spinal surgery improve the quality of life for those with extradural (spinal) osseous metastases? An international multicenter prospective observational study of 223 patients. Invited submission from the Joint Section Meeting on Disorders of the Spine and Peripheral Nerves, March 2007. *J Neurosurg Spine*. 2008;8:271.

[2] Ciftdemir M, Kaya M, Selcuk E, Yalniz E. Tumors of the spine. *World J Orthop*. 2016;7(2):109-116. https:// doi.org/10.5312/ wjo.v7.i2.109.

[3] Fuchs B, Boos N. Primary tumors of the spine. In: *Spinal Disorders*. Berlin, Heidelberg: Springer; 2008:951-976. https://doi.org/10. 1007/978-3-540-69091-7_33.

[4] Jacobs WB. Evaluation and treatment of spinal metastases: an overview. *Neurosurg Focus*. 2001;11.

[5] Heldmann U. Frequency of unexpected multifocal metastasis in patients with acute spinal cord compression. Evaluation by low-field MR imaging in cancer patients. *Acta Radiol*. 1997;38:372.

[6] Levack P. Don't wait for a sensory levelelisten to the symptoms: a prospective audit of the delays in diagnosis of malignant cord compression. *Clin Oncology*. 2002;14:472.

[7] Shah LM, Salzman KL. Imaging of spinal metastatic disease. *Int J Surg Oncol*. 2011;2011:769753. https:// doi.org/10.1155/2011/769753.

[8] Buhmann S, Becker C, Duerr HR, Reiser M, Baur-Melnyk A. Detection of osseous metastases of the spine: comparison of high resolution multi-detector-CT with MRI. *Eur J Radiol*. 2009;69(3):567-573. https://doi.org/10.1016/ j.ejrad.2007.11.039. ISSN 0720-048X.

[9] Norman D, Mills CM, Brant-Zawadzki M, Yeates A, Crooks LE, Kaufman L. Magnetic resonance imaging of the spinal cord and canal: potentials and limitations. *Am J Roentgenol*. 1983;141(6):1147-1152.

[10] Patchell RA. Direct decompressive surgical resection in the treatment of spinal cord compression caused by metastatic cancer: a randomised trial. *The Lancet (British Edition)*. 2005;366:643.

[11] Fisher CG, et al. A novel classification system for spinal instability in neoplastic disease: an evidence-based approach and expert consensus from the Spine Oncology Study Group. *Spine*. 2010;35:E1221.

[12] Fox S. Spinal instability neoplastic score (SINS): reliability among spine fellows and resident physicians in orthopedic surgery and neurosurgery. *Glob Spine Journal*. 2017;7(8): 744.

[13] Camins M, Oppenheim J, Perrin R. Tumors of the vertebral axis benign, primary, malignant and metastatic tumors. In: Winn HR, ed. *Youmans Neurological Surgery*. 5th ed. Philadelphia, Pennsylvania: Saunders; 2004:4835-4868.

[14] Patil CG. Complications and outcomes after spinal cord tumor resection in the United States from 1993 to 2002. *Spinal Cord*. 2008;46:375.

第十章

癌症所致脊髓损伤患者的住院康复

作者：MIGUEL XAVIER ESCALÓN，MD，MPH · THOMAS N. BRYCE，MD

第一节　概述

脊髓损伤是改变人生的大事件。无论病因或发病进程如何，患者及其支持系统都将受到显著影响。

对癌症所致脊髓损伤患者进行康复护理，最重要的可能是了解该人群的住院康复（inpatient rehabilitation，IPR）目标。诊断和预后不一样，康复目标也不一样，例如，完全性C4四肢瘫患者和非完全性T11截瘫患者的需求是非常不同的。对于一个有良好预后的患者，尽可能延长他的住院康复时间，以此来尝试达到独立/部分独立回归生活的目的。然而，对于一个幸存时间少于6个月的患者来说，脊髓损伤的住院康复如果重点集中于家庭训练、患者宣教及尽快出院，并重点优化残余生活质量会更好。不同情况下的目标和住院时长是不一样的，但普遍接受的是，合理的家庭参与和针对肿瘤所致脊髓损伤的护理训练可使住院时长缩短至10 d以内。

所有从住院康复出院的患者都需要一个被称为出院计划的持续护理。这个计划的目标不只是预计现阶段的治疗和患者的身体需求，还包括未来几个月的治疗和身体需求，并且设计出一个可以达到这些需求的计划。肿瘤团队可以洞察肿瘤进程的预后，康复团队和肿瘤团队合作，来预测出院后的功能恢复或衰退，进而决定出院后对耐用医疗设备和持续治疗的需求。许多因素会影响出院计划的成功实施。例如，患者的资源将会影响患者的出院计划及其出院后的康复护理。在某些情况下，患者可能需要病床、坐便器或者协助转移设备（如液压起重机）以便患者安全出院回家。但这种耐用医疗设备可能不适合在家中使用，或者经济上可能负担不起，从而使安全出院计划不尽如人意。另一个例子是，缺乏汽车或公共交通的通行能力会影响出院后在门诊进行持续康复的计划。

癌症所致脊髓损伤患者的成功康复

取决于康复团队、患者和患者家庭之间的合作和持续沟通。归根结底，在这条充斥着医学治疗、身体和心理恢复/衰退、死亡的艰难道路上，住院康复仅仅是第一步。

第二节　脊髓损伤与癌症诊断

脊柱肿瘤常常导致脊髓损伤，脊髓肿瘤从定义上讲会导致脊髓损伤。脊髓的任何部位都可能受到不同程度的影响。患者可能表现为完全性或不完全性截瘫或四肢瘫。与脊柱肿瘤和癌症相关的脊髓损伤最常见的原因是直接压迫，也可能由血管损伤导致。

肿瘤所致脊髓损伤患者通常表现出肿瘤患者常见的各种症状，如疼痛、疲劳、不适、体重减轻。此外，还有神经功能障碍，包括一肢体或多肢体局灶性无力、行走或站立困难、感觉丧失、感觉障碍，以及肠/膀胱失禁或潴留。这些神经系统体征和症状可能隐匿地出现或突然出现。与脊髓损伤和肿瘤相关的疼痛可局限于肿瘤或转移灶水平的脊柱节段，也可能出现在皮节或神经根分布中。与肿瘤相关的背痛通常表现为钝痛或疼痛，非肿瘤相关的背痛也常是钝痛。然而，如果一个下背痛患者抱怨在夜间或者躺倒时疼痛加重，那么临床医师应该高度怀疑是癌症所致。

患者的病史在诊断肿瘤所致脊髓损伤时是十分重要的。例如，一名有既往肿瘤史的患者在出现先前提及的症状

时，应对可能转移到脊柱的病症进行检查。首先进行全面的身体检查对于诊断脊柱转移瘤或肿瘤十分重要。也应该完成全面的神经学检查，包括力量和感觉检查，直肠指检也要完成，用来检查感觉、张力和主动收缩等功能。脊髓损伤神经学分类国际标准（International Standards for Neurological Classification of Spinal Cord Injury, ISNCSCI）是一个对运动和感觉损伤进行量化评分的检查，用来决定神经系统的损伤程度，并通过美国脊髓损伤协会损伤量表（American Spinal Injury Association Impairment Scale, AIS）从"A"到"E"的范围来确定脊髓损伤的严重程度（图10-1）。根据2011年ISNCSCI修订版，在最低骶段皮节（S4~S5）没有任何感觉且无运动功能保留的患者，将其归类为完全性脊髓损伤且定为AIS的"A级"。那些在最低骶段皮节S4~S5有感觉功能，但在受伤的神经水平以下超过3个肌节无运动功能保留的患者将被归类为非完全性感觉损伤，且定为AIS的"B级"。那些在最低骶段皮节（S4~S5）有感觉功能且在运动水平以下有超过3个肌节水平有运动功能保留的患者被归类为非完全性运动损伤，且定为AIS的"C级"或"D级"。身体双侧从C5到T1的5个上肢肌节和从L2到S1的5个下肢肌节中的每一个肌节被定义为一个关键肌。如果在神经水平以下至少一半的关键肌肌力评分至少为3/5，在AIS被定为"D级"，如果不是，

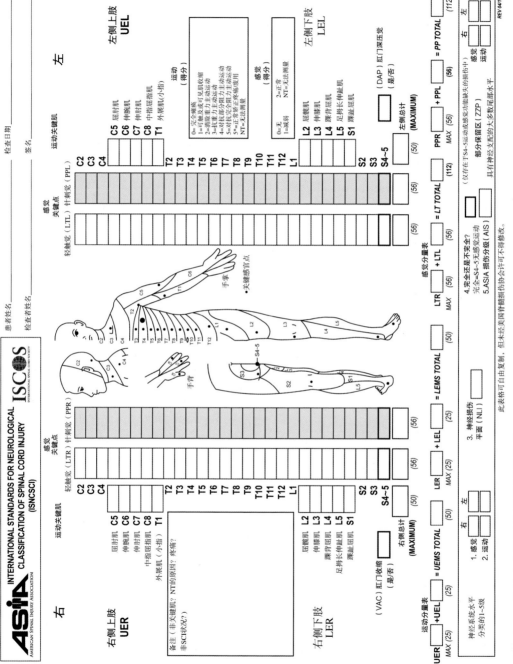

图10-1 SCI检查神经分类的国际标准

脊髓损伤被定为"C级"。脊髓损伤后运动力量和感觉在全皮节和关键肌节完全恢复时被定义为AIS的"E级"。应用ISNCSCI检查可用来判断神经功能，至少每年应该对脊髓损伤患者进行一次检查来确保无须神经功能检查来评估神经功能。对于那些肿瘤所致脊髓损伤的患者则需要更特殊的考虑和更频繁的ISNCSCI检查，这些患者由于病程的性质，很容易发生脊髓损伤的进展或恶化。肿瘤所致脊髓损伤的患者一旦被发现有神经功能恶化，需立即进行包括影像学在内的检查。

在进行全面的病史和身体检查后，如果临床医师怀疑患者有正在引起或可能导致脊髓损伤的肿瘤，那么就要尽快安排影像学检查。对可能被影响的脊柱区域（颈、胸、腰、骶）进行MRI和CT检查。MRI是评估神经损伤的最好方式，而CT是评估骨性破坏和脊柱稳定性的最好方式。由于几乎所有固有的脊髓肿瘤和转移瘤均可通过钆增强，因此应使用造影剂做增强扫描。如果MRI显示肿瘤或转移性病变，则应考虑用MRI来扫描脊柱剩余的节段，以排除沿脊柱的其他肿瘤或转移。PET主要用于监测，不用于诊断脊柱肿瘤，但可用于评估任何新的转移性病灶。

第三节　脊髓损伤与癌症预后

随着医疗技术的进步和肿瘤护理的改善，癌症患者的寿命得以延长，癌症相关发病率更低。但这也意味着部分患者带着无法治愈的功能障碍和问题生活着。北美报告中显示，每年18 000例的新发脊柱肿瘤中有85%为转移癌。癌症被认为是通过淋巴或血液系统转移至脊柱。一些研究提示超过70%的癌症会转移至脊柱。实际上，脊柱肿瘤占据了住院康复患者中非创伤性脊髓损伤的26%。脊柱癌症可以是原发（癌症或肿瘤起于脊柱）或继发（转移性的）。最常见的转移至脊柱的癌症类型是肺癌、乳腺癌、肾癌、前列腺癌和甲状腺癌。尽管尸体研究显示其在腰椎更常见，但脊柱病变最多见的位置是胸椎。这可能是因为椎管狭窄和血管解剖结构使该区域的肿块病变更有可能导致完全性或不完全性截瘫的症状。

脊柱肿瘤根据位置可分为硬膜内髓内肿瘤、硬膜内髓外肿瘤和硬膜外肿瘤，它们有着不同的预后，且包括不同类型的肿瘤或癌症（更多脊柱肿瘤信息详见第八章）。需要注意的是，由于髓内肿瘤起源于脊髓本身，所以即使是较小的髓内肿瘤也可能对神经系统产生巨大影响。

根据脊柱肿瘤分类的性质，其以不同方式引起脊髓损伤和神经功能障碍。原发性肿瘤（硬膜内髓内或硬膜内髓外）引起功能障碍的最常见原因是肿瘤侵袭直接破坏神经系统。继发性肿瘤（转移性）引起功能障碍的最常见原因是椎管内神经组织受压。颈椎和胸椎的转移性病变最常由肺部和乳腺疾病引起，而腰骶椎受累最常由前列腺、结肠或骨盆病变引起。脊柱常见转移性癌症的生存率如下：

- 肺肿瘤转移至脊柱的患者1个月存活率为50%，24个月存活率最高为16%。
- 乳腺癌转移至脊柱的患者24个月存活率为44%。
- 前列腺癌转移至脊柱的患者24个月存活率为25%。
- 完成住院康复的原发性脊柱肿瘤患者的中位存活率为9.5个月，1年存活率为47.4%，5年存活率为10.5%。
- 继发性脊柱肿瘤患者的中位存活率为2.8个月，1年存活率为21.4%，5年存活率为3.6%。

肿瘤也可以间接造成脊髓损伤。根据美国肿瘤协会的数据报告，2008—2012年的癌症发病率为454.8/10万。随着癌症的流行，造成脊髓损伤的间接原因也变得更加常见。

副肿瘤综合征（paraneoplastic syndrome）是一组对原发性癌症或肿瘤的自身免疫反应综合征。综合征会导致远离肿瘤实际位置的身体部位出现问题。已知副肿瘤综合征会导致小脑变性、重症肌无力和横贯性脊髓炎（transverse myelitis，TM），TM是一种导致脊髓损伤的脊髓炎症性疾病。虽然，超过50%TM病例炎症状态的具体原因是未知的，但是对于病因不明的TM表现的患者，在鉴别诊断时应考虑副肿瘤综合征，特别是这些患者有肿瘤史的情况下。

癌症的治疗也可能导致脊髓损伤。当使用放疗来治疗脊髓附近的癌症时，有可能导致脊髓损伤。肺癌和头颈部癌症尤其容易因放疗造成脊髓损伤。由于不同的照射解剖区域会影响不同的脊柱水平（颈、胸或腰骶），因此，放射引起的脊髓损伤可能导致截瘫或四肢瘫。放疗所致的脊髓损伤可能以多种形式出现，它可能呈现为短暂性脊髓炎，在放射后常常会出现2~4个月的局限性脊髓损伤，常呈现出电击一样的神经病理性疼痛，也可以伴随不同程度的虚弱。放射导致短暂性脊髓炎是自限性的，并不需要干预治疗。尽管短暂性脊髓炎有自我矫正的特性，但恢复时间依赖于损伤水平，可能需要长达40周。这类患者可从高强度康复训练中受益。接受放疗的肿瘤患者，也可能发展为慢性进展性放射性脊髓病（chronic progressive radiation myelopathy，CPRM），最常在接受放疗后的9~15个月出现，也有报道说可在接受放疗后持续3年。CPRM的显著特征是脊髓脱髓鞘，导致白质坏死和脊髓本身的萎缩。放射还可能导致脊柱血管损伤，进而导致脊髓损伤。CPRM的发生可能与暴露于放射的脊髓体积和所接受的总辐射剂量有关。众所周知，脊髓可接受的放射剂量不超过45 Gy，但如果为了成功治疗癌症，那么可以允许少量脊髓接受更大的剂量。研究显示，接受

50~55 Gy脊髓照射的患者在两年后有1%的概率发展为CPRM，接受55~60 Gy脊髓照射的患者在两年后有5%的概率发展为CPRM，接受68~73 Gy脊髓照射的患者有50%的概率发展为CPRM。普遍认可的说法是，当超过60 Gy时，放射对脊髓的损伤大于益处。目前没有治疗方法可以逆转CPRM，CPRM所造成的神经功能障碍往往是永久的。

第四节　脊髓损伤和癌症的继发性疾病

为了对肿瘤所致脊髓损伤的患者提供更加有效的住院康复，一定要警惕脊髓损伤特有的继发情况，以及如何管理好它们。这些医学上的考虑可根据不同类型的肿瘤诊断和肿瘤位置而不同。一些常见的医疗情况将在后面部分探讨。

一、神经源性膀胱

在讨论神经源性膀胱、神经源性肠道之前，要先了解脊髓损伤的患者可表现有上运动神经元（upper motor neuron，UMN）或下运动神经元（lower motor neuron，LMN）损伤。区分这两种类型的脊髓损伤对提供适当的医疗措施很重要。LMN是轴突离开中枢神经系统且连接于骨骼肌纤维的细胞。LMN功能障碍产生于脊髓前角细胞的损伤，特别是LMN的细胞体或马尾内的运动神经元的损伤。LMN损伤后，受影响的肌肉是松弛的且失去反射活动。UMN功能障

碍由完全位于中枢神经系统靠近LMN的神经元损伤而产生。UMN损伤后，损伤平面以下的反射活动通常是被保留的。除脊髓圆锥损伤外，大部分脊髓损伤（如脊索瘤、马尾神经压迫或因脊髓段缺血而导致的脊髓梗死）都可能会表现为UMN损伤。为了评估脊髓损伤的UMN，临床工作者应该完成肛门检查，包括评估球海绵体肌反射和肛门反射。如果这些反射是完好的，体格检查发现肛门括约肌张力正常或增高，则患者患有UMN脊髓损伤。如果这些反射无法引出，肛门括约肌在检查时是松弛的，则患者患有LMN脊髓损伤。除少数例外，一般四肢瘫或中高位截瘫的患者有UMN损伤，低位截瘫患者有UMN、LMN或合并损伤。

神经源性膀胱在脊髓损伤后很常见，缺乏适当的管理会导致危及生命的感染，甚至肾衰竭的发病率都大大增加。神经源性膀胱可能是上、下运动神经元损伤型，也可能是下运动神经元损伤型，对于两种类型的损伤，干预方式是不同的。如果对合适的膀胱管理有疑虑的话，普遍认可的方法是经尿道插入Foley导管和向泌尿科咨询更多的建议。向有神经源性膀胱管理经验的泌尿科医师咨询和随访是脊髓损伤患者的护理标准。

（一）上运动神经元膀胱管理

那些有UMN病变和神经源性膀胱的

患者通常有逼尿肌（膀胱壁内负责收缩和排尿的肌肉）痉挛和尿道括约肌（负责在休息时保持肌张力，以及在正常排尿时通过放松排出尿液的肌肉）痉挛。这必然导致逼尿肌和括约肌不同程度的协同失调，即痉挛逼尿肌收缩但括约肌不会同时放松的情况。当痉挛的逼尿肌激活收缩来对抗收缩的括约肌，膀胱内产生的压力可能超过括约肌维持闭合的能力，使得尿液排出和渗漏，尤其是膀胱感觉也受损的时候。如果压力没有过大（<50 cmH$_2$O），且尿液大部分排出后，膀胱的残余尿量少于200~250 mL，那么这种非自愿膀胱排空反射可被认为是"安全的"或"平衡的"。如果压力持续存在并超过50 cmH$_2$O，那么伴随着潜在肾积水和肾功能不全的上尿道损伤的风险会增加，单独的反射性排空不会被视为"安全的"膀胱管理技术。在这种情况下或者在尿液大部分或全部潴留在膀胱内的情况下，使用导尿管排空膀胱是非常重要的。

UMN神经源性膀胱的患者有4种基本方式来进行排空膀胱，即普通排尿、反射性排尿、间歇导尿和使用Foley导管持续留置导尿。对于无法正常控制排尿的男性患者来说，反射性排尿是一个合理的目标。在这种情况下，患者需持续佩戴阴茎套导尿管。为了保证安全，需要进行周期性膀胱残余尿量检查（起初一天若干次）、血清肌酐监测（起初一周一次），通过尿动力学评定膀胱压力（如果对排尿是否"安全"有任何怀疑），通过肾脏超声检查以筛查肾积水（一年一次），以及询问患者是否存在自主神经调节紊乱（在自主神经紊乱的部分讨论）和频繁的上尿道感染。通过反射性排尿来管理膀胱的患者，其连接于导尿管的引流袋出现24 h低输出（提示患者可能尿潴留），或者扫描膀胱残余量发现膀胱体积增加，则应对患者进行间歇性的导尿。许多脊髓损伤患者在脊髓损伤的最早几个月可能出现痉挛加剧，这会使得患者更易出现反射性排尿。α$_1$受体阻滞剂（如托特罗定）可用于"放松"尿道括约肌，降低括约肌排空阻力且提高反射性排尿成功的机会。

间歇性导尿对于有尿潴留且可独自进行这个技术操作的患者来说是更合适的管理方法。根据喝水量和反射性排尿前的膀胱容积，通常每4~6 h进行一次导尿。需要注意的是，插管之间新发渗漏可能是由尿路感染、过量饮水和脊髓损伤后膀胱改变（痉挛状态改变）所造成的。如果患者在两次导尿之间有渗漏，且反射性排尿被激发前的膀胱容量很低（<400 mL），可添加和滴注膀胱特异性抗胆碱能药物（如奥昔布宁），或者β$_3$肾上腺素受体激动剂（如米拉贝隆）来防止漏尿。

持续导尿意味着患者有尿潴留，不能进行间歇导尿，反射性排尿失控，无法维持外部尿液收集装置，且有皮肤破损风险。

（二）下运动神经元膀胱管理

LMN膀胱有着松弛的特征，一般通过每4~6 h进行一次的间歇性导尿来进行管理。

（三）特殊考虑

对于一些有进行性病变的患者，或者可能出现新的转移性病变的患者，泌尿医师和康复医师应密切注意，及时调整膀胱管理方案。癌症所致脊髓损伤患者的预后也是值得考虑的。如果患者预后不良（只剩几个月存活期），出于生活质量的考量，经常会选择留置导管。

二、神经源性肠道

神经源性肠道在脊髓损伤后也是十分常见的，与神经源性膀胱一样，根据患者是UMN还是LMN脊髓损伤，治疗方案是不同的。控制患者排便的时间不仅可以让治疗不间断进行，还可以让患者学会更好地控制以避免尴尬的情况。通常认为，有UMN损伤的患者通过横结肠的肠道尽管速度较慢，但功能正常。这是因为从食管到脾曲的肠胃道是由迷走神经支配，而其余的结肠和直肠则由盆神经和阴部神经支配。脊髓损伤中，这些下行神经的连接常被中断。这些患者的目标是获得柔软但成形的粪便。这些患者需要粪便软化剂、泻药（渗透性或刺激性）、栓剂或微型灌肠剂与手指刺激来完全排空肠道。以下是针对这些患者的药物治疗方案的一个例子：

· 每天两次口服多库酯钠100 mg。

· 睡前口服番泻叶17.2 mg。

· 每天使用手指刺激和比沙可啶栓剂。

当安排这些药物时，要注意泻药（如上面举出的番泻叶）需要大约8 h才能起效。因此，栓剂应视情况来安排。常利用栓剂和肛门手指刺激的联合法，以及利用UMN脊髓损伤患者仍保有的直肠结肠反射功能来排便。也可以利用其他反射，如在早餐或晚餐后安排胃肠道反射来排便。手指灵活度足够且使用专用马桶的患者可学习自己进行栓剂使用和手指刺激。许多有UMN肠病的患者都没有足够灵活的手指来完成刺激排便。在这种情况下，家属或护理人员应该接受训练来帮助完成排便。LMN损伤患者肠道松弛，因此他们对刺激性泻药、栓剂或手指刺激是没有反应的。此外，这些患者括约肌松弛，容易发生肛门意外泄漏。考虑到这一点，这些患者的治疗目标是形成小卵石形状的硬粪便。这些患者一般不服用药物，但是可使用粪便柔软剂或粪便填充剂（如车前草）来改变粪便性状。LMN脊髓损伤患者需要人工干预肠道管理。这些患者饭后容易发生意外排便，出于这个原因，他们可能需要每天进行多次排便。大部分LMN肠病患者可随意自己进行排便，但是，如果他们由于任何原因无法进行自主排便，护理人员或家庭成员应该接受相应的培训去帮助患者。继发于癌症的脊髓损伤患者需要特别考虑。对于造成进行性占位病变的患者或者可能有转移病变的患者需要随着时间的变化而更改肠道管理需求，因此需要康复医师的密切监护。接受化疗的患者可能发生恶心或腹泻。他们也可能服用阿片类药物来控制疼痛，这些药物会进一步减慢肠道运输时间。医师可根据患者情况调整泻药、粪便软化剂和粪便膨胀剂。

三、痉挛

UMN脊髓损伤患者通常会出现痉挛。痉挛是一种表现为肌张力反射性亢进的形式，特别是在快速被动或主动活动或牵伸时。这种痉挛过于严重可能会阻碍物理治疗或作业治疗，使得患者很难完成穿衣或清理等活动，并且增加了转移风险。在脊髓损伤的早几周或几个月痉挛程度会增加，并且会随着时间的推移而保持或消失。痉挛的首要管理是治疗和牵伸，但只有这些是不够的。在药物治疗上，通常会选择口服巴氯芬，一般开始的剂量为5~10 mg，一天3~4次，耐受后逐渐增加剂量。可能影响耐受性的不良反应包括镇静和意识模糊。脊髓损伤患者增加至一次服用40 mg的剂量也是常见的。当口服巴氯芬不能充分控制痉挛，可以尝试二次口服给药，如盐酸替扎尼定［注意体位性低血压（orthostatic hypotension，OH）］，或考虑通过鞘内泵鞘内注射巴氯芬。伴有痉挛的肿瘤患者可能在医学上无法进行泵入，在这种情况下，苯二氮䓬类或丹特

罗林也可以考虑用来治疗痉挛。需要注意的是，丹特罗林可导致肝毒性，因此需要密切关注肝功能检查，有肝脏疾病的患者应避免使用该药物。

四、自主神经功能障碍

（一）自主神经反射异常

T6或更高水平脊髓损伤患者有自主神经功能障碍的风险。自主神经功能障碍有不同的表现，其中最严重的是自主神经反射异常（autonomic dysreflexia，AD）。AD的定义是收缩压突然升高（超过基础线20~40 mmHg，1 mmHg≈0.133 kPa）常伴有心动过缓。值得注意的是，T6或以上水平脊髓损伤患者的正常收缩压范围可能低至90~110 mmHg。AD是对低于脊髓损伤平面的伤害性刺激的反应，最常见的是与远端肠道激惹（如便秘）或膀胱激惹（如膀胱压力增加）有关。这导致受伤神经水平以上的反射性交感神经反应，从而引起高血压和心动过速。随后压力感受器调节心率，尝试缓解迅速升高的血压而导致心动过缓。身体试图引起副交感反应来抗衡高血压，但是因为这些患者为T6及以上节段的脊髓损伤，内脏血管的副交感神经控制受到损伤，直到伤害性刺激消失，高血压才会得到控制。AD的唯一症状通常是患者的主诉症状，通常包括头疼、脸红、受伤部位以上多汗、瘙痒或鼻塞。AD对生命存在潜在威胁，也可能导致出血性脑卒中。AD的治疗是去除刺激性伤害。如果

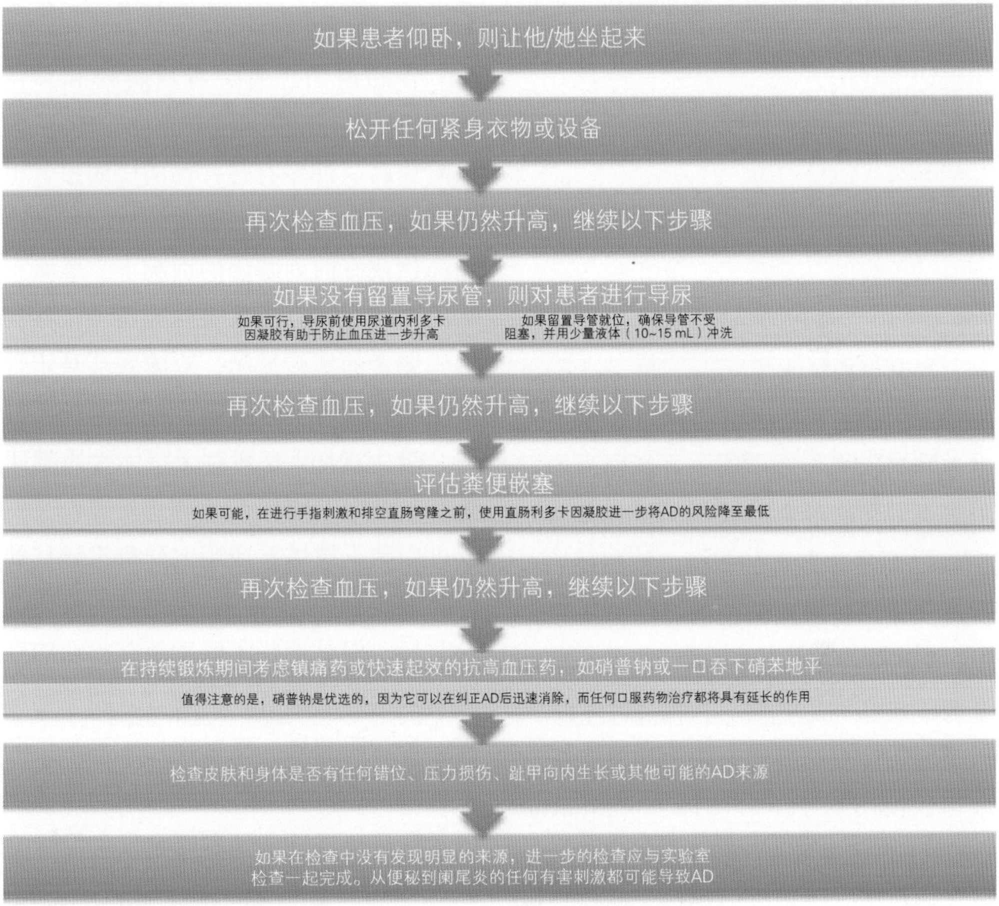

如果患者仰卧，则让他/她坐起来

松开任何紧身衣物或设备

再次检查血压，如果仍然升高，继续以下步骤

如果没有留置导尿管，则对患者进行导尿

如果可行，导尿前使用尿道内利多卡因凝胶有助于防止血压进一步升高 | 如果留置导尿管就位，确保导管不受阻塞，并用少量液体（10~15 mL）冲洗

再次检查血压，如果仍然升高，继续以下步骤

评估粪便嵌塞

如果可能，在进行手指刺激和排空直肠弯隆之前，使用直肠利多卡因凝胶进一步将AD的风险降至最低

再次检查血压，如果仍然升高，继续以下步骤

在持续锻炼期间考虑镇痛药或快速起效的抗高血压药，如硝普钠或一口吞下硝苯地平

值得注意的是，硝普钠是优选的，因为它可以在纠正AD后迅速消除，而任何口服药物治疗都将具有延长的作用

检查皮肤和身体是否有任何错位、压力损伤、趾甲向内生长或其他可能的AD来源

如果在检查中没有发现明显的来源，进一步的检查应与实验室检查一起完成。从便秘到阑尾炎的任何有害刺激都可能导致AD

图10-2　自主神经反射障碍管理流程图

临床工作者怀疑AD，则可采取如图10-2所示步骤。

　　一旦发现AD的源头且血压恢复正常，关注诱发因素是十分重要的，因此患者的治疗方案也可以相应地进行调整。因转移性疾病所致脊髓损伤的患者出现持续性AD，转移灶本身可能被肌肉、骨骼或其他组织所压迫激惹。身体可能认为这种入侵是有害的。在这种情况下，镇痛药物可以缓解AD。

（二）体位性低血压

　　自主神经反射障碍不是转移性疾病所致脊髓损伤患者的唯一心血管考虑因素。同样，由于缺乏适当的血管控制，T6及以上水平损伤的脊髓损伤患者更可能有体位性低血压的影响。OH会引起主观性头晕目眩，这不仅阻碍了正常治疗，严重的话还会引起晕厥。怀疑或已有OH的患者在坐起前应穿戴长度至大腿的弹力袜和束腹带。保守处理失败的患者可使用药物治疗。氯化钠片、米多君和氟氢可的松均可用于继发于脊髓损伤的OH治疗。考虑到氟氢可的松的类固醇性质，对于某些特定类型肿瘤的患者或者已在使用类固醇类药物的患者应谨慎使用。

五、静脉血栓栓塞性疾病

静脉血栓栓塞（venous thromboembolism，VTE）是脊髓损伤患者出现并发症和死亡的主要原因。脊髓损伤后，患者具有短暂的高凝状态，尤其容易受到Virchow's三联征的影响。据报告，在没有使用预防血栓药物的脊髓损伤患者中，VTE的概率高达100%。此外，高水平节段损伤的患者更有可能发生VTE。对于创伤性脊髓损伤，指南建议应在伤后尽快使用顺序压力设备（sequential compression devices）和低分子肝素。在康复环境中，也可以使用华法林和直接作用抗凝剂。这些血栓预防方法通常在急性脊髓损伤后8周内使用。鉴于癌症患者处于高凝状态，通常认为最好的方法是在可接受的出血风险的前提下进行更积极的预防方案。也就是说，如果脊髓损伤指南为血栓预防提供了更广的覆盖范围，那么就应该遵守这些指南，或者如果特定癌症的护理标准有更强的血栓预防指南，那么就应该遵守这些特定的指南。

六、骨质疏松症和病理性骨折

脊髓损伤患者患骨质疏松和异位骨化（heterotopic ossification，HO）的风险更高。许多有转移性疾病的患者也有骨折（病理性）和骨质疏松（长期使用药物或有前列腺癌的情况下，雄激素缺乏）的风险。有关脊髓损伤伴转移性疾病患者的实验显示，双膦酸酯对于骨质疏松的预防益处甚微。在这两类人群中，维生素D补充剂对于整体骨质健康是有益处的，但不能预防骨质疏松。对于可用腿支撑体重或用上臂负重转移的脊髓损伤患者，可逆转承重骨的骨质疏松改变，但是那些不能重新获得功能性使用来负重的患者，会随着时间的推移发展为骨质疏松。脊髓损伤后最常见的骨折部位是股骨。已知脊髓损伤慢性期患者在进行低冲击任务时会发生股骨骨折，如在转移时交叉腿。由于感觉下降，患者可能不会感知到这些骨折，直到这些区域出现红肿时才能被发现。发生红肿而无明显的脓肿或骨折的患者应进行检查来确定红肿的原因。诊断HO的金标准是三维骨扫描。HO需得到积极的治疗，因为如果不进行检查处理，它会限制运动，甚至会导致关节僵直。HO倾向的治疗是依替膦酸盐，常用剂量为每天20 mg/kg，持续2周，之后每天10 mg/kg，持续10周。使用依替膦酸盐时应监测磷水平，对于持续性高磷血症，可能需要减少该药物的剂量，甚至完全停用该药物。

七、肺功能障碍

四肢瘫的患者出现肺炎或其他肺部问题的概率更高。呼吸系统并发症是造成脊髓损伤患者死亡的首要原因。四肢瘫或高位截瘫住院康复患者应该重点加强呼吸的辅助肌（如胸大肌和胸锁乳突肌）。此外，呼吸肌可通过吸气、呼气阻力装置和有氧运动进行训练。C4或以上节段的完全性四肢瘫患者因神经源性呼吸衰竭需要通气支持。这类患者只有部分可以脱离呼吸机。膈肌起搏器可以使用，但是在转移性疾病中并不总是实用的。总体上因浸润性肿瘤或癌症而高位截瘫的患者往往预后不良。对于需要呼吸机支持的患者，影响其脱离呼吸机预后的预测指征包括用力肺活量（forced vital capacity，FVC）和用力吸气负压（negative inspiratory force，NIF）。FVC少于800 mL或NIF少于40 cmH$_2$O的患者不太可能脱离呼吸机。这些预后指标可用于判断是否接受住院康复及设定入院后的康复目标。除对通气支持的潜在性需求外，四肢瘫和中高位截瘫的患者清除分泌物也十分艰难，这是因为呼吸肌（如腹肌）无力。这些患者从床上坐起时需要束腹带以优化膈的位置，且可能需要胸部叩击、雾化器、体位引流和辅助性咳嗽来避免肺不张和肺部感染。辅助性咳嗽可通过护士、护理人员或家庭成员手动进行，也可以通过咳痰辅助设备进行。即使护理得当，脊髓损伤患者仍存在更高的包括感染在内的呼吸系统

问题的风险。在原发性肺癌、肺转移癌或转移到身体其他部位影响肺扩张或膈肌功能的情况下，这个风险会增加。此外，许多接受免疫抑制的癌症患者感染风险较高，这一事实使得合理的呼吸护理在这类患者中是非常必要的。

八、压疮

肿瘤所致脊髓损伤的患者尤其需要注意压疮。任何感觉或运动受损的患者都有压疮的风险。压疮明显增加了人体对热量和蛋白质的需求，这可能会成为肿瘤所致脊髓损伤患者的一个问题。脊髓损伤后，起初的2~3个月里，为了肌肉重建和增加肌肉力量，需要摄入更多热量，但是这些患者常常遭受因肿瘤本身或副肿瘤综合征所致的食欲减退。此外，肿瘤也会和宿主争夺营养。压疮是营养物质的另一个竞争者，所以压疮可能会恶化这类患者的预后。感觉或运动损伤的脊髓损伤患者在卧床时，应每隔2 h做一次翻身，并且患者每坐20 min就需要进行一次压力解除，以预防压疮。对于这些患者来说，避免长期接触坚硬的表面是十分重要的（如脚抵靠医院病床的尾部）。当压疮发生时，应向专业的脊髓损伤康复医师或创伤护理医师寻求咨询。

九、免疫抑制与感染风险

肿瘤所致脊髓损伤的患者通常伴有血细胞减少，或因化疗、同时使用类固醇和继发于血液病的低丙种球蛋白血

症而感染的风险更高。虽然没有文献表明脊髓损伤患者的免疫系统功能低下，但考虑到呼吸和膀胱功能的生理变化，以及压力性损伤的倾向，他们更容易感染。参与IPR的患者常与其他患者在同一场所内进行锻炼。如果患者感染的风险特别高，则应对该患者采取适当的预防措施。

十、脊髓损伤和癌症的疼痛

脊髓损伤患者和肿瘤患者中最常见的并发症是疼痛。因为肿瘤影响了神经系统，所以患者易经历神经性疼痛和伤害性疼痛。转移癌患者也可能经历内脏痛。继发于转移癌或肿瘤的脊髓损伤患者和预后不良的患者发生疼痛时，需要考虑使用阿片类药物来提高生活质量。脊髓损伤的急性期，阿片类药物可能是必要的，如果患者有良好预后且疼痛与转移无关，这些药物最好在IPR出院前停用。肿瘤所致脊髓损伤中最常见的疼痛是伤害性轴向脊柱疼痛，通常被描述为钝痛、酸痛或跳痛。一般在打喷嚏、咳嗽、腹压或胸膜腔内压稍微增加时都会加重疼痛，仰卧或斜卧的姿势通常也会加重疼痛。这种类型的疼痛常常与肿瘤本身有关。脊髓损伤也常出现神经病理性疼痛。当疼痛定位于神经损伤下三个皮节内，有关脊髓损伤的神经病理性疼痛被分类于损伤平面脊髓损伤疼痛；当定位超过神经水平的三个皮节时，分类于损伤平面下脊髓损伤疼痛。

但损伤水平下脊髓损伤疼痛也可以出现于神经水平或低于神经水平。损伤平面和损伤平面下疼痛常被形容为"电击样""麻木""刺痛""灼烧"或"紧张性压力"。这些类型疼痛的一线药物治疗包括加巴喷丁类药物、普瑞巴林，以及三环类抗抑郁药。二线药物治疗是弱阿片类药物和5-羟色胺去甲肾上腺素再摄取抑制剂（serotonin-noradrenalin reuptake inhibitor，SNRI）曲马多的组合。可以考虑的其他治疗方法包括其他SNRIs，如度洛西汀，但度洛西汀在脊髓损伤疼痛治疗有效性的相关证据薄弱。物理治疗和作业治疗过程中，疼痛管理十分重要，因为只有疼痛控制得好，才能促进患者充分参与治疗，但仍要患者保持足够清醒，以跟随指令且掌握治疗中学习到的技能。

十一、血液和电解质紊乱

血液疾病在不同类型恶性肿瘤的患者中十分常见。在IPR中最值得考虑的是全血细胞减少症。患者可能表现出低水平的白细胞、血红蛋白和血小板，或者这些指标的任何组合。贫血患者将更易发生OH，并且会显得更疲劳，较难参与住院康复。症状性贫血常通过输血进行治疗，但是当患者的血红蛋白水平低于输血水平时应与患者的血液科医师/肿瘤科医师讨论。血小板减少症的患者在进行特定康复治疗时可能有出血风险。为了避免出血，应与患者的血液科医师/肿瘤科医师确定患者安全的血小板水平。需要密切注意这些患者的生命体征，应认真对待和评估血容量不足（贫血或出血）的迹象，如心动过速和低血压。至少每周应进行一次实验室检查，对于已患全血细胞减少症或任何其他血液疾病风险的患者，更应经常进行此类检查。

高钙血症常常发生于癌症患者中，特别是乳腺癌、肺癌和多发性骨髓瘤患者。严重高钙血症会威胁生命，所以如果有这个情况时，要高度警惕。高钙血症最常见的主诉是肌肉痉挛和疼痛。诊断需要实验室检查，治疗最常涉及水合作用、降钙素、去甲肾上腺素和（或）双膦酸盐。已知有肾脏疾病的患者可能需要血液透析来治疗高钙血症。症状性高钙血症或血钙超过12 g/dL需要呼叫肿瘤科医师。

十二、营养考虑因素

饮食和营养考虑因素在癌症所致脊髓损伤患者住院康复中起到重要作用。急性期的脊髓损伤和瘫痪由于代谢紊乱导致负氮平衡和高钙血症状态。负氮平衡是十分重要的，因为氮在构建肌肉时是必不可少的。研究发现，急性脊髓损伤患者即使每天增加蛋白质摄入量达2.4 g/kg理想体重，也不能预防负氮平衡。脊髓损伤急性期的其他营养不足包括白蛋白、胡萝卜素、转铁蛋白、抗坏血酸盐、叶酸和铜的不足。

因此，增加热量和蛋白质摄入对于脊髓损伤患者是必要的，需要用来维持理想体重、补充代谢产物并增强肌肉，同时促进神经损伤愈合。考虑到竞争性营养需求，即基础热量需求、脊髓损伤愈合的热量需求，以及癌症或肿瘤的热量需求，这种热量需求的增加对患者来说可能特别难，因为他们通常食欲减退，而且化疗和放疗的不良反应使他们难以进食。如果没有适当的营养，这些同时有脊髓损伤和癌症的患者可能比单独诊断的患者更快出现营养不良。

值得注意的是，在脊髓损伤急性期后，这些患者对热量摄入量的需求下降，减少的情况与其瘫痪程度相关。研究表明，四肢瘫患者每天需要约23 kcal/kg，截瘫患者每天需要28 kcal/kg来维持理想体重。而当四肢瘫/截瘫患者伴有肿瘤时，便需要在这个基础上增加热量摄入量。

十三、情绪障碍

肿瘤所致脊髓损伤患者有抑郁、焦虑和其他情绪障碍的风险。永久性肢体残疾或死亡的可能性可能使患者不堪重负，并导致各种情绪障碍。在这些患者住院康复方案中需纳入心理学来讨论和缓解这些问题。康复医师需要激励患者充分参与住院康复，同时还要解决他们的心理需求，两者兼顾是非常困难的，特别是考虑到医疗保险所允许的住院时长是有限的。所以，从入院开始，与患者及其家属沟通来建立IPR目标是很重要的。

应该考虑给这些患者服用抗抑郁药或抗焦虑药，特别是那些有疼痛问题的患者。对于更复杂的情况，咨询精神病学专业人员对患者是有益的。社会工作人员也可提供一定程度的心理治疗及受欢迎的资源给患者及其家属，给他们提供从IPR出院后能协调继续护理的信息和资源。

十四、临终考虑

大多数IPR患者都经历过创伤性事件，但仍期待改善疾病状态、功能和心理社会状态。然而，对于因肿瘤继发脊髓损伤而入院接受IPR的患者而言，情况并非总是如此，因为其中许多患者的长期预后较差。这就需要康复医师进行他们不习惯的、可能感到困难的对话。

例如，癌症所致的脊髓损伤患者应该进行不同抢救方式的宣教。许多患者可能选择不抢救（do not resuscitate，DNR）或不插管（do not intubate，DNI）状态，但是他们做出决定的前提是不仅需要彻底了解不抢救或不插管的含义，而且还应充分了解其诊断和预后。

有时，癌症所致的脊髓损伤患者在没有完整诊断的情况下就被转到IPR（可能由于病理诊断尚待确定），或是对他们自己的预后没有完整地理解。建议在一开始进行病史和体格检查时，康复医师就要记录患者对他们的医疗状态，特别是对脊髓损伤和癌症诊断预后的理解。

当遇到患者转至IPR但诊断尚未确定的情况时，最好与患者的血液科医师或肿瘤医师讨论。在患者不了解或不完全了解他们肿瘤的诊断或预后时，建议与患者、家庭成员或朋友（患者同意参与）、患者的血液科医师或肿瘤医师、心理咨询师和临终关怀姑息性治疗人员（如果预后不良）协调开展会议。这个会议应围绕确保患者了解他们的预后、治疗选择和方案，以及IPR的重要性和目的（IPR目标设置详见后续部分）。偶尔会有其他专业人员无法通过面对面而是通过电话来帮助讨论预后的情况。在这种情况下，康复医师的任务则是需要承担这些讨论。应该诚实而不逾越专业知识地给予癌症诊断，但对预后的探讨最好通过血液科医师或肿瘤医师传达，并尽快协调后续的咨询或谈话。无论这些内容如何传递，患者或其家属都将一定是情绪化的。重要的是，给予患者足够的时间来处理所接收的任何信息并询问任何后续问题。也建议询问患者和患者选择参与的家庭成员与朋友是否都理解所给予的信息，甚至要求他们回述他们对所传递信息的理解。这个会议结束时应告知参与者可在会后继续交谈和提问。

第五节 住院康复

目标设定

癌症所致脊髓损伤患者的住院康复目标很大程度上取决于脊髓损伤水平和癌症或肿瘤的预后。患者确有医疗和康复的需求时，可以安排住院康复。医疗需求需要医师的日常监督，可能包括但不限于疼痛、神经源性肠和膀胱，以及抗凝或血糖的管理。康复需求需要物理治疗加上作业或言语治疗。属于物理治疗权限范围内的具体需求包括功能性活动任务，如上下床、转移和步行。属于作业治疗权限范围内的具体需求包括进行日常生活活动，如穿衣和刷牙或洗澡。作业治疗也可包括认知任务和评估，其中一些被称为工具性日常生活活动，其中可能包括正确改变或管理财务的能力。言语治疗集中于言语质量、吞咽和认知。

IPR最好还要包括其他成员来组成患者护理团队。在脊髓损伤专业病区通常包括文娱治疗、神经心理学和社会工作。文娱治疗重点在于利用社区整合作为脊髓损伤患者康复的一种形式。例如，文娱治疗师可以带脊髓损伤患者在IPR期间前往电影院。在前往电影院的过程中，患者需要能转移到汽车里或能乘坐公共交通，且能穿行在拥挤的电影院里，拿零食或饮料的同时推轮椅。这些是用于应对日常事件重要的学习经验，是患者重新融入社会的重要组成部分。有脊髓损伤管理经验的心理学家是团队必不可少的重要成员。继发于肿瘤的脊髓损伤患者有许多有关癌症预后和脊髓损伤相关病变的心理障碍。心理损伤是很难克服的，有时会阻碍患者参与治疗。神经心理团队给予的动力、见解和护理可帮助患者优化他们的住院时间，也可帮助患者及其家庭成员最终过渡回家。

不同水平的脊髓损伤患者预期结果不同。在首次评估癌症所致脊髓损伤患者的IPR时，考虑患者的短期和长期目标至关重要。短期目标通常是安全出院计划，并教育患者如何照顾自己，以及如何指导他人更好地帮助自己。在癌症预后不良的患者中，需要对这些短期目标进行调整，以教育家庭成员对患者进行部分或全部的适当护理。在这些情况下，IPR的首要目标是家庭训练和设备评估。这并不意味着患者在IPR期间不朝着最大独立性的目标去努力，但是这确实意味着团队应重点让患者出院回家，以最大限度地延长患者在家与家人相处的时间。表10-1显示了完全性脊髓损伤患者基于损伤程度的预期最大长期目标。对于预后良好的完全性脊髓损伤患者，这些目标应在IPR期间或受伤后最初6个月通过门诊随访和治疗来实现。继发于癌症或肿瘤的脊髓损伤患者或非完全性脊髓损伤的患者可能实现高于表中所列的目标。超过70%有创伤性

表10-1 癌症导致完全性脊髓损伤患者的目标

	C4及以上	C5	C6	C7	C8及以上
进食和梳洗	完全依赖	部分独立至最小辅助	部分独立	部分独立至完全独立	完全独立
穿衣	完全依赖	上半身辅助，下半身依赖	下半身部分辅助	部分独立至完全独立	完全独立
沐浴	完全依赖	中等到最大的辅助	最小的辅助	部分独立至接触保护协助	部分独立至完全独立
床上移动	完全依赖	中等到最大的辅助	密切监督或接触保护协助	部分独立	完全独立
转移	完全依赖	中等到最大的辅助	接触保护协助至最小辅助	部分独立	完全独立
轮椅	可驾驶电动轮椅	使用电动轮椅完全独立，使用可调整的手动轮椅	使用可调整的手动轮椅	部分独立	完全独立
如厕	完全依赖	完全依赖	部分独立	部分独立	完全独立

脊髓损伤和AIS分级为"D"的患者，以及将近40%创伤性脊髓损伤和AIS分级为"C"的患者在接受IPR和出院后门诊随访后，可实现有或无设备辅助下的移动。没有关于继发于癌症的脊髓损伤患者预后行走的研究，但先前所提到的统计学结果可被用于设置住院和长期康复目标。康复被证明在脊柱有良性或恶性肿瘤导致脊髓损伤的患者中有积极结果。有实验证明，超过84%的肿瘤所致脊髓损伤患者可出院且在出院后3个月维持他们的功能水平。也有研究表明，患者在IPR过程中功能进展的程度会影响预后生存。那些在FIM中进步得分低于13分，且FIM总分低于65分的人生存率可能更差。

继发于癌症的脊髓损伤患者可能因多种原因不能实现所有预期的功能目标。癌症相关性疲劳（cancer-related fatigue，CRF）是IPR期间一个重要问题。通常，最好在患者不易出现疲劳症状的当天较早时间进行前负荷治疗。放疗或化疗本身的不良反应可能也限制患者参与IPR的能力。常见不良反应如恶心、腹泻和情绪改变，应积极对症治疗来保证最大的生活质量和治疗的耐受度。化疗所致周围神经病变是另一个严重问题。周围神经病变可导致感觉和本体感觉减退，从而使得患者尤其是脊髓损伤患者步行困难。这些症状可在接受化疗的数月后出现，在出现疼痛时应使用药物治疗。也应该与肿瘤医师讨论这些症状，特别是患者仍在接受化疗的情况下，因为这可能影响患者的化疗方案。

因多种原因，IPR期间的化疗和放疗联合治疗常常十分困难。首先，IPR

通常要根据商定的费率进行报销，但是该费率通常不包括化疗和放疗的费用，而这些费用通常非常昂贵。这使得许多患者无法得到他们所需要的护理，要么阻止他们接受IPR，要么让他们留在不同的医院接受化疗。同时，放疗和化疗常导致疲劳，因此最好在住院康复治疗结束后的当天晚些时候进行。如果化疗是每周一次或更少，那么可以在几乎没有治疗人员在场的情况下的前一天晚上给药。一般是在周日的前一天，即周六的晚上给药。

治疗团队应根据患者的癌症预后调整治疗方法。那些预后不良的患者应缩短住院时长，以关注生活质量和家庭训练。姑息性治疗医师、肿瘤学和神经心理学专家应大量介入。有进展性疾病的患者应在IPR出院后密切跟踪，因为他们的功能需求可能随时间的推移而下降。例如，患者在出院时使用手动轮椅，但数月或数年后可能功能减退且需要电动轮椅。在预期快速下降的情况下，应订购可适应预期较低功能水平的设备。

第六节　出院计划

出院计划应在患者进入IPR的第一天开始。如前所述，IPR住院时长和目标期望根据患者受伤水平和导致脊髓损伤的肿瘤或癌症的预后而不同。家庭会议（表10-2）是制订出院计划和指导制订近期、长期和未来目标的重要组成部分。家庭会议包括患者、患者家属或亲人，以及康复团队的全部成员共同参

表10-2　家庭会议大纲		
家庭会议		
讨论当前的医疗状态/状况	**讨论住院康复（IPR）的目标**	**讨论长期目标**
询问患者及其家属对患者状况的了解情况 填补与脊髓损伤相关的医疗状况空白 • 预后、肠道、膀胱、疼痛等重要的是，要倾听患者及其家属的意见，并认可他们在会议期间的任何恐惧或担忧	询问患者及其家属的期望是什么 • 包括患者特定的愿望（例如，如果患者是厨师，则烹饪可能是其特定的愿望） 医师需尽可能独立地讨论IPR出院回家的总体目标，必要时进行家庭培训等 物理治疗师、作业治疗师和任何其他治疗师，在IPR期间和出院后的几个月内提供他们对目标的见解 • 包括轮椅和病床等设备需求	询问患者及其家属的长期目标是什么 • 包括患者特定的愿望 医师根据检查和当前进展讨论可实现的目标 如果合适，向患者保证目标是有根据的估计，通过努力训练可能会超过目标 如果预后较差，姑息性治疗可以纳入会议中 神经心理学专家与患者讨论他们的工作经验 社会工作者讨论患者保险提供的设备和家庭护理选项

与举行。家庭会议由康复医师主持，会议内容应包含患者的当前状态、IPR计划，以及出院回家后的继续治疗计划。

最大化实行居家和门诊治疗是实现癌症所致脊髓损伤患者最大化功能恢复所必需的。通常，患者出院后会接受居家物理治疗和作业治疗服务。这有助于过渡回家，同时还应允许治疗师评估患者在其居住环境中的情况，并解决家庭中可能出现的任何问题，例如，在比医院更狭窄的浴室中的转移困难。

经过短暂的过渡，一般一个月或更短，患者应过渡到门诊治疗，以完成更高水平的康复目标和任务。

患者应定期接受脊髓损伤专业康复医师的随访，这样不仅可以继续协调门诊治疗，也可以继续与患者及其家属沟通资源、期望、设备、疼痛、患者衰退和任何其他从IPR出院后出现的新情况。继发于癌症或肿瘤的脊髓损伤患者的管理和康复是困难的和不可预知的。没有两个患者是相同的，要获得最佳的生活质量结果，必须对患者的细微体征保持警惕。

第七节　结论

癌症所致脊髓损伤的住院康复是特殊的，需要理解针对这个人群的医疗问题，且跨学科的方法不仅要涵盖经典的IPR模型，还要包括必要的医疗团队，如临终和姑息性护理或肿瘤医师。考虑患者及其家属的目标一向是很重要的，但鉴于患者疾病状态，医师有责任在任何预后和（或）时间限制内帮助患者实现切实可行的生活质量目标。IPR对癌症导致的脊髓损伤患者的影响是无价的，它可以给患者提供机会，使他们的生活在经历了改变生命的诊断后最大限度地向前发展。

参考文献

[1] Carr J, Finlay P, Pearson D, Thompson K, White H. Neurological tumours and associated conditions. In: Rankin J, Robb K, Murtagh N, Cooper J, Lewis S, eds. *Rehabilitation in Cancer Care*. Oxford: Blackwell Publishing Ltd; 2008: 99-108.

[2] Kirshblum S, O'Dell MW, Ho C, Barr K. Rehabilitation of persons with central nervous system tumors. *Cancer*. 2001;92(4 suppl):1029-1038.

[3] Abrahm JL, Banffy MB, Harris MB. Spinal cord compression in patients with advanced metastatic disease: 'all I care about is walking and living my life. *JAMA*. 2008; 299(8):937-946.

[4] Guo Y, Young B, Palmer JL, Mun Y, Bruera E. Prognostic factors for survival in metastatic spinal cord compression: a retrospective study in a rehabilitation setting. *Am J Phys Med Rehabil*. 2003;82(9):665-668.

[5] Fitzsimmons A, Wen P. *Tumors of the Spinal Cord* [Chapter 99]; 2015. https://clinicalgate.com/tumors-of-the-spinal-cord/.

[6] McKinley WO, Seel RT, Hardman JT. Nontraumatic spinal cord injury: incidence, epidemiology, and functional outcome. *Arch Phys Med Rehabil*. 1999;80(6):619-623.

[7] McKinley W. Rehabilitation of patients with spinal cord dysfunction. In: Stubblefield MD,

O'Dell MW, eds. *Cancer Rehabilitation: Principles and Practice*. New York: Demos Medical Publishing, LLC; 2009:533-550.

[8] Heary RF, Bono CM. Metastatic spinal tumors. *Neurosurg Focus*. 2001;11(6):E1.

[9] Bowers DC, Weprin BE. Intramedullary spinal cord tumors. *Curr Treat Options Neurol*. 2003;5(3):207-212.

[10] Tan M, New P. Survival after rehabilitation for spinal cord injury due to tumor: a 12-year retrospective study. *J Neurooncol*. 2011;104(1):233-238.

[11] Drudge-Coates L, Rajbabu K. Diagnosis and management of malignant spinal cord compression: Part 1. *Int J Palliat Nurs*. 2008;14(3):110-116.

[12] Cowap J, Hardy JR, A'Hern R. Outcome of malignant spinal cord compression at a cancer center: implications for palliative care services. *J Pain Symptom Manage*. 2000; 19(4):257-264.

[13] Sundaresan N, Sachdev VP, Holland JF, et al. Surgical treatment of spinal cord compression from epidural metastasis. *J Clin Oncol*. 1995;13(9):2330-2335.

[14] Rades D, Karstens JH. A comparison of two different radiation schedules for metastatic spinal cord compression considering a new prognostic factor. *Strahlenther Onkol*. 2002;178(10):556-561.

[15] Woodley R, Martin D. Chronic nontraumatic myelopathies. In: Lin V, ed. *Spinal Cord Medicine: Principles and Practice*. New York: Demos Medical Publishing, LLC; 2002:419-427.

[16] Rampling R, Symonds P. Radiation myelopathy. *Curr Opin Neurol*. 1998;11(6):627-632.

[17] Drudge-Coates L, Rajbabu K. Diagnosis and management of malignant spinal cord compression: part 2. *Int J Palliat Nurs*. 2008;14(4):175-180.

[18] Nagata M, Ueda T, Komiya A, et al. Treatment and prognosis of patients with paraplegia or quadriplegia because of metastatic spinal cord compression in prostate cancer. *Prostate Cancer Prostatic Dis*. 2003; 6(2):169-173.

[19] Rades D, Rudat V, Veninga T, et al. A score predicting post-treatment ambulatory status in patients irradiated for metastatic spinal cord compression. *Int J Radiat Oncol Biol Phys*. 2008;72(3):905-908.

[20] Le H, Balabhadra R, Park J, Kim D. Surgical treatment of tumors involving the cervicothoracic junction. *Neurosurg Focus*. 2003;15(5):E3.

[21] Raco A, Esposito V, Lenzi J, Piccirilli M, Delfini R, Cantore G. Long-term follow-up of intramedullary spinal cord tumors: a series of 202 cases. *Neurosurgery*. 2005; 56(5):972-981.

[22] Washington CM, Leaver DT. *Principles and Practices of Radiation Therapy*. 2nd ed. St Louis, MO: Mosby; 2004.

[23] Baumann M, Budach V, Appold S. Radiation tolerance of the human spinal cord. *Strahlenther Onkol*. 1994;170(3): 131-139.

[24] Nieder C, Andratschke NH, Grosu AL. Effects of radiotherapy and chemotherapy on sensory deficits from spinal cord damage. *Acta Oncol*. 2005;44(4):412-414.

[25] McKinley WO, Conti-Wyneken AR, Vokac CW, Cifu DX. Rehabilitative functional outcome of patients with neoplastic spinal cord compression. *Arch Phys Med Rehabil*. 1996;77(9):892-895.

[26] Foley KM. The treatment of pain in the patient with cancer. *CA Cancer J Clin*. 1986;36(4):194-215.

[27] Bach F, Larsen BH, Rohde K, et al. Metastatic spinal cord compression, occurrence, symptoms, clinical presentations and prognosis in 398 patients with spinal cord

compression. *Acta Neurochir (Wien)*. 1990;107(1-2): 37-43.

[28] Helweg-Larsen S, Sorensen PS. Symptoms and signs in metastatic spinal cord compression: a study of progression from first symptom until diagnosis in 153 patients. *Eur J Cancer*. 1994;30A(3):396-398.

[29] Donnelly C, Eng JJ. Pain following spinal cord injury: the impact on community reintegration. *Spinal Cord*. 2005; 43(5):278-282.

[30] Jadad AR, Browman GP. The WHO analgesic ladder for cancer pain management. Stepping up the quality of its evaluation. *JAMA*. 1995;274(23):1870-1873.

[31] Mirrakhimov A. Hypercalcemia of malignancy: an update on pathogenesis and management. *North Am J Med Sci*. 2015;7(11):483-493.

[32] Laven G, Chi-Tsou H, DeVivo M, Stover S, Kuhlemeir K, Fine P. Nutritional status during the acute stage of spinal cord injury. *Arch Phys Med Rehabil*. 1989;70(4):277-282.

[33] Cox SA, Weiss SM, Posuniak EA, Worthington P, Prioleau M, Heffley G. Energy expenditure after spinal cord injury: an evaluation of stable rehabilitating patients. *J Trauma*. 1985;25(5):419-423.

[34] Rodriguez D, Clevenger F, Osler T. Obligatory negative nitrogen balance following spinal cord injury. *J Parenter Enter Nutr*. 1991;15(3):319-322.

[35] Stiens SA, Bergman SB, Goetz LL. Neurogenic bowel dysfunction after spinal cord injury: clinical evaluation and rehabilitative management. *Arch Phys Med Rehabil*. 1997;78(3 suppl):S86-S102.

[36] Schiff D. Spinal cord compression. *Neurol Clin*. 2003; 21(1):67-86.

[37] Miaskowski C, Cleary J, Burney R. *Guideline for the Management of Cancer Pain in Adults and Children. APS Clinical Prac-*

tice Guideline Series, No 3. Glenview, IL: American Pain Society; 2005.

[38] Henry RF, Rilart R. Tumors of the spine and spinal cord. In: Kirshblum SK, Campagnolo DI, DeLisa JA, eds. *Spinal Cord Medicine*. Philadelphia: Lippincott Williams & Wilkins; 2002:480-497.

[39] Davis A, Nagelhout MJ, Hoban M, Barnard B. Bowel management: a quality assurance approach to upgrading programs. *J Gerontol Nurs*. 1986;12(5):13-17.

[40] Zejdlik CP. Reestablishing bowel control. In: Zejdlik CP, ed. *Management of Spinal Cord Injury*. 2nd ed. Boston: Jones and Bartlett; 1992:397-416.

[41] Spinal Cord Medicine Consortium. Neurogenic bowel management in adults with spinal cord injury: a clinical practice guideline for healthcare providers. *J Spinal Cord Med*. 1998;21(3):248-293.

[42] Reitz A, Haferkamp A, Wagener N, Gerner HJ, Hohenfellner M. Neurogenic bladder dysfunction in patients with neoplastic spinal cord compression: adaptation of the bladder management strategy to the underlying disease. *NeuroRehabilitation*. 2006;21(1):65-69.

[43] Consortium for Spinal Cord Medicine. Bladder management for adults with spinal cord injury: a clinical practice guideline for health-care providers. *J Spinal Cord Med*. 2006;29(5):527-573.

[44] Krassioukov A, Fulran J, Fehlings M. Autonomic dysreflexia in acute spinal cord injury: an under-recognized clinical entity. *J Neurotrauma*. 2004;20(8):707-716.

[45] Consortium for Spinal Cord Medicine. *Acute Management of Autonomic Dysreflexia*. 2nd ed. 2001.

[46] Krassioukov A, Eng J, Warburton D, Teassell R. A systematic review of the management

of orthostatic hypotension following spinal cord injury. *Arch Phys Med Rehabil.* 2009;90(5):876-885.

[47] Klastersky J. From best supportive care to early palliative care. *Curr Opin Oncol.* 2011;23(4):311-312.

[48] Vargo MM, Gerber LH. Rehabilitation for patients with cancer diagnoses. In: DeLisa JA, ed. *Physical Medicine & Rehabilitation: Principles and Practice.* Philadelphia: Lippin- cott Williams & Wilkins; 2005:1771-1794.

[49] Consortium for Spinal Cord Medicine Clinical Practice Guidelines. *Pressure Ulcer Prevention and Treatment Following Spinal Cord Injury: A Clinical Practice Guideline for Health-care Professionals.* 2nd ed. 2014.

[50] Freifeld AG, Kaul DR. Infection in the patient with cancer. In: Abeloff MD, ed. *Abeloff's Clinical Oncology.* 4th ed. Philadelphia: Churchill Livingstone Elsevier; 2008:717-718.

[51] Dworkin RH, O'Connor AB, Backonja M, et al. Pharmacologic management of neuropathic pain: evidence-based recommendations. *Pain.* 2007;132(3):237-251.

[52] Levendoglu F, Ogun CO, Ozerbil O, Ogun TC, Ugurlu H. Gabapentin is a first line drug for the treatment of neuropathic pain in spinal cord injury. *Spine.* 2004;29(7): 743-751.

[53] Cardenas DD, Warms CA, Turner JA, Marshall H, Brooke MM, Loeser JD. Efficacy of amitriptyline for relief of pain in spinal cord injury: results of a randomized controlled trial. *Pain.* 2002;96(3):365-373.

[54] Siddall PJ, Cousins MJ, Otte A, Griesing T, Chambers R, Murphy TK. Pregabalin in central neuropathic pain associated with spinal cord injury: a placebo controlled trial. *Neurology.* 2006;67(10):1792-1800.

[55] Levack P, Graham J, Kidd J. Listen to the patient: quality of life of patients with recently diagnosed malignant cord compression in relation to their disability. *Palliat Med.* 2004; 18(7):594-601.

[56] Murray PK. Functional outcome and survival in spinal cord injury secondary to neoplasia. *Cancer.* 1985;55(1): 197-201.

[57] Eriks IE, Angenot EL, Lankhorst GJ. Epidural metastatic spinal cord compression: functional outcome and survival after inpatient rehabilitation. *Spinal Cord.* 2004;42(4): 235-239.

[58] Tang V, Harvey D, Park Dorsay J, Jiang S, Rathbone MP. Prognostic indicators in metastatic spinal cord compres sion: using functional independence measure and Tokuhashi scale to optimize rehabilitation planning. *Spinal Cord.* 2007;45(10):671-677.

[59] Raven RW. Rehabilitation of patients with paralyses caused by cancer. *Clin Oncol.* 1975;1(3):263-268.

第十一章

脑癌和脊髓癌患儿的康复治疗

作者: NAOMI KAPLAN, BSC（HONS）, MBBS·COSMO KWOK, MD·RUTH E. ALEJANDRO, MD·HILARY BERLIN, MD

第一节 概述

中枢神经系统肿瘤占所有儿童癌症的25%。原发性中枢神经系统肿瘤是儿童第二种常见的肿瘤，也是最常见的实体肿瘤。中枢神经系统肿瘤包括脑和脊髓的非恶性肿瘤及恶性肿瘤，是导致儿童癌症相关死亡和高发病率的主要原因。儿童脑和脊髓肿瘤在相对发病率、组织学特征、起源部位和对治疗的反应性方面与成年人的肿瘤不同。确定儿童中枢神经系统肿瘤（pediatric central nervous system tumors, PCNST）准确发病率是一项挑战，因为它们不仅是一个具有超过100个不同病理实体的多样化群体，且随着时间的推移，癌症登记的要求与分类发生了改变，诊断技术也出现了改进。儿童脑转移的发生率为1%~20%，而成人为20%~40%。

据美国中央脑肿瘤登记处（Central Brain Tumor Registry of the United States, CBTRUS）估计，每年大约有4 300名美国儿童被诊断出患有脑肿瘤。原发性脑肿瘤更为常见，占儿童中枢神经系统肿瘤的98%~99%，而原发性脊髓肿瘤占剩余的1%~2%。原发性中枢神经系统肿瘤的分类是基于组织病理学的，但是肿瘤的位置和扩散的范围是治疗和预后需要着重考虑的。

本章将重点介绍儿童中枢神经系统肿瘤的各个方面。尽管新兴的和试验性的治疗方法在制订儿童癌症康复计划时也很重要，但本章将不会详细介绍这方面的知识。

原发性中枢神经系统恶性肿瘤是最常见的儿童实质器官肿瘤，也是仅次于血液系统恶性肿瘤的第二种常见的儿童恶性肿瘤。尽管早期肿瘤诊断方面有了重大进展，儿童肿瘤治疗方面也出现了更有效的方法，但恶性脑肿瘤的死亡率和发病率仍然显著高于白血病。20世纪70年代至80年代，CT和MRI的引入，诊断技术得到了改善，发病率最初有所上升。在过去15年中，由于先进的技术和更好的治疗，所有年龄组的发病率每年下降约0.2%。

　　总的来说，儿童癌症很罕见，但儿童中枢神经系统肿瘤是导致美国1~19岁癌症患者死亡的主要原因，这一事实凸显了其在儿童人群中的重要性。认识到儿童和成人中枢神经系统肿瘤患者之间的差异是非常关键的，因为这对未来的研究、治疗和预后因素具有重要意义。例如，特定的组织学类型在儿童中比在成人中更常见；儿童和成人胶质瘤在分子生物学和肿瘤行为方面存在显著差异。儿童原发性脑肿瘤中恶性肿瘤的比例较高。由于化疗、放疗和神经外科的多模式治疗方案，加上积极的支持治疗方案，儿童患者的总体生存率持续上升。然而，癌症在接受治疗后还存在并发症，任何器官系统都可能受到癌症治疗的影响。因此，全面的长期随访（long-term follow-up，LTFU）护理对这一高危儿童人群，尤其是在他们发育成熟和作为成年幸存者期间至关重要。儿童癌症生存率与神经认知、肌肉骨骼和内分泌紊乱，以及生活质量和生存质量下降有关。儿童肿瘤协作组（Children's Oncology Group，COG）根据先前的治疗制定了循证筛查建议，以便在幸存者护理计划（survivorship care plans，SCPs）中对儿童幸存者身体迟发效应进行长期随访。幸存者护理计划是被用于指导肿瘤临床环境下最佳的、个体化的跨学科护理，可指导患儿成年

后转诊到初级保健医师处。幸存者护理计划包括必要的监测和筛查建议，以预防和减少由于接受癌症治疗而产生的影响。根据2003年美国医学研究所的一份题为"儿童癌症幸存者：改善护理和生活质量"的报告，大约25%的幸存者将经历危及生命或严重的迟发效应。对于儿童癌症幸存者来说，在整个童年和成年期每年接受一次全面长期的随访护理是至关重要的。长期随访护理应采用跨学科方法，以确保提供以患者家庭为中心的护理。

第二节　肿瘤

　　尽管5%的儿童脑肿瘤病例与增加癌症风险的遗传综合征有关，但大多数儿童脑肿瘤病例是散发性的。在Ⅰ型神经纤维瘤中，神经纤维瘤主要影响周围神经系统。在Ⅱ型神经纤维瘤中，相关肿瘤为神经鞘瘤、脑膜瘤和胶质错构瘤。患有结节性硬化症的儿童可能有中枢神经系统肿瘤，包括皮质错构瘤、皮质下神经胶质错构瘤、室管膜下胶质结节和室管膜下巨细胞型星形细胞瘤（最常见）。Cowden病（Cowden disease）与小脑发育不良的神经节细胞瘤有关，是一种良性肿瘤。希佩尔-林道病（von Hippel-Lindau disease，又称脑视网膜血管瘤病）与神经系统和视网膜的血管母细胞瘤有关。特科特综合征（Turcot syndrome），又称胶质瘤息肉病综合征，与胶质母细胞瘤有关。利-弗劳梅

尼综合征（Li-Fraumeni syndrome）的特征是儿童和年轻人的多种原发性肿瘤，包括低级别星形细胞瘤、间变性星形细胞瘤、胶质母细胞瘤、髓母细胞瘤和原始神经外胚层肿瘤。痣样基底细胞癌综合征（nevoid basal cell carcinoma syndrome）也与髓母细胞瘤有关。在横纹肌样肿瘤易感综合征中，非典型畸胎样/横纹肌样肿瘤（atypical teratoid/rhabdoid tumor，AT/RT）是一种高度恶性的中枢神经系统肿瘤。

接触电离辐射的环境暴露，如以前的放疗（由于反复的诊断成像或治疗），已经牵涉到脑膜瘤、胶质瘤和神经鞘肿瘤。没有明确的证据表明这与创伤、饮食或电磁场有关。

组织学上良性肿瘤可能危及生命，因为它在颅骨内有占位效应、局部浸润，以及对一些人来说有恶性转化的风险。疾病和治疗的显著发病率导致健康相关生活质量下降。

原发性脑肿瘤起源于中枢神经系统多种细胞类型中的一种。诊断、治疗和预后取决于肿瘤细胞的来源、生长方式和位置。

脑肿瘤分为半球肿瘤、颅中窝肿瘤或颅后窝肿瘤。脊髓肿瘤分为硬膜内肿瘤和硬膜外肿瘤。硬膜内肿瘤可以是髓内的，更常见的是髓外的。

星形细胞瘤可以出现在中枢神经系统的任何部位。症状的表现取决于肿瘤的位置、肿瘤的生长速度、肿瘤的大小和儿童的年龄/发育年龄。位于下丘脑的低级别星形细胞瘤可导致间脑综合征，导致瘦弱且看似兴奋的儿童在几乎没有其他神经系统表现的情况下发育不良，无法成长。诊断通常局限于脑部或脊柱的磁共振成像。分类依据WHO组织学分级（Ⅰ级和Ⅱ级较低，而Ⅲ级和Ⅳ级较高）。位于小脑的星形细胞瘤80%以上为低级别，恶性肿瘤在这个部位很少见。高级别星形细胞瘤是局部侵袭性的、广泛的，并倾向于发生在大脑幕上区。发生于脑干的星形细胞瘤可以是任何级别的，肿瘤仅累及脑桥时倾向于高级别，而脑桥外的肿瘤则倾向于低级别。

低级别星形细胞瘤一般预后较好。不良预后特征包括年龄小、间脑综合征、不能完全切除、初发颅内高压、某些肿瘤突变和转移。高级别星形细胞瘤预后不良。

大约2/3的儿童室管膜瘤发生在颅后窝。最常见的亚型是EPN-PFA。与其他亚型相比，EPN-PFA的疾病复发率高（5年无进展生存率为33%），生存率低（5年总生存率为68%）。EPN-PFB亚型较少见，但预后较好（5年无进展生存率为73%，5年总生存率为100%）。脊髓室管膜瘤约占所有室管膜瘤的13%，其中30%发生在颈髓。

幕下（颅后窝）室管膜瘤可表现为梗阻性脑积水（由于第四脑室梗阻）、共济失调、颈痛或脑神经麻痹的体征和症状。根据肿瘤的位置，幕上室管膜瘤可表现为癫痫发作、头痛或局灶性神经功能缺损。脊髓室管膜瘤可表现为背部疼痛、下肢无力或肠/膀胱功能障碍。MRI和脑脊液细胞学对诊断评估是有用的。治疗通常包括手术和（或）无辅助放疗。除某些3岁以下儿童外，化疗在治疗中不起作用。

胚胎性肿瘤占儿童原发性中枢神经系统肿瘤的20%~25%，是早期聚集性肿瘤（5岁以下每百万中有11例，5~9岁每百万中有7例，10~19岁每百万中有3~4例）。髓母细胞瘤占儿童胚胎性肿瘤的大多数，这些肿瘤发生在颅后窝，占所有颅后窝肿瘤的40%。其他类型的胚胎性肿瘤各占所有儿童脑肿瘤的2%或更少。

临床特征取决于诊断时肿瘤的位置和儿童的年龄。这些肿瘤生长迅速，通常在症状出现后3个月内被诊断出来。大约80%的儿童，髓母细胞瘤发生在第四脑室，症状与脑脊液阻塞（脑积水）有关，如头痛、恶心、呕吐、嗜睡、共济失调、眼球震颤或视神经乳头水肿。共有20%的患者最初不会出现脑积水症状，而可能出现小脑功能缺损。

非髓母细胞瘤胚胎性肿瘤通常进展迅速。幕上胚胎性肿瘤可导致局灶性神经功能缺损，而松果体母细胞瘤可导致帕里诺综合征（Parinaud syndrome）。通过MRI或CT（首选MRI）进行诊断，如果安全，可进行脑脊液评估。治疗包括手术、辅助化疗和放疗。

非典型畸胎样/横纹肌样肿瘤是一种临床上具有侵袭性的罕见肿瘤，最常累及3岁或以下的儿童。非典型畸胎样/横纹肌样肿瘤有一半发生在颅后窝。通过脑部/脊柱的MRI和脑脊液评估做出诊断。目前还没有治疗标准；目前正在评估化疗、放疗及手术的多模式治疗的疗效。由于对这种肿瘤的广泛认识只是在最近20年，故其确切的发病率仍是未知的。奥地利脑肿瘤登记处（Austrian Brain Tumor Registry）（1996—2006）表明，非典型畸胎样/横纹肌样肿瘤是第六常见的恶性脑肿瘤，发病率在出生后的前2年达到高峰。由于肿瘤生长迅速，临床表现通常只有很短的病史（几天到几周）。症状和体征取决于肿瘤的位置，特别是颅后窝，患者常出现与脑积水有关的症状，如呕吐、嗜睡和清晨头痛。

预后因素目前尚未完全阐明，不良预后相关的因素包括年龄在2岁以下、诊断时有转移、肿瘤部分切除和遗传突变。

颅咽管瘤相对少见，占儿童脑肿瘤的10%。它们发生在脑垂体区域，因此内分泌功能会受到影响。接近视交叉可导致视觉缺陷。肿瘤生长引起的阻塞性脑积水也可能发生。诊断依据CT或MRI表现。若预后良好，儿童的长期无事件生存率为65%，5年和10年生存率超过90%。

中枢神经系统生殖细胞瘤（germ

cell tumors，GCTs）是一种异质性肿瘤，占原发性脑肿瘤的0.5%，90%的病例是在患者20周岁之前诊断出来的。中枢神经系统生殖细胞瘤在松果体区出现的频率是大脑鞍上区的两倍。在诊断时，共有5%~10%的患者同时涉及这两个区域。松果体区肿瘤有较短的体征和症状史（数周至数月），包括颅内压升高、复视、帕里诺综合征、头痛、恶心和呕吐。发生在鞍上区的肿瘤表现出数月到数年的微妙症状，包括尿崩症、视力缺陷和激素症状。诊断是通过临床症状和体征、肿瘤标志物［甲胎蛋白（AFP）和人绒毛膜促性腺激素（β-hCG）］、神经影像学（使用钆增强脑部和脊柱磁共振）和腰椎脑脊液等进行的。

第三节　治疗

治疗的总体目标应反映成人时的情况。手术切除通常是首选治疗方案，尽管肿瘤的位置可能会影响手术成功率。通常，对于低级别肿瘤，切除肿瘤并观察就足够了。辅助治疗（化疗和放疗）通常用于更高级别和复发的肿瘤。由于辐射对生长和神经系统发育的负面影响众所周知，特别是对年幼的儿童，根据肿瘤的类型，化疗可能比放疗对儿童发挥更大的作用。

对于低级别胶质瘤/星形细胞瘤，手术切除是主要治疗方法，尽管观察在一些偶然发现的病例或无症状肿块中也发挥了作用。小脑、大脑、视神经、下丘脑、丘脑、脑干和脊髓的病变较易切除，但视神经病变可能导致失明，中线结构可能导致更严重的神经后遗症。约50%小于全部切除的病例在5~8年内无进展。低级别胶质瘤的化疗方案包括卡铂加或不加长春新碱，或硫鸟嘌呤、丙卡巴肼、洛莫司汀和长春新碱的组合。在视神经胶质瘤中，贝伐单抗加伊立替康的靶向治疗可改善视力。

对于高级别胶质瘤/星形细胞瘤，肿瘤切除范围与预后相关。应首先考虑化疗作为一种辅助治疗，这可以避免放疗的需要。常用的化疗药物包括洛莫司汀、长春新碱和替莫唑胺。对于非典型畸胎样/横纹肌样肿瘤，手术切除加或不加辅助治疗也是主要治疗方法。然而，在非典型畸胎样/横纹肌样肿瘤中，放疗更有效，可以发挥更突出的作用。对于中枢神经系统生殖细胞瘤，手术切除加或不加辅助治疗是畸胎瘤的主要治疗方案，尽管放疗、化疗可以避免生殖细胞瘤的手术治疗，因为它们对放疗、化疗非常敏感。单独手术治疗或辅助放疗的颅咽管瘤无须化疗即可获得良好的生存率。室管膜瘤的治疗通常包括手术加或不加辅助放疗，化疗在治疗中不起作用，除了在某些3岁以下儿童的情况下之外。胚胎性肿瘤的治疗包括手术加或不加辅助化疗和放疗，对于3岁或3岁以下的儿童，避免放疗。化疗方案包括顺铂、洛莫司汀和长春新碱联合治疗，或者顺铂、环磷酰胺和长春新碱联合治疗。此外，依托泊苷、甲氨蝶呤、马磷酰胺也可用于高危髓母细胞瘤。

第四节　结局和预后

总体预后取决于治愈的可能性。功能结果取决于许多因素，包括癌症的类型和位置、诊断时的年龄、诊断时的功能/缺陷、预期的神经功能恢复或恶化以及治疗。由治疗引发的缺陷包括与手术、化疗和放疗相关的缺陷，会因肿瘤类型、位置、切除范围、化疗及放疗类型而有所不同，术中监测体感诱发电位和经颅运动诱发电位有助于预测术后损害。脑电图通过辅助手术计划和降低手术相关发病率改善预后。男孩的癌症死亡率高于女孩。

超过50%的儿童中枢神经系统肿瘤位于颅后窝。手术后，颅后窝综合征的发病率为28%。儿童可能出现小脑缄默症、构音障碍、言语迟缓、口吃或鼻音障碍。吞咽和进食也可能受到影响。另外发现还可能包括神经行为和情绪问题，以及自主运动开始减少。与小脑缄默症的发生有关的因素可能包括肿瘤类型，其中髓母细胞瘤、中线位置和脑干受累的儿童发病率较高。

其他中枢神经系统缺陷，如儿童脑损伤，包括吞咽困难、听力障碍、偏瘫（高达21%的幸存者）、虚弱、认知障碍、视力障碍和脑神经麻痹。

手术切除常被推荐用于儿童脊髓内肿瘤，并与显著的发病率相关，包括虚弱/瘫痪、肠和膀胱功能障碍、脊柱不稳和脊柱畸形。

放疗的短期不良反应取决于儿童的年龄、肿瘤位置和剂量。脊髓或脊柱的辐射可导致骨性效应和放射性脊髓病。

化疗引起的短期损害包括神经病变、肠和膀胱功能障碍、疲劳、肌炎、吞咽困难、听力丧失、记忆丧失和执行功能损害。

迟发效应是"癌症疾病或治疗引起的健康问题，……（它们）可能发生在治疗期间，甚至在治疗结束后几十年"。迟发效应的发生率将随时间的推移而增加。迟发效应的严重程度是多样的，从慢性病到危及生命的健康问题。幸存者可能没有意识到迟发效应的风险，并且在过渡到长期护理时可能没有任何症状。重要的是，这些患者不能失去随访。如果对患者提供长期护理的工作者对癌症史有详细了解并适当筛查和监测，可将迟发效应的风险降至最低。

关于迟发效应的讨论应尽早开始，以有条不紊的和以患者为中心的方式进行，包括讨论身体和心理的迟发效应、常规筛查计划和生活方式教育。身体的迟发效应可分为多种类型，包括生长发育问题、器官功能障碍、生殖健康和继发性癌症风险。迟发效应对儿童癌症幸存者尤其具有挑战性，现在可能还年轻，当目前没有症状时，很难对未来风险进行预测。一些中心为幸存者及其家属提供教育"宣传册"，其中包括有关迟发效应、长期风险和必要的后续护理的信息。这对过渡到长期随访护理和患者自我管理有很大帮助。尽管可以预见迟发效应，并将风险降至最低，但这些效应的发生率和表现形式可能会有所不同，这取决于患者的因素（年龄、遗传、生活方式、合并症）、随访时间和风险评估方法。

儿童癌症死亡率整体下降。然而，与相应的分组比较，40岁以上的幸存者发病率和死亡率有所增加，女性发病率和死亡率随年龄增长而下降的幅度比男性更大。儿童癌症幸存者的迟发性健康问题发生率高于其兄弟姐妹或年龄相仿的一般人群。

将被更详细地讨论的特定迟发效应是神经认知障碍、听力丧失、内分泌疾病、生殖功能障碍和疲劳。St Jude Lifetime Cohort（SJLIFE）的名字值得一提，因为他对儿童癌症幸存者的预后做出了重要的研究成果。

铂类化疗增加了发生感觉神经性听力丧失的风险。对于年龄小于5岁的接受铂类化疗的患者和（或）接受高剂量治疗（>400 mg/m²）的患者，这种风险增加。在接受颅脑照射的患者中，也可能在一段潜伏期后出现听力丧失。幸存者严重的听力丧失和对教育及职业产生的负面影响有关。虽然没有统计意义，但听力损失的幸存者也报告了听力损失对他们社会功能的有害影响。

烷基化化疗与卵巢功能障碍有关。

儿童癌症幸存者发生过早绝经的风险比他们的同胞姐妹高13倍。不孕作为一种迟发效应与幸存者的生活质量降低有关。

化疗和放疗都有促性腺激素毒性。患者可能有轻微的青春期提前（由于促性腺激素释放激素过早激活），然后出现卵巢早衰或无精子症。在其他患者中，由于癌症或手术、化疗和（或）放疗等治疗导致脑损伤后引起垂体生长激素缺乏，可能导致青春期发育停滞。生长激素缺乏可进行替代治疗，但骨骼损伤仅部分可逆。

儿童脑肿瘤幸存者（pediatric brain tumor survivors，PBTS）有学习/智力缺陷的风险。他们高中毕业的可能性比未受影响的同学要小，这会对他们的人生轨迹产生重大影响。他们在拼写、阅读和算术方面的成绩较低。阅读和算术方面的困难与化疗和全脑照射有关。在幼小时被诊断为癌症的儿童脑肿瘤幸存者中更容易出现阅读和拼写困难。随着时间的推移，儿童脑肿瘤幸存者将经历年龄相关的智力和学术衰退。通过补救训练和强调语音技能，儿童脑肿瘤幸存者的阅读缺陷可能会得到改善。

儿童脑肿瘤幸存者中的其他神经认知缺陷包括注意力、处理速度和执行功能的降低。仅接受过手术的儿童，即使没有经过化疗或放疗，也可以看到这些缺陷。中枢神经系统肿瘤的幸存者比儿童白血病幸存者的风险更大。认知训练计划是安全的干预措施，不会产生不良影响。有文献表明，注意力是认知补救的一个很好的目标。工作记忆和计算能力也显示出潜力。执行功能可能更难作为干预的目标。运动也是一种低风险的干预措施，对认知有好处，因为它可能有助于提高神经可塑性。癌症损伤的大小和（或）严重程度并不总是与神经认知缺陷成正比；有些神经回路比其他神经网络更有可塑性。目前正在进行的研究着眼于莫达非尼治疗脑肿瘤幸存者，二甲双胍治疗儿童认知障碍。总的来说，如果患者及其家属、护理人员或教育工作者表示担忧，应评估儿童脑肿瘤幸存者是否存在神经认知障碍。工具包括NIH工具箱（National Institutes of Health Toolbox，NIH Toolbox）（<2 h执行时间）和一个简短的基于计算机的电子诊断。多途径干预计划可能是最有益的。

疲劳是儿童癌症幸存者普遍存在的一种迟发效应，这可能是非常痛苦的。在试图减少疲劳时，处理疼痛管理、睡眠卫生和情绪是很重要的。行为策略（如放松和改变生活方式）和心理社会干预（如认知行为疗法和自我应对策略）都可用于控制疲劳。有文献表明，运动可适度改善癌症相关疲劳，应予以鼓励。

疼痛可以是隐约并且非特异性的，尤其是在儿童患者中。然而，管理疼痛对提高生活质量是非常重要的。值得注意的是，疼痛是脊髓肿瘤最常见的症状。治疗中枢神经系统肿瘤时，疼痛通常会改善，但某些类型的疼痛可能持续存在，如神经性疼痛。伤害性疼痛可以按照世界卫生组织的镇痛阶梯进行管理，从简单的镇痛药开始，并相应升级。神经性疼痛可能对某些抗惊厥药或抗抑郁药有反应。在儿童人群中，必须注意根据体重调整剂量。如果疼痛难以控制，咨询疼痛小组或儿科姑息性治疗（pediatric palliative care，PPC）小组是有益的。

儿童中枢神经系统肿瘤病例中可能需要管理的其他症状包括躁动、失眠、痉挛、癫痫、呕吐、便秘、呼吸困难和呼吸道分泌物。疼痛和症状管理的辅助护理包括音乐治疗、身心治疗（包括冥想）、舞蹈和运动治疗、瑜伽，以及触摸和按摩治疗。

第五节　康复与康复医师的角色

患有中枢神经系统肿瘤的儿童的5年相对存活率介于20%（胶质母细胞瘤）到95%（低级别星形细胞瘤）之间。随着存活率的提高，将会对持续残疾、生活质量及过早死亡率产生影响。癌症护理的跨学科方法应包括康复，以优化功能及支持服务，还应包括生活质量和疼痛管理。脑癌和脊髓癌儿童康复的多学科方法包括儿童和家庭、医师、物理治疗师、作业治疗师和言语治疗师，以及心理社会支持和学校的参与。患有脑癌或脊髓癌的儿童的康复目标与脑或脊髓损伤的康复目标一致，可包括恢复受肿瘤影响或因治疗而受影响的技能，最大限度地改善和维持功能，发展新的适龄技能，优化生活质量。运动障碍和行动障碍，以及认知（记忆、思维、注意力、解决问题、推理）、日常生活能力、言语、进食和游戏技能方面的缺陷都需要解决，学习、行为和情绪健康的管理也需要解决。

据报道，在从确诊到生命结束的整个过程中，为癌症患者提供康复服务的方法多种多样。Dietz定义了四类康复干预措施：预防性以减轻影响，恢复性以恢复先前的功能水平，支持性以适应变化，以及对不断增加的残疾和后期疾病的姑息性治疗。根据癌症治疗、幸存者期和生命终结期，癌症护理轨迹创建了一个通过癌症定向治疗、生存和生命终结，整合了姑息性治疗、社会心理和康复护理的框架。

康复应该在儿童病情足够好并在紧急护理环境中稳定下来后开始，持续到存活期和生命结束。具体目标是根据个人需要和预期缺陷/结果而确定的，应纳入家庭和儿童的康复计划中。康复团队在初始咨询和整个服务过程中提供期望的沟通和管理，持续审查治疗计划，根据医疗状况（疲劳、治疗效果、疾病进展）改进目标和服务水平，并支持家庭和儿童。

儿科康复医师作为专家，通过跨学科团队的方法，在实施和协调癌症康复计划方面发挥着重要作用。他们可以通过识别和治疗神经/肌肉/骨骼损伤、痉挛、疼痛、疲劳，以及膀胱/肠道功能障碍、神经兴奋和睡眠卫生来优化癌症患者的康复。儿科康复医师可以解决治疗中的障碍，更好地参与治疗、协调治疗，适当地传达病史给治疗师，并基于个性化的临床状况给予药物预防措施和适当的治疗方式。此外，他们还可以根据需要提供假肢、矫形器和设备，并协调以患者及其家庭为中心的跨学科团队方法。

根据儿童的需要和其他因素，可以在急诊医院、住院康复机构（急性或亚急性）、门诊或家庭提供治疗。学龄儿童将有机会在家庭或学校获得以教育为基础的康复服务。

在确诊后及早期治疗期间，康复专家可以制订一个计划，以解决床上转移、日常生活能力、维持肌力，并减少与长期卧床制动或癌症相关的运动缺陷。特别注意疼痛管理、皮肤完整性和家庭教育。根据治疗计划、功能缺陷和儿童/家庭计划，可以确定持续提供服务的适当场所，无论是恢复性的还是支持性的。儿童可能需要进一步评估和干预与手术、化疗或放疗相关的缺陷，以及对家庭改造、设备需求和对支持性服务的需求进行评估。

在门诊癌症治疗期间，康复医师可

以帮助预测治疗后是进一步的虚弱还是从正在进行的治疗中恢复，治疗神经病变，管理认知障碍、痉挛、共济失调和疼痛，以及确定对器械、支具和教育支持的需要。对儿童及其家庭的支持应考虑他们自己对康复需求的看法。

随着儿童癌症幸存者先进护理模式的进步，作为医疗团队一部分的儿科医学专家将越来越需要在幸存者护理计划中使用他们的神经肌肉骨骼专业知识和跨学科团队技能方法。需要对这些高危幸存者进行终生监测，以监测迟发效应及其对受累器官系统的影响。儿科康复医师在与其他儿科专家，如肿瘤学家、心脏病学家、胃肠病学家、神经外科医师、内分泌学家、神经学家和神经心理学家等专家，协调全面长期随访方面具有独特的地位。

对于已接受监测的儿童，有必要监测复发迹象和后期影响，并为适当的康复、教育和社会服务等提供康复医师。对于进展性或复发性癌症，儿童和家庭的姑息性治疗计划的审查将有助于康复目标的转变。

儿科康复专家在姑息性治疗中发挥着重要作用，尤其是在进展性或复发性癌症病例中。目标设定为尽可能保持移动能力和功能，在可能的情况下提供舒适护理和疼痛管理，管理肿瘤或治疗新发病情况，检查和调整设备及家庭需求，提供预期指导，完善跌倒/损伤的预防，并保持皮肤状况的完整性。

康复治疗模式可应用于儿童中枢神经系统肿瘤患者。对成年癌症患者进行了运动干预研究。关于儿童肿瘤人群的运动干预的文献有限，其中大多数是针对急性淋巴细胞白血病患者进行的。一项系统性回顾发现，运动是可行的，有利于控制疾病和治疗相关的不良反应，如肌力、疲劳和生活质量。治疗儿童中枢神经系统肿瘤缺陷的小型研究和病例报告包括强制性运动疗法（constraint-induced movement therapy，CIMT）和跑步机训练。一项对脑肿瘤所致偏瘫儿童进行强制性运动疗法的初步研究表明，诊断后1~10年，在保持健康相关质量的同时，患侧上肢的质量和使用均得到了改善。脊髓肿瘤切除后，可以将跑步机训练纳入康复计划。

第六节　重返校园

儿童中枢神经系统肿瘤的诊断和治疗，对儿童的学术生涯和学习极为不利。随着儿童中枢神经系统肿瘤存活率的提高，重返校园的儿童人数也在增加。

与健康的兄弟姐妹相比，患有中枢神经系统肿瘤的儿童更可能留级，学习成绩也有所下降。迟发效应，特别是与化疗和放疗相关的迟发效应，可能会降低患儿的学习成绩，进而对其生活质量产生负面影响。

儿童癌症幸存者重返校园是至关重要的，需要家庭、医师和教育工作者之间的仔细协调。儿童和他们的家庭可以在儿童癌症历程的早期接受服务。因此，重返校园的规划应从确诊时开始。

康复医师应该了解为接受癌症治疗的儿童提供的教育服务，因为他们可以提供关键的文件，使儿童及其家庭能够获得他们需要的服务。如果儿童因门诊预约、医疗或住院康复而缺课，则应帮助提供信件证明，以免他们因缺课而被学校注销学籍。在某些情况下，在家的儿童可以通过公立学校系统在家中接受教育，只要他们的医师证明疾病和残疾严重影响"主要生活活动"，以及儿童的身体和认知缺陷如何影响他们的需要。对患有儿童脑癌的学生来说，由神经心理学家进行的评估是黄金标准，如果不提供，家长可以让他们的孩子进行独立评估，费用由学区承担。

儿童康复专家可以通过美国《残疾人教育法》（Individuals with Disabilities Education Act）参与儿童接受特殊教育的过程。尚未达到学龄的儿童（甚至是3岁以下的儿童）仍然有权通过其当地学区获得教育服务。在校外接受医学相关治疗的儿童，如果需要，仍有权从其学区获得学业相关治疗方法。

儿童癌症幸存者经常有持续的医疗需求。个人医疗保健计划是医师制订的计划，概述了学生的医疗需求、治疗史、药物和不良反应，以及针对特定紧急情况的行动计划。该计划可由学校护士在学校执行。

对于患有儿童中枢神经系统肿瘤的学生来说，可能有必要逐步建立他们的课程表，从半天开始，并安排休息时间。当明确告知儿童的医疗和功能状况，以及他们的教育和健康相关需求时，就可以更好地实现重返校园的目标。康复医师可以在为儿童中枢神经系统肿瘤幸存者提供必备说明文件资料方面发挥主要作用，使他们能够获得资源，促进重返校园。

第七节 过渡

儿童中枢神经系统肿瘤幸存者年龄超出儿科护理年龄后，必须过渡到成人长期随访护理。过渡可以定义为"有目的、有计划地将患有慢性疾病的青少年从以儿童为中心的卫生系统转移到以成人为中心的卫生系统"。在过渡期间，幸存者开始对他们的卫生保健需求承担全部责任。从儿童肿瘤护理到长期随访护理的平稳和全面过渡，对于降低迟发效应的发病率和死亡率，以及提高儿童中枢神经系统肿瘤幸存者的生活质量至关重要。长期随访护理应由深入了解患者癌症史和与癌症类型及其治疗相关的特定迟发效应的专业医师提供，这可能需要长期筛查和监测。

成功过渡到长期随访护理的一个重要因素是幸存者准备好过渡。这可以在一个SMART的框架内理解，即"青少年和青年准备过渡的社会生态模型"。有一些可逆和不可逆的因素有助于准备过渡。这些包括：①患者的担忧；②自我照顾技巧（self-management skills，SMSs）；③对成人长期随访护理的期望。

过度担忧既可以促进也可以阻碍向长期随访护理的成功过渡。在这一过渡时期，可以测量和跟踪患者对癌症的担忧。应该讨论患者的期望，因为青少年和青年可能不熟悉儿科护理和成人随访之间的差异。

自我照顾技巧允许患者管理他们的医疗保健需求并度过过渡期。自我照顾技巧包括但不限于预约、服药及参加相关的筛查和监测测试。工作和学校义务的履行是错过预约的常见原因。缺乏自我照顾技巧可能导致持续依赖父母和照顾者，这是过渡的障碍。自我照顾技巧干预与改善医疗结果相关，这些干预最好在过渡到长期随访护理之前进行。老年女性患者自我照顾技巧较好。白血病幸存者比中枢神经系统肿瘤幸存者有更多的自我照顾技巧。因此，如果以年轻男性中枢神经系统肿瘤幸存者为目标，改善自我照顾技巧的干预措施可能是最有益的。

有证据表明，在过渡时期，青少年和青年可能会使用补充或替代药物。有定性数据表明，在诊断过程中，精神和信仰是一种重要的应对机制。

不幸的是，儿童中枢神经系统肿瘤幸存者向成年的社会过渡往往是不成功的。在年龄超过18岁并已经被诊断了10年之久的中枢神经系统肿瘤幸存者中，有69%的人没有独立生活，79%的人没有结婚，61%的人没有高中毕业。这些统计数据的潜在病因可能是多因素的，与身体和认知缺陷、迟发效应、后期影响和生命形成阶段里程碑的中断等有关。

青少年和青年中枢神经系统肿瘤幸存者的健康素质低于成年癌症幸存者，这可能导致健康状况较差。癌症健康素质较复杂。用简单的语言、在线资源和"以健康为中心的方法"来满足青少年和青年癌症幸存者的需求是很重要的。已经有供参考的癌症康复和生存计划存在，这些计划是跨学科的、特定年龄的，并能促进自我管理。采用标准化的长期随访护理方法，准确、全面地解决与癌症生存相关的问题，如生育、性、心理健康和后期影响，对患者和医疗服务提供者都是有益的。

对儿童中枢神经系统肿瘤幸存者及其家属的支持有不同的形式，目标是改善长期的定性和定量结果。

改善幸存者的自我照顾技巧有助于他们成功地从儿科护理过渡到成人长期随访护理。团体社会技能干预旨在提高脑肿瘤幸存者的社会问题解决能力和表现。

家庭因素在儿童脑肿瘤幸存者的学习成绩中起着重要作用。在儿童中枢神经系统脑肿瘤幸存者中，一个减少冲突的支持性环境与较少的学习障碍相关联。较高的社会经济地位与儿童脑肿瘤幸存者和未受影响个体之间的阅读分数差异降低相关。有更多社会需求的家庭可能受益于更密集的资助服务。

有定性数据表明，儿童癌症幸存者在约会和建立恋爱关系及性功能方面有更大的困难。这可能是由癌症治疗后社会能力的降低和身体形象的改变所导致的。这些困难会对日常生活产生负面影响。父母对癌症存活有自己的特殊担忧，这会对他们的孩子建立未来关系的能力产生负面影响。这方面的支持无论是在内容上还是在提供方式上都应与年龄相适应，如青少年幸存者可能更愿意寻求同伴咨询支持或互联网的支持。女童癌症幸存者对生育率有特殊的焦虑，并可能受益于集中的心理支持。

在诊断和治疗过程中提高应对技能的干预措施可以提高未来的生存质量。家人、朋友和精神/信仰顾问经常被幸存者认为是治疗、康复和生存过程中的重要支持来源。

补充和替代医疗（CAM或整合医疗）通常用于儿童癌症幸存者，脑肿瘤幸存者比白血病/淋巴瘤患者更常用。补充和替代医疗可以促进健康，有时可以治疗特定症状，但鉴于这些治疗方法的研究和证据不足，医疗机构应帮助患者做出最明智的决定。

经过认证的儿童生活专家（certified child life specialists，CCLSs）是从事婴儿、儿童、青少年和家庭等工作的专业人士。他们在儿童发展、治疗性游戏、压力和应对机制及家庭氛围学方面有循证基础，这使他们能够在医疗环境中提供心理社会支持。儿童生活干预对儿童及其家庭的康复、应对问题、解决问题和良好的沟通均有益处。儿童癌症对患者及其家庭来说是一个全方位消耗的历程，经过认证的儿童生活专家可以在幼小患者的支持团队中发挥不可或缺的作用。

儿童癌症患者必须经常接受广泛的影像学检查，来作为肿瘤的检查、治疗和后续监测的组成部分。一项随机对照试验表明，当在成像过程中给患者分配认证的儿童生活专家时，患儿及其父母和放射科工作人员的体验结果明显更好。提高了父母和工作人员的满意度，降低了儿童对检查的恐惧程度，改善了整体体验。进一步的研究表明，使用认证的儿童生活专家可以减少接受放疗的儿童的日常麻醉频率，并且可以在为儿童及其家庭提供支持的同时，为卫生系统节省大量成本。

儿童肿瘤中心认证的儿童生活专家可以帮助儿童适应医院环境，同时确保患者及其家人的愿望得到尊重。儿童可以通过玩玩偶（也被称为他们的"医院伙伴"）进行医学游戏，在情感和心理上为血液检查、化疗和其他治疗做准备。儿童生活专家可以促进的其他活动包括里程碑事件（如生日和化疗结束后的聚会）、有创意的方法（如工艺品）

和娱乐（如为住院儿童专门训练的小丑）。通过儿童生活体验，幼小患者正在了解他们的疾病和外科治疗，以及如何在整个癌症过程中表达他们的感受和情绪。

第八节　质量评估

在儿童中枢神经系统肿瘤康复领域，最好是测量"生存质量"（quality of survival，QoS），而不是生活质量。生活质量是一种主观测量，由幸存者报告。生存质量不仅包括生存率统计数据，还包括从生活质量测量中收集的定性数据。生存质量关注长期后遗症，包括但不限于神经认知、内分泌、医学和功能性疾病。由于积极治疗癌症及其相关毒性，儿童中枢神经系统肿瘤的生存率正在上升，生存质量变得更加重要。此外，生存质量可用于临床试验，以观察某些治疗和管理方案的益处与负担。

在研究生存质量指标时，重要的是使用残疾社会模型而不是生物医学模型来界定生存问题。前者强调社会在残疾病因中的作用及消除障碍以减少残疾。

在生存质量度量中有三个方面需要关注。

首先，对幸存者进行直接测试。例如，使用韦克斯勒儿童智力量表（Wechsler Intelligence Scale for Children，WISC）。其次，进行间接测量，如使用关注健康、生活质量、行为、执行功能和人口资料的问卷，总结如下：

（1）健康：健康效用指数（HUI）。

（2）生活质量：儿童生活质量调查表（PedsQL）。

（3）行为：长处与困难问卷（SDQ）。

（4）执行功能：行为评价量表（BRIEF）。

（5）人口统计数据：医疗、教育、就业。

最后，可以使用特定的附加测量，例如，使用文兰适应行为量表（Vineland Adaptive Behavior Scale，VABS）来观察适应性行为。这一点很重要，因为儿童癌症幸存者在成年后的独立性、教育/就业率和关系稳定性都很低。考虑到内分泌功能障碍在生存质量和生活质量中起着重要作用，还可以完成特定的内分泌评估，这是至关重要的。

生存质量是衡量儿童癌症预后的一个重要指标，也是一个可以在系统中反馈的工具，有助于在临床试验中制订治疗方案。

第九节　儿科姑息性治疗

儿科姑息性治疗对许多患者及其家属都是有益的。大多数儿童中枢神经系统肿瘤患者在患病过程中的某个时刻都会经历痛苦，并可能从儿科姑息性治疗中获益。儿科姑息性治疗是一个整体哲学理念和框架，可在任何年龄、任何癌症阶段为患有威胁生命/限制性疾病的儿童提供护理，甚至与治疗相结合。儿科姑息性治疗由越来越多的医院提供，尽管也可以在家中进行，但主要是住院治疗。儿科姑息性治疗可以通过减轻疼痛、症状管理和减轻身体痛苦来提高生活质量。儿科姑息性治疗的目标还包括缓解情绪和心理痛苦、减少精神痛苦和社会孤立、协调护理（包括复杂家庭护理）、促进决策，以及在治疗性护理过渡到舒适性护理的过程中提供帮助（如有必要）。大多数肿瘤团队通过管理疼痛和启动目标导向的沟通提供"初级"姑息性治疗。如果需要进一步的帮助，患者及其家庭可以咨询儿科姑息性治疗专家小组。儿科姑息性治疗团队可以由医师、护士、社会工作者、专职教士、心理学家和其他各种相关的医疗保健专业人员组成。

良好的儿科姑息性治疗也存在一些障碍。家长们可能会有不同的期望，对预后的理解也不尽相同，也不愿深入探讨如此困难的问题。反过来，医疗服务提供者不想剥夺希望，也不确定什么时候开始讨论该问题。疼痛和症状识别对幼儿和（或）无言语儿童来说是一个挑战。与流行观点相反，儿科姑息性治疗不会减少希望或给家庭带来痛苦。在使用儿科姑息性治疗的情况下，儿童在生命结束时接受的积极干预较少（这通常收效甚微），而且更有可能在选择的合适地点死亡。这反过来可能会缩短住院时间。当父母可以选择死亡地点时，孩子在家中死亡的可能性更大，家人对死亡地点表示遗憾的可能性也更小。

以患者及其家庭为中心的护理是提供儿科姑息性治疗的一种方式。它强调了家庭作为儿童最大倡导者的重要性。四项指导原则包括尊重患者及其家庭、紧密的信息共享、父母参与决策，以及利用家庭的反馈制定新的政策和方案。

父母报告说，儿科姑息性治疗的首选时间是在诊断时或医疗稳定期间，但通常讨论只发生在危重病或临终时。很少有医疗服务提供者认为先进的护理决策是在适当的时间内提出的。在一些国家，国家政策是为每一个患有限制生命疾病的儿童制订一份临终计划。如果患者在家、急诊室或多个医院之间走动，这可以是一份硬拷贝文件，可以复印。文件可以在诊断前后启动，并随着时间的推移填写。由患者及其家属信任的医疗服务提供者介绍文件可能会有所帮助。带着希望和益处的观点来讨论每一个话题，同时讨论危害并为其做准备，这可能是有益的。该文件可按时间段分为生前的愿望、儿童不适时的计划、发生危及生命并发症时的计划、生命结束时及死后的愿望。该文件应根据家庭的医疗、心理社会、精神和文化需要而定。随着孩子年龄的增长，他们可能会对文件提供更多自己的观点和喜好。可能记录的重要医疗决定包括关于有创/无创的呼吸支持、鼻饲管的使用、抗生素的使用、何时/是否去重症监护室及器官捐献的偏好等。

儿童患者可能有不同的临终症状和神经恶化，这取决于肿瘤的位置（幕上与幕下及脑干）。这将影响关于疼痛和症状管理的决定。辅助护理可以减轻疼痛，使呼吸平静，控制焦虑、疲劳和恶心等症状。它可以向家庭成员传授辅助护理技能，并在临终时提供一种平和的过渡。

对于希望在促进姑息性治疗讨论方面接受正式培训的临床医师，有几种可用的工具，如Vital Talk、促进姑息性治疗中心、ELNEC课程和姑息性治疗沟通教材。

第十节　结论

儿童中枢神经系统肿瘤幸存者面临癌症治疗的各种潜在长期和迟发效应的风险。儿童中枢神经系统肿瘤后的生存和发展需要一个包括初级护理人员、专家和亚专科医师在内的综合团队的后续护理。这些团队采用基于风险的方法提供幸存者护理计划，该系统计划遵循终身筛查、监测，以及预防基于癌症类型、癌症治疗、遗传易感性、生活方式行为和同病种健康状况等的风险。

儿童中枢神经系统肿瘤被认为是儿童的一种灾难性疾病，疾病和治疗会导致他们出现生理和心理上的变化，这对他们在发育成熟期的功能提出了越来越大的挑战。因此，癌症现在更多地被视为一种慢性疾病，需要我们关注患者的功能，而不仅仅是他们的疾病过程。

制订一个在疾病和治疗管理过程中提供功能技能的恢复和维持并与幸存者护理计划相结合的儿科康复计划，越来越受到重视。由于癌症幸存者生存率的提高和对后续治疗需求的增加，儿童癌症幸存者计划必须解决与复发性疾病和（或）治疗效果相关的迟发效应的管理问题。

儿科康复医师接受医学培训，负责协调急性和亚急性住院患者，以及门诊和家庭服务的癌症康复计划。他们致力于通过物理干预来解决儿童癌症患者的最佳康复问题，并协调以患者及其家庭为中心的跨学科团队。

儿童中枢神经系统肿瘤患者面临着令人无法接受的高死亡率。虽然近年来肿瘤学研究的其他领域取得了长足的进展，但儿童中枢神经系统肿瘤研究仍需要取得更多能够为这些最脆弱的儿童患者转化为临床利益的进展。

在儿童中枢神经系统肿瘤康复中，以患者家庭为中心的方法通过康复专家和相关健康专业人员协调努力，最大限度地提高短期和长期的医疗、康复和存活结果。

参考文献

[1] Arora RS, Alston RD, Eden TOB, Estlin EJ, Moran A, Birch JM. Ageeincidence patterns of primary CNS tumors in children, adolescents, and adults in England. *Neuro Oncol.* 2009l; 11(4):403-413.

[2] Keller DM. Children's solid tumors rarely

metastasize to the brain. *J Spinal Cord Med.* 2007;30(suppl 1):S15-S20.

[3] Ostrom QT, Gittleman H, Farah P, et al. CBTRUS statistical report: primary brain and central nervous system tumors diagnosed in the United States in 2006e2010. *Neuro Oncol.* 2013;15(suppl 2):ii1-ii56.

[4] Louis DN, Perry A, Reifenberger G, et al. The 2016 World Health Organization Classification of Tumors of the Central Nervous System: a summary. *Acta Neuropathol.* 2016;131(6):803-820.

[5] Children's Oncology Group (COG, https://www. survivorshipguidelines.org).

[6] Hewitt M, Weiner SL, Simone JV, eds. *Childhood Cancer Survivorship: Improving Care and Quality of Life. Institute of Medicine (US) and National Research Council (US) National Cancer Policy Board.* Washington (DC): National Academies Press (US); 2003.

[7] Stefanaki K, Alexiou GA, Stefanaki C, Prodromou N. Tumors of central and peripheral nervous system associated with inherited genetic syndromes. *Pediatr Neurosurg.* 2012;48(5):271-285.

[8] Kilday JP, Bartels U, Huang A, et al. Favorable survival and metabolic outcome for children with diencephalic syndrome using a radiation-sparing approach. *J Neurooncol.* 2014;116(1):195-204.

[9] Louis DN, Ohgaki H, Wiestler OD, et al., eds. *WHO Classification of Tumours of the Central Nervous System.* 4th ed. Lyon, France: IARC Press; 2007.

[10] Pollack IF. Brain tumors in children. *N Engl J Med.* 1994; 331(22):1500-1507.

[11] Pfister S, Witt O. Pediatric gliomas. *Recent Results Cancer Res.* 2009;171:67-81.

[12] Fried I, Hawkins C, Scheinemann K, et al. Favorable outcome with conservative treatment for children with low grade

brainstem tumors. *Pediatr Blood Cancer.* 2012; 58(4):556-560.

[13] Fisher PG, Breiter SN, Carson BS, et al. A clinicopathologic reappraisal of brain stem tumor classification. Identification of pilocystic astrocytoma and fibrillary astrocytoma as distinct entities. *Cancer.* 2000;89(7):1569-1576.

[14] Stokland T, Liu JF, Ironside JW, et al. A multivariate analysis of factors determining tumor progression in childhood low-grade glioma: a population-based cohort study (CCLG CNS9702). *Neuro Oncol.* 2010;12(12): 1257-1268.

[15] Pajtler KW, Witt H, Sill M, et al. Molecular classification of ependymal tumors across all CNS compartments, histopathological grades, and age groups. *Cancer Cell.* 2015; 27(5):728-743.

[16] Oh MC, Sayegh ET, Safaee M, et al. Prognosis by tumor location for pediatric spinal cord ependymomas. *Neurosurg Pediatr.* 2013;11(3):282-288.

[17] Bouffet E, Capra M, Bartels U. Salvage chemotherapy for metastatic and recurrent ependymoma of childhood. *Childs Nerv Syst.* 2009;25(10):1293-1301.

[18] Duffner PK, Horowitz ME, Krischer JP, et al. The treatment of malignant brain tumors in infants and very young children: an update of the Pediatric Oncology Group experience. *Neuro Oncol.* 1999;1(2):152-161.

[19] Smoll NR, Drummond KJ. The incidence of medulloblastomas and primitive neurectodermal tumours in adults and children. *J Clin Neurosci.* 2012;19(11):1541-1544.

[20] Chintagumpala MM, Paulino A, Panigrahy A, et al. Embryonal and pineal region tumors. In: Pizzo PA, Poplack DG, eds. *Principles and Practice of Pediatric Oncology.* 7th ed.

Phil adelphia, Pa: Lippincott Williams and Wilkins; 2015: 671-699.

[21] Ramaswamy V, Remke M, Shih D, et al. Duration of the pre-diagnostic interval in medulloblastoma is subgroup dependent. *Pediatr Blood Cancer*. 2014;61(7):1190-1194.

[22] Woehrer A, Slavc I, Waldhoer T, et al. Incidence of atypical teratoid/rhabdoid tumors in children: a population-based study by the Austrian Brain Tumor Registry, 1996e2006. *Cancer*. 2010;116(24):5725-5732.

[23] Jane Jr JA, Laws ER. Craniopharyngioma. *Pituitary*. 2006; 9(4):323.

[24] Zhou L, Luo L, Xu J, et al. Craniopharyngiomas in the posterior fossa: a rare subgroup, diagnosis, management and outcomes. *J Neurol Neurosurg Psychiatry*. 2009;80(10): 1150-1154.

[25] Zacharia BE, Bruce SS, Goldstein H, et al. Incidence, treatment and survival of patients with craniopharyngioma in the surveillance, epidemiology and end results program. *Neuro Oncol*. 2012;14(8):1070-1078.

[26] Weksberg DC, Shibamoto Y, Paulino AC. Bifocal intracranial germinoma: a retrospective analysis of treatment outcomes in 20 patients and review of the literature. *Int J Radiat Oncol Biol Phys*. 2012;82(4):1341-1351.

[27] Hoffman HJ, Otsubo H, Hendrick EB, et al. Intracranial germ-cell tumors in children. *J Neurosurg*. 1991;74(4): 545-551.

[28] Afzal S, Wherrett D, Bartels U, et al. Challenges in management of patients with intracranial germ cell tumor and diabetes insipidus treated with cisplatin and/or ifosfamide based chemotherapy. *J Neurooncol*. 2010;97(3):393-399.

[29] Packer RJ, Sutton LN, Atkins TE, et al. A prospective study of cognitive function in children receiving whole-brain radiotherapy and chemotherapy: 2-year results. *J Neurosurg*. 1989;70(5):707-713.

[30] Listernick R, Ferner RE, Liu GT, et al. Optic pathway gliomas in neurofibromatosis-1: controversies and recommendations. *Ann Neurol*. 2007;61(3):189-198.

[31] Wisoff JH, Sanford RA, Heier LA, et al. Primary neurosurgery for pediatric low-grade gliomas: a prospective multi-institutional study from the Children's Oncology Group. *Neurosurgery*. 2011;68(6):1548-1554; discussion 1554-1555.

[32] Dodgshun AJ, Maixner WJ, Heath JA, et al. Single agent carboplatin for pediatric low-grade glioma: a retrospective analysis shows equivalent efficacy to multiagent chemotherapy. *Int J Cancer*. 2016;138(2):481-488.

[33] Ater JL, Zhou T, Holmes E, et al. Randomized study of two chemotherapy regimens for treatment of low-grade glioma in young children: a report from the Children's Oncology Group. *J Clin Oncol*. 2012;30(21):2641-2647.

[34] Avery RA, Hwang EI, Jakacki RI, et al. Marked recovery of vision in children with optic pathway gliomas treated with bevacizumab. *JAMA Ophthalmol*. 2014;132(1):111-114.

[35] Yang T, Temkin N, Barber J, et al. Gross total resection correlates with long-term survival in pediatric patients with glioblastoma. *World Neurosurg*. 2013;79(3e4):537-544.

[36] Espinoza JC, Haley K, Patel N, et al. Outcome of young children with high-grade glioma treated with irradiation-avoiding intensive chemotherapy regimens: final report of the Head Start II and III trials. *Pediatr Blood Cancer*. 2016;63(10):1806-1813.

[37] Hilden JM, Meerbaum S, Burger P, et al. Central nervous system atypical teratoid/rhabdoid tumor: results of therapy in children

enrolled in a registry. *J Clin Oncol.* 2014; 22(14):2877-2884.

[38] Joo JH, Park JH, Ra YS, et al. Treatment outcome of radiation therapy for intracranial germinoma: adaptive radiation field in relation to response to chemotherapy. *Anticancer Res.* 2014;34(10):5715-5721.

[39] Winkfield KM, Tsai HK, Yao X, et al. Long-term clinical outcomes following treatment of childhood craniopharyngioma. *Pediatr Blood Cancer.* 2011;56(7): 1120-1126.

[40] Rutkowski S, Gerber NU, von Hoff K, et al. Treatment of early childhood medulloblastoma by postoperative chemotherapy and deferred radiotherapy. *Neuro Oncol.* 2009;11(2):201-210.

[41] Nageswara Rao AA, Wallace DJ, Billups C, et al. Cumulative cisplatin dose is not associated with event-free or overall survival in children with newly diagnosed average-risk medulloblastoma treated with cisplatin based adjuvant chemotherapy: report from the Children's Oncology Group. *Pediatr Blood Cancer.* 2014;61(1):102-106.

[42] Grundy RG, Wilne SH, Robinson KJ, et al. Primary postoperative chemotherapy without radiotherapy for treatment of brain tumours other than ependymoma in children under 3 years: results of the first UKCCSG/SIOP CNS 9204 trial. *Eur J Cancer.* 2010;46(1):120-133.

[43] Cheng JS, Ivan ME, Stapleton CJ, et al. Intraoperative changes in transcranial motor evoked potentials and somatosensory evoked potentials predicting outcome in children with intramedullary spinal cord tumors. *J Neurosurg Pediatr.* 2014;12:591-599.

[44] Rutka JT, Kuo JS. Pediatric surgical neuro-oncology: current best care practices and strategies. *J Neuro-Oncol.* 2004;69:139-150.

[45] Ward E, DeSantis C, Robbins A Kohler B, Jemal A. *Childhood and Adolescent Cancer Statistics, 2014.* 31 January 2014.

[46] Wibroe M, Cappelen J, Castor C, et al. Cerebellar mutism syndrome in children with brain tumours of the posterior fossa. *BMC Cancer.* 2017;17:439-445. https://doi.org/10.1186/s12885-017-3416-0.

[47] Catsman-Berrevoets CE, Aarsen FK. The spectrum of neurobehavioral deficits in the posterior fossa syndrome in children after cerebellar tumour surgery. *Cortex.* 2010; 46(7):933-946.

[48] Pietila S, Korpela R, Lenko HL, et al. Neurological outcome of childhood brain tumor survivors. *J Neurooncol.* 2012; 108(1):153-161.

[49] Mellblom AV, Korsvold L, Finset A, Loge J, Ruud E, Lie HC. Providing information about late effects during routine follow-up consultations between pediatric oncologists and adolescent survivors: a video-based, observational study. *J Adolesc Young Adult Oncol.* 2015;4(4):200-208. https://doi.org/10.1089/jayao.2015.0037.

[50] Tomioka A, Maru M, Kashimada K, Sakakibara H. Physical and social characteristics and support needs of adult female childhood cancer survivors who underwent hormone replacement therapy. *Int J Clin Oncol.* 2017. https://doi.org/10.1007/s10147-017-1120-3.

[51] NIH: National Cancer Institute. *Late Effects of Treatment for Childhood Cancer (PDQ) - Health Professional Version.* NIH; 2017.

[52] Klassen AF, Rosenberg-Yunger ZRS, D'Agostino NM, et al. The development of scales to measure childhood cancer survivors' readiness for transition to long-term follow-up care as adults. *Health Expect.* 2014;18:1941-1955. https://doi.org/10.1111/hex.12241.

[53] Stinson JN, Jibb LA, Greenberg M, et al. A qualitative study of the impact of cancer on

romantic relationships, sexual relationships, and fertility: perspectives of Canadian adolescents and parents during and after treatment. *J Adolesc Young Adult Oncol.* 2015;4:84-90. https://doi.org/10. 1089/jayao.2014.0036.

[54] Foster RH, Brouwer AM, Dillon R, Bitsko MJ, Godder K, Stern M. "Cancer was a speed bump in my path to enlightenment:" a qualitative analysis of situational coping experiences among young adult survivors of childhood cancer. *J Psychosoc Oncol.* 2017. https://doi.org/10.1080/ 07347332.2017.1292575.

[55] Gupta AA, Papadakos JK, Jones JM, et al. Reimagining care for adolescent and young adult cancer programs: moving with the times. *Cancer.* 2016:1038-1046. https:// doi.org/10.1002/cncr.29834.

[56] Hudson MM, Ehrhradt MJ, Bhakta N, et al. Approach for classification and severity grading of long-term and late-onset health events among childhood cancer survivors in the St. Jude lifetime cohort. *Cancer Epidemiol Biomarkers Prev.* 2017;26(5):666-674. https://doi.org/10.1158/ 1055-9965.EPI-16-0812.

[57] Brinkman TM, Bass JK, Li Z, et al. Treatment-induced hearing loss and adult social outcomes in survivors of childhood CNS and non-CNS solid tumors: results from the St. Jude lifetime cohort study. *Cancer.* 2015. https:// doi.org/10.1002/cncr.29604.

[58] Limond JA, Bull KS, Calaminus G, Kennedy CR, Spoudeas HA, Chevignard MP. On behalf of the brain tumour quality of survival group, international society of pediatric oncology (Europe) (SIOP-E). Quality of survival assessment in European childhood brain tumour trials, for children aged 5 years and over. *Eur J Paediatr Neurol.* 2015; 19:202-210. https://doi.org/10/1016/ j.ejpn.2014.12.003.

[59] Ach E, Gerhardt CA, Barrera M, et al. Family factors associated with academic achievement deficits in pediatric brain tumor survivors. *Psycho-Oncology.* 2013;22(8): 1731-1737.

[60] Olson K, Sands SA. Cognitive training programs for childhood cancer patients and survivors: a critical review and future directions. *Child Neuropsychol.* 2016;22(5):509-536. https://doi.org/10.1080/09297049.2015.1049941.

[61] Fraser J, Harris N, Berringer AJ, Prescott H, Finlay F. Advanced care planning in children with life-limiting conditions- the wishes document. *Arch Dis Child.* 2010;95: 79-82. https://doi.org/10.1136/adc.2009.160051.

[62] Wilne S, Walker D. Spine and spinal cord tumours in children: a diagnostic and therapeutic challenge for healthcare systems. *Arch Dis Child Educ Pract Ed.* 2010;95:47-54. https://doi.org/10.1136/adc.2008.143214.

[63] Hauer JM, Wolfe J. Supportive and palliative care of children with metabolic and neurological diseases. *Curr Opin Support Palliat Care.* 2014;8:296-302. https://doi.org/ 10.1097/SPC.0000000000000063.

[64] St. Jude Children's Research Hospital. *What Is Patient and Family-centered Care? [Internet].* Memphis: St. Jude; 2018. Available at: https:// www.stjude.org/treatment/patient-resources/ family-centered-care.html.

[65] Memorial Sloan Kettering. *Integrative Medicine & Complementary Services [Internet]*; 2018. Available from: https:// www. mskcc.org/pediatrics/cancer-care/treatments/ managing-symptoms-side-effects/integrative-medicine-complementary services.

[66] Armstrong GT, Kawashima T, Leisenring W, et al. Aging and risk of severe, disabling, life threatening, and fatal events in the childhood cancer survivor study. *J Clin Oncol.* 2014; 32:1218-1227.

[67] Survival rates for selected childhood brain and

spinal cord tumors. https://www.cancer.org/cancer/brain-spinal-cord-tumors-children/detection-diagnosis-staging/survival-rates.html

[68] Diez Jr JH. Rehabilitation of the cancer patient. *Med Clin North Am.* 1969;53(3):607-624.

[69] Kirch R, Reaman G, Feudtner C, et al. Advancing a comprehensive cancer care agenda for children and their families: institute of medicine workshop highlights and next steps. *CA Cancer J Clin.* 2016;66:398-407.

[70] Baumann FT, Bloch W, Beulertz J. Clinical exercise interventions in pediatric oncology: a systematic review. *Pediatr Res.* 2013;74(4):366-374.

[71] Braam KI, van der Torre P, Takken T, et al. Physical exercise training interventions for children and young adults during and after treatment for childhood cancer. *Cochrane Database Syst Rev.* 2016;3.

[72] Sparrow J, Zhu L, Gajjar A, et al. Constraint-induced movement therapy for children with brain tumors. *Pediatr Phys Ther.* 2017;29:55-61.

[73] Heathcock JC, Christianson C, Bush K, et al. Treadmill training after surgical removal of a spinal tumor in infancy. *Phys Ther.* 2014;94:1176-1185.

[74] Grandinette S. Supporting students with brain tumors in obtaining school intervention services: the clinician's role from and educator's perspective. *J Pediatr Rehabil Med.* 2014;7:307-321. https://doi.org/10.3233/PRM- 140301.

[75] Syed IA, Nathan PC, et al. Examining factors associated with self management skills in teenage survivors of cancer. *J Cancer Surviv.* 2016;10:686-691.

[76] Ndao DH, Ladas EJ, Bao Y, et al. Use of complementary and alternative medicine among children, adolescent, and young adult cancer survivors: a survey study. *J Pediatr Hematol Oncol.* 2013;35:281-288.

[77] Schulte F, Vannatta K, Barrer M. Social problem solving and social performance after a group social skills intervention for childhood brain tumor survivors. *Psycho-Oncology.* 2014;23:183-189. https://doi.org/10.1002/pon.3387.

[78] Association of Child Life Professionals. *Mission, Values, Vision [Internet].* ACLP; 2018. Available from: https://www. childlife.org/child-life-profession/mission-values-vision.

[79] Tyson ME, Bohl DD, Blickman JG. A randomized control trial: child life services in pediatric imaging. *Pediatr Radiol.* 2014;44(11):1426-1432.

[80] Scott MT, Todd KE, Oakley H, et al. Reducing anesthesia and health care cost through utilization of child life specialists in pediatric radiation oncology. *Int J Radiat Oncol Biol Phys.* 2016;96(2):401-405.

[81] Johns Hopkins Medicine. Pediatric oncology child life [Internet]. Pediatric Oncology. Available from: https:// www. hopkinsmedicine.org/kimmel_cancer_center/centers/ pediatric_oncology/becoming_our_patient/patient_ information/pediatric_child_life.html.

[82] Kuhlen M, Hoell J, Balzer S, Borkhardt A, Janssen G. Symptoms and management of pediatric patients with incurable brain tumors in palliative home care. *Eur J Paediatr Neurol.* 2016;20(2):261-269.

第十二章

癌症相关疲劳

作者：VISHWA S. RAJ，MD・JOANNA EDEKAR，DPT・TERRENCE MACARTHUR PUGH，MD

癌症相关疲劳（cancer-related fatigue，CRF）被定义为：

与癌症或癌症治疗相关的身体、情感和（或）认知疲劳或疲惫的、痛苦的、持续性的、主观的感觉，与最近的活动量不成比例，并干扰正常功能。

与没有癌症的个体疲劳不同，CRF更严重和令人痛苦，几乎不能通过休息缓解。患者描述的疲倦感与功能缺陷有关。

第一节　流行病学

人口统计和患病率

CRF是一种常见情况，根据癌症的临床状况，其患病率为50%~100%。CRF的存在因诊断而异。例如，肺癌患者出现CRF的概率为37%~78%，乳腺癌为28%~91%，而前列腺癌可低至15%。但是，对于某些人群，CRF可以随着时间的推移有所改善（图12-1）。据报告，45%积极接受肿瘤治疗的患者有中度至重度疲劳，且与几个变量相关（表12-1）。有29%未接受癌症治疗、处于完全缓解期或无疾病迹象的患者出现重度疲劳。中度至重度疲劳还与不良的表现状态和抑郁史有关。

中枢神经系统肿瘤患者也可能会出现疲劳。89%~94%的复发性恶性胶质瘤患者出现疲劳。原发性脑肿瘤的疲劳严重程度与睡眠困难、抑郁、嗜睡、疼痛和虚弱等因素有关。疾病状态、女性和不良的Karnosfsky评分是疲劳的强有力预测因素。在女性中，疲劳与疾病状态密切相关，而在男性中，则与抗抑郁药、阿片类药物和体能状态相关。晚期癌症中疲劳的风险因素包括脑转移、表现状态和生活质量差及活动表现能力下降。既往放疗史与较少的疲劳相关。然而，脑转移和较差的生活质量可以预测CRF的严重程度。CRF可以存在于脊髓肿瘤介入治疗之前、期间和之后的任一阶段。

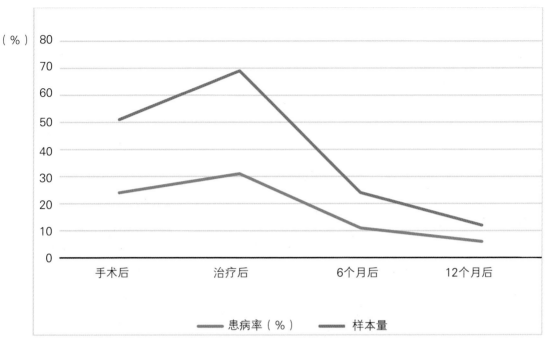

图12-1　乳腺癌患者的CRF率

表12-1　癌症患者和幸存者中度至重度疲劳的相关特征	
风险因素	OR值
强阿片类药物的使用	3.00
美国东部肿瘤协作组（ECOG）评分不佳	2.00
6个月内体重下降超过5%	1.60
同时用药超过10种	1.58
肺癌	1.55
抑郁史	1.42

第二节　病因学

一、病理生理学

CRF是一种多因素疾病，影响其发展的变量既有微观的，也有宏观的。在细胞水平，疲劳可能起源于肌肉或神经肌肉接头。pH值降低、乳酸累积及细胞内和细胞外离子浓度变化等因素会影响肌肉的膜兴奋性，从而在突触水平引起虚弱和疲劳。在此水平产生的疲劳称为外周性疲劳，患病率为19%~39%。

然而，疲劳也可能是中枢神经系统未能做出适当反应的结果。这种中枢激活失败也被称为中枢性疲劳，可能起源于大脑、脊髓和神经。与外周性疲劳相比，中枢性疲劳与CRF的相关性更大。原因可能包括化疗的全身治疗或放疗引起的局部效应。有趣的是，70%~96%接受化疗和（或）放疗的患者出现疲劳，而仅接受手术治疗的患者出现疲劳的风险较低。然而，在分子水平上，其他几个因素也会影响中枢神经系统（表12-2）。皮质和脊髓感觉运动中心的破坏、能量代谢和肌肉激活的中断都可能导致体能下降。其中许多可能是肿瘤本身导致的结果，而不是治疗效果。

表12-2　中枢性疲劳的分子危险因素
昼夜节律性褪黑素分泌的改变
中枢神经系统血清素能系统的变化
下丘脑调节回路的干扰
机体或肿瘤产生的炎性细胞因子失调
用于癌症治疗的促炎性细胞因子的表达
氧化磷酸化调节蛋白的基因多态性
儿茶酚胺的代谢
B细胞中的信号转导

二、并发症

有几种情况可能会导致癌症患者出现疲劳。睡眠觉醒周期紊乱是癌症患者的常见情况。对于乳腺癌患者，睡眠不足与疲劳高度相关，昼夜节律延迟会加重疲劳所导致的日常功能障碍。影响昼夜节律的因素可能包括生物节律性、癌细胞有丝分裂过程、肿瘤治疗及其给药时间和生活质量。导致失眠或日间嗜睡的其他因素包括化疗、疼痛、精神障碍和放疗。应特别注意入睡与保持睡眠是否有困难。

贫血是一种与癌症相关的常见合并症，多见于40%的癌症患者和90%接受化疗的患者。贫血的原因可能是多因素的，除了器官功能障碍外，还与癌症及其治疗有关（表12-3）。血红蛋白浓度较低的癌症患者可能会出现工作能力下降、疲劳加剧和生活质量下降。血红蛋白水平提高与疲劳减少和身体功能改善有关。

表12-3　癌症患者贫血的原因
失血
化疗引起的骨髓抑制
肾脏疾病导致的促红细胞生成素缺乏
功能性缺铁
骨髓受累

内分泌疾病可与CRF相关。具体而言，甲状腺功能减退是与疲劳相关的主要因素。在乳腺癌治疗中使用的细胞毒性剂可影响甲状腺功能，进而导致疲劳和体力活动减少。应考虑甲状腺的结构异常、偶发甲状腺癌、与激素异常相关的药物治疗，以及颈部或脑部放射史。放射性碘治疗和用于治疗各种恶性肿瘤的新型抗肿瘤药也可导致甲状腺功能异常。

治疗期间和治疗后的饮食摄入在疲劳中起重要作用。营养成分在细胞水平上起作用（表12-4）。营养不良可能导致癌症恶病质，这是一种以进行性和无意识体重减轻为特征的营养不良形式。恶病质时瘦体重的消耗和肌肉的消耗导致疲劳。针对患者的营养计划可以减少或逆转营养不良，改善体力状态。营养干预也可显著改善生活质量。

表12-4　营养分子及其细胞功能

分子	细胞功能
碳水化合物和脂肪	能源生产
蛋白质	细胞构建和结构维护
水	肌肉充实和合成代谢及分解代谢产物的培养基

第三节　药物疗效

药物可以改善因为癌症及其相关症状所致的功能障碍和生活质量下降。然而，这些药物可能会产生不良反应，即疲劳。虽然疼痛本身是导致疲劳的原因之一，但几种镇痛药可导致疲劳和嗜睡。中度至重度疼痛患者有类似比例的中度至重度疲劳症状。研究显示，疼痛和疲劳与情绪功能成负相关，这两种情况与抑郁症常常作为癌症诊断的一个症状群出现。然而，用于治疗这一症状群的药物也可导致疲劳。阿片类药物引起的镇静可通过哌甲酯和多奈哌齐等药物拮抗。三环类抗抑郁药可以改善焦虑和抑郁，但也可引起嗜睡和困倦。抗组胺药用于过敏反应。然而，第一代H_1-抗组胺药容易引起镇静、嗜睡和疲劳。较新的第二代H_1-抗组胺药引起镇静作用较小，并且疗效更高。此外，脑肿瘤患者经常使用加巴喷丁或左乙拉西坦等抗癫痫药物以预防或治疗癫痫发作，可引起嗜睡和疲劳。

一、心理因素

癌症患者的疲劳与焦虑和抑郁有关。抑郁可导致脑肿瘤人群的生理和认知障碍。接受放疗的神经胶质瘤患者，临床抑郁通常在开始放疗的6个月内出现。功能障碍严重的患者风险更大。疲劳与抑郁之间的关系尚不清楚，抑郁症可能是疲劳的结果，也可能是原因。两者都可能是替代但有共同途径的结果。然而，抑郁与CRF中度相关，焦虑虽然较抑郁少见，但程度一致。众所周知，苯二氮䓬类会引起嗜睡和疲劳。如前所述，服用抗抑郁药物也会导致疲劳，如三环类抗抑郁药物。关注癌症患者的情绪状态也很重要，因为情绪痛苦和应对机制可能导致疲劳。

二、治疗效果

虽然CRF是多因素疾病，但重要的是要了解针对癌症本身的治疗如何加重疲劳症状。手术可导致生理反应，从而导致能量水平恶化（表12-5）。术前疲劳程度也可预测术后严重程度，在临床评估中应予以考虑。化疗后，贫血和神经毒性等全身不适很常见。对于接受放疗的患者，可能会出现贫血、厌食、慢性疼痛、腹泻和体重减轻，并对生理和心理产生负面影响。

表12-5　手术后疲劳原因

生理应激源的原因
镇痛
麻醉
制动
感染
情绪

第四节 诊断

一、患者报告的症状

CRF和癌症存活率都是癌症护理的重点。美国国立综合癌症网络（National Comprehensive Cancer Network，NCCN）建议临床医师在癌症晚期相关治疗的初始咨询和所有后续访视中评估CRF。通常，由于身体和社会心理损伤，CRF表现为生活质量明显下降的趋势。症状与活动量不相符，不能通过休息或睡眠缓解。CRF通常比其他形式的疲劳更严重，并可能在癌症治疗后持续很长时间。CRF是一种主观感受，可观察到的行为和生理水平可能会受到个人理解和感受的影响。癌症患者难以报告症状的存在及严重程度，使CRF评估进一步复杂化。疲劳程度可以在一天中或整个肿瘤周期中纵向波动。

二、筛查

识别CRF患者的主要方法是筛查。包括NCCN、肿瘤护理学会（Oncology Nursing Society，ONS）、加拿大抗癌合作组织与加拿大心理肿瘤学协会（Canadian Partnership Against Cancer and Canadian Association of Psychological Oncology，CPAC/CAPO）之间的合作组织及美国临床肿瘤学会（American Society of Clinical Oncology，ASCO）在内的几个组织已发布了与CRF筛查和管理相关的指南。所有指南都一致建议进行多次评估。虽然CPAC/CAPO推荐使用埃德蒙顿症状评估系统（Edmonton Symptom Assessment Systems，ESAS），但每个组织都有其他类似的量表。ESAS使用0~10分评分，将疲劳分为轻度、中度和重度。

CRF常使用自我报告来识别。然而，不同评估工具由于评估方法和领域的不同而存在差异。具体而言，有的量表可评估CRF的严重程度、对日常功能的影响（结合严重程度）或CRF的各种表现。有的单维度量表可筛查是否存在CRF，但不关注症状严重程度或对个人的影响。例如，视觉模拟疲劳量表（visual analog fatigue scale）评估疲劳严重程度，简明疲劳量表（brief fatigue inventory）测量24 h内的严重程度。多维疲劳量表（multidimensional fatigue inventory）可以更全面地评估CRF，特别关注行为、认知、躯体不适和情感功能。多维疲劳量表是经过验证的，强调疲劳的主观感受，并关注五个领域（一般情况、身体、活动、动机和精神）的变化。患者报告结果测量信息系统量表（patient reported outcomes measurement information system，PROMIS）是一种基于疲劳问卷和简表的新筛查方法，借助项目反应理论和计算机自适应测试，使评估过程更加高效和精确。哪些工具最有效和高效，尚未达成共识。单维度评估方法更快但缺乏深度，而多维方法评估全面但是耗时。

三、临床评估

评估CRF时，需要重点了解临床和病史，了解症状及其对功能和生活质量的影响。重要考虑因素包括疾病状态、肿瘤治疗类型和时间、诱发疲劳的能力及对干预措施的反应。CRF是否与疾病进展或复发相关会影响短期和长期临床决策。评估药物及其不良反应有助于分析潜在的病因。贫血、心肺问题、内分泌功能障碍、胃肠和肝脏疾病、感染、神经损伤和肾功能障碍等合并症也可导致疲劳。局部放射和系统性治疗可引起甲状腺功能减退。除甲状腺功能减退外，潮热、晚期癌症引起的性腺功能减退和肾上腺功能不全等内分泌疾病也可导致疲劳。甲状腺功能减退的主要评估包括促甲状腺激素（thyroid-stimulating hormone，TSH）和游离T_4水平。如果TSH正常或轻度升高，而T_4水平正常，则可能出现亚临床性甲状腺功能减退症，需要接受激素补充治疗。如果担心贫血，初步检查将包括全血细胞计数，以评估血红蛋白水平和红细胞的平均体积。小细胞性贫血提示缺铁，需测定铁蛋白水平以评估铁储备情况。转铁蛋白饱和度低和总铁结合力增加也表明缺铁状态。大细胞性贫血可能是由于维生素B_{12}和叶酸缺乏所致。可评估血清叶酸和维生素B_{12}水平，如果较低，可通过补充叶酸进行治疗。并建议戒酒，饮酒会引起维生素缺乏症。

需要全面评估身体、情绪和认知状态，以了解这些状态是否损害日常生活活动、功能和整体生活质量。还有其他因素会导致疲劳（表12-6）。睡眠障碍可能由情绪障碍引起，由于癌症及其治疗带来的潜在解剖变化，可能会引起睡眠呼吸暂停。适当的睡眠卫生评估可以提供进一步的见解。了解睡眠环境可以提供更多信息。例如，白天小睡；个人生活习惯；摄入含糖、咖啡因或酒精含量高的食物；偏离有规律的睡眠和睡前的刺激活动。焦虑和抑郁也在睡眠不规律中起作用。

表12-6　疲劳的非医学因素
活动水平
酒精和药物使用
情绪状态
卫生
营养
疼痛
睡眠障碍

全面的营养评估有助于更好地了解疲劳。癌症患者口服摄入量的变化可导致体重减轻或增加及瘦体重的变化，继而导致液体和电解质失衡，随后可能会影响体力状态。恶心、呕吐、吞咽疼痛、肠不适和黏膜炎等会导致经口进食困难，对食物的兴趣降低，导致食欲不振和热量消耗减少。

影像学虽然正处于研究阶段，但也为了解CRF的神经生物学提供了新的方法。目前的研究正在使用无创技术来评估神经网络的改变。功能连接磁共振成像（functional connectivity magnetic resonance imaging，fcMRI）已可以识别疼痛、抑郁和失眠的大脑异常连接模式。使用基于种子点方法或独立成分分析，血氧水平依赖性信号可用于显示进一步的静息状态连通性。

第五节　管理

一、体能和功能干预

生活质量与癌症幸存者的CRF和体能水平均有很大关系。通过改善运动能力从而改善疲劳，运动可产生连锁反应，已证明可改善生活质量。运动还对焦虑、身体成分、功能、实验检查指标、情绪和体力产生积极影响。研究证实，运动是治疗CRF最有效的方法之一，运动和心理干预比药物治疗更有益。

因癌症类型和阶段、既往功能和体能水平、运动计划长度和癌症治疗阶段的影响，推荐的运动方式、强度和频率有所不同（表12-7）。有氧运动、力量训练和多模式运动等不同的运动形式与疲劳成负相关，虽然受益程度不同，但均可缓解CRF。持续6周的有氧运动可以改善CRF症状。多模式运动早期可观察到增强的干预效应并持续，在运动项目完成后仍有保持。包括有氧运动和力量训练的多模式运动已被证实可以改善各种癌症诊断的CRF。侧重于有氧和耐力

的团体水上治疗也可缓解疲劳。无论是否存在潜在的变量及缺乏标准方案，开始某种类型的运动计划即可发挥重要作用。

表12-7　运动处方
频率、强度、类型和时间原则
· 频率：每周3~5次
· 强度：4~7/10 RPE*
· 类型/模式：有氧、力量训练和伸展运动
· 时间：
有氧：20~60 min/d，3~5 d/周
力量训练：1~3组，8~12次，2~3 d/周
拉伸： 对当天运动的主要肌群进行拉伸

注：*自觉疲劳程度量表

美国卫生与公众服务部建议避免不活动，因为制动可能与致癌过程有关，建议进行体力活动总比不进行要好。尽早开始锻炼计划是有益的、理想的。运动不仅安全，而且会对疲劳过程产生积极的影响，应在整个治疗过程中进行。研究表明，在放疗期间进行运动会对CRF产生积极的影响。低、中、高强度项目可以改善放疗后疲劳。即使在晚期癌症和临终患者中，体力活动也能产生积极的效果，并有利于减少疲劳。对于老年肿瘤人群，CRF与功能依赖相关，改善CRF可提高独立性。然而，坚持仍然是锻炼的障碍，与其他患者群体相比，癌症患者对运动项目的坚持略差。

美国运动医学会已发布了癌症患者运动指南，但应根据年龄、性别、癌症类型和体能水平对处方进行个体化调

整。低强度有氧运动、拉伸运动或抗阻训练不需要进行运动测试，但高强度的有氧运动建议进行运动测试。考虑因素包括当前的体能水平、癌症治疗、疲劳水平和合并症，如血细胞计数异常、严重贫血及骨折风险。整合个人目标，并根据当前情况修改计划是成功实施的重要组成部分。

个体化运动计划应从较低的强度和持续时间开始，在频率、强度、类型和时间方面循序渐进。应先增加持续时间，再增加频率，最后增加强度。每周参加3~5 h中等强度运动的癌症幸存者从运动中获益更多。建议每周至少进行150 min的中等强度运动，或75 min的高强度运动。节能策略也应纳入运动计划中。教导幸存者节约能量和简化任务，可以完成运动和实现幸存者的目标。节能策略帮助患者规划和排定优先顺序，防止在任务完成前筋疲力尽，避免因心力交瘁而不活动（表12-8）。将节能策略与肿瘤人群相结合可改善疲劳。

二、药物治疗

有必要对药物管理采取多方面的方法，以解决疲劳的所有潜在来源。在甲状腺功能减退的情况下，左甲状腺素钠和类似药剂补充甲状腺激素可快速逆转疲劳症状。补充铁或促红细胞生成剂（如依泊汀或达贝泊汀-α），可治疗缺铁性贫血。然而，促红细胞生成剂在特定的癌症诊断中禁用，应谨慎使

表12-8 节能策略
· 提前一天计划并优先处理任务
· 少食多餐，而不是吃三顿大餐
· 在活动间隙短暂休息。活动超过10 min 时，坐下进行
· 避免坐在低矮的椅子上
· 简化任务，避免不必要的任务
· 自我护理和开展其他活动
· 轻体力活动和重体力活动交替进行
· 考虑使用长凳或淋浴椅
· 避免极端温度
· 使用适当的呼吸技巧
· 穿宽松的衣服
· 一部便携式电话
· 使用重量轻的锅、碗、瓢、盆
· 滑动重物代替举起
· 考虑使用轮式多功能车
· 避免不必要的弯曲、伸展和弯腰
· 将物品放在触手可及的地方
· 晚上睡眠充足
· 减少干扰
· 步速

用。对于对化疗有反应的病情稳定的个体，血红蛋白的增加反映了能量水平和生活质量的改善。

如果在采取保守治疗后仍持续存在CRF的患者，则使用药物治疗症状性主诉。哌甲酯是一种常用于治疗疲劳、嗜睡和昏睡的药物，已用于治疗CRF。其主要作用机制是增加中枢神经系统中的多巴胺水平，且有效治疗阿片类药物诱导的镇静、抑郁和疲劳。随着治疗时间的延长，其治疗效果有所提高。可以改善严重疲劳并伴有晚期疾病患者的疲劳程度。其不良反应包括眩晕、焦虑、恶

心或厌食。莫达非尼可控制严重疲劳患者的CRF，并可以改善癌症疼痛患者的警觉性和认知能力。

尽管其他药物已用于CRF，但治疗效果尚未确定。如右苯丙胺、帕罗西汀或睾酮对CRF的治疗作用不确定。支持金刚烷胺、匹莫林、莫达非尼、多奈哌齐和卡尼汀治疗CRF的证据很弱且不确定。有必要进一步研究地塞米松、甲泼尼龙、乙酰水杨酸和阿莫达非尼对CRF的影响。随着更大规模和更全面的临床试验的进行，可能会发现其他药物治疗症状性疲劳的证据。

三、支持性管理

可以通过多种方法对CRF实施支持性措施。因为癌症、身体对治疗的反应和治疗效果，营养不良很常见。为了改善体内平衡，细胞需要适当的营养物质来维持有效的功能，包括碳水化合物、脂肪、蛋白质、维生素、矿物质和水。对恶心、呕吐、黏膜炎和腹泻等疾病的医疗管理可以改善摄入量。药物也可治疗吸收不良，以改善运动障碍。

饮食咨询是一种可以影响营养管理的干预措施。在乳腺癌人群中，饮食质量较好的幸存者总体的疲劳程度较低。包括高水平的膳食纤维、水果和蔬菜，以及减少饱和脂肪的优化营养方案可改善疲劳的总体水平。蛋白质补充很有价值，因为在接受化疗的晚期癌症患者中，低蛋白质摄入与较高程度的CRF相

关。鉴于营养不良的炎性成分，抗氧化剂有一定的益处，可改善CRF。应考虑对肥胖的评估，因为肥胖是CRF发生过程中可改变的风险因素。通过适当的饮食咨询，可优化营养摄入，以改善疲劳水平。

情绪障碍可以通过药物和社会心理干预来管理。帕罗西汀是一种选择性5-羟色胺再摄取抑制剂（SSRI），可以改善以疲劳为症状的临床抑郁症。安非他酮的作用机制是抑制去甲肾上腺素和多巴胺的再摄取，这会对CRF产生刺激作用。与CRF相关的新药剂的数据有限，但随着研究的深入，可能会确定其他药物在改善疲劳症状方面有效。社会心理干预可以减少接受癌症治疗患者的疲劳（表12-9）。患者可受益于在肿瘤治疗期间和完成肿瘤治疗时的干预，但尚未形成共识，因为其涉及基于心理社会干预的技术、持续时间和具体干预时间。多模式方法有利于解决症状性主诉。

表12-9　社会心理的干预方案

社会心理的干预方案
行为干预
应对策略培训
教育
团体支持性干预
个体支持性干预
压力管理

睡眠卫生是导致疲劳的一个可逆原因，多种干预措施可改善症状的严重程度。导致睡眠中断的情况需要转诊至睡

眠专家做进一步的检查（表12-10）。管理给药时间可以最小限度地破坏睡眠模式，如用于肠、膀胱的药物或兴奋剂的时间。此外，可在当天晚些时候给予引起日间嗜睡的药物，以提高白天的警觉性和夜间的休息时间。苯二氮䓬类和抗组胺药等助眠药物有助于诱导和维持睡眠，但觉醒后的残余疲劳可能是一个令人担忧的问题。瑜伽、冥想及认知行为疗法等减压技术可以在适当的时候使用，以减轻过度觉醒的反应。适当的睡眠环境应该是黑暗的、没有刺激的、舒适的。

表12-10　与睡眠中断相关的情况
昼夜节律睡眠障碍
嗜睡
失眠
异态睡眠
睡眠呼吸障碍
睡眠相关运动障碍

第六节　以患者为中心的考虑

重返工作岗位和经济影响

身体机能和日常生活活动能力方面的障碍可使幸存者无法从事如工作类更为高级别的活动。有几个因素会影响患者重返工作岗位，见表12-11。对于疲劳长达6个月的患者，可以预见的是患者的病假时间会更长。然而，在第18个月时，64%接受评估的患者恢复了工作。疲劳程度评分与年龄、性别、诊断和治疗类型密切相关，但疲劳程度可预测能否恢复工作。对于癌症患者，自我评估的工作能力是恢复工作过程的一个重要因素，与年龄和临床因素无关。根据患病6个月时的工作能力情况可以预测出患病18个月后实际重返工作岗位的情况。定期评估职业工作能力和时间，从而调整工作和支持。改善疲劳可以促进患者更早重返工作岗位。

表12-11　可能影响重返工作岗位的因素
年龄
癌症诊断和类型
抑郁和抑郁评分
疲乏
性别
肿瘤治疗
身体不适

癌症的经济和社会后果与身体和心理影响一样严重。癌症经济负担与健康相关的生活质量评分降低和抑郁情绪的风险增加相关。此外，由于癌症治疗费用导致的经济负担增加是癌症幸存者生活质量较差的最强独立预测因素。接受癌症治疗的个人医疗支出更高，且不太可能全职就业。未来有必要关注这些问题，以确保幸存者不会承受高额医疗费用和健康状况受损的双重负担。

第七节　总结

CRF是癌症治疗的重要组成部分。CRF既痛苦又严重，还不能通过休息来缓解。有中枢神经系统肿瘤的患者极易感到疲劳。虽然病因可能是多因素的，但也可能受到微观和宏观水平的影响。评估合并症对于评估可逆原因很重要，包括肿瘤干预的治疗效果。仔细审查药物及其不良反应、患者情绪，对于全面解决症状至关重要。患者报告的症状评估是最常见的筛查方法，如果敏感，应进行更复杂的临床评估。治疗方案包括药物治疗、运动和支持性措施。应考虑疲劳对日常功能及工作等较高级别活动的影响。

参考文献

[1] Berger AM, Mooney K, Alvarez-Perez A, et al. Cancer-related fatigue, version 2.2015. *J Natl Compr Cancer Netw*. 2015;13(8):1012-1039.

[2] Weis J. Cancer-related fatigue: prevalence, assessment and treatment strategies. *Expert Rev Pharmacoecon Outcomes Res*. 2011;11(4):441-446.

[3] Hofman M, Ryan JL, Figueroa-Moseley CD, et al. Cancer-related fatigue: the scale of the problem. *Oncologist*. 2007;12(suppl 1):4-10.

[4] Goldstein D, Bennett BK, Webber K, et al. Cancer-related fatigue in women with breast cancer: outcomes of a 5-year prospective cohort study. *J Clin Oncol*. 2012;30(15): 1805-1812.

[5] Wang XS, Zhao F, Fisch MJ, et al. Prevalence and characteristics of moderate to severe fatigue: a multicenter study in cancer patients and survivors. *Cancer*. 2014;120(3): 425-432.

[6] Liu R, Page M, Solheim K, et al. Quality of life in adults with brain tumors: current knowledge and future directions. *Neuro Oncol*. 2009;11(3):330-339.

[7] Armstrong TS, Cron SG, Bolanos EV, et al. Risk factors for fatigue severity in primary brain tumor patients. *Cancer*. 2010;116 (11):2707-2715.

[8] Hauser K, Walsh D, Rybicki LA, et al. Fatigue in advanced cancer: a prospective study. *Am J Hosp Palliat Care*. 2008; 25(5):372-378.

[9] Raj VS, Lofton L. Rehabilitation and treatment of spinal cord tumors. *J Spinal Cord Med*. 2013; 36(1):4-11.

[10] Prinsen H, Bleijenberg G, Zwarts MJ, et al. Physiological and neurophysiological determinants of postcancer fatigue: design of a randomized controlled trial. *BMC Cancer*. 2012;12:256.

[11] Horneber M, Fischer I, Dimeo F, et al. Cancer-related fatigue: epidemiology, pathogenesis, diagnosis, and treatment. *Dtsch Arztebl Int*. 2012;109(9):161-171; quiz 172.

[12] Berger AM, Parker KP, Young-McCaughan S, et al. Sleep wake disturbances in people with cancer and their caregivers: state of the science. *Oncol Nurs Forum*. 2005; 32(6):E98-E126.

[13] Ancoli-Israel S, Liu L, Marler MR, et al. Fatigue, sleep, and circadian rhythms prior to chemotherapy for breast cancer. *Support Care Cancer*. 2006;14(3):201-209.

[14] Ancoli-Israel S, Moore PJ, Jones V. The relationship between fatigue and sleep in cancer patients: a review. *Eur J Cancer Care*. 2001;10(4):245-255.

[15] Dicato M, Plawny L, Diederich M. Anemia in cancer. *Ann Oncol*. 2010;21(suppl 7):vii167-vii172.

[16] Gilreath JA, Stenehjem DD, Rodgers GM. Diagnosis and treatment of cancer-related anemia. *Am J Hematol*. 2014; 89(2):203-212.

[17] Cella D. Factors influencing quality of life in cancer patients: anemia and fatigue. *Semin Oncol*. 1998;25(3 suppl 7):43-46.

[18] Cella D, Kallich J, McDermott A, et al. The longitudinal relationship of hemoglobin, fatigue and quality of life in anemic cancer patients: results from five randomized clinical trials. *Ann Oncol*. 2004;15(6):979-986.

[19] Mock V, Atkinson A, Barsevick A, et al. NCCN practice guidelines for cancer-related fatigue. *Oncology (Williston Park)*. 2000;14(11A):151-161.

[20] Kumar N, Allen KA, Riccardi D, et al. Fatigue, weight gain, lethargy and amenorrhea in breast cancer patients on chemotherapy: is subclinical hypothyroidism the culprit? *Breast Cancer Res Treat*. 2004;83(2):149-159.

[21] Hartmann K. Thyroid disorders in the oncology patient. *J Adv Pract Oncol*. 2015; 6(2):99-106.

[22] Carter Y, Sippel RS, Chen H. Hypothyroidism after a cancer diagnosis: etiology, diagnosis, complications, and management. *Oncologist*. 2014;19(1):34-43. https://doi.org/10.1634/theoncologist.2013-0237.

[23] Winningham ML. Strategies for managing cancer-related fatigue syndrome: a rehabilitation approach. *Cancer*. 2001;92(4 suppl):988-997.

[24] Van Cutsem E, Arends J. The causes and consequences of cancer-associated malnutrition. *Eur J Oncol Nurs*. 2005; 9(suppl 2):S51-S63.

[25] Marín Caro MM, Laviano A, Pichard C. Nutritional intervention and quality of life in adult oncology patients. *Clin Nutr*. 2007;26(3):289-301.

[26] Caro MM, Laviano A, Pichard C, et al. Relationship between nutritional intervention and quality of life in cancer patients. *Nutr Hosp*. 2007;22(3):337-350.

[27] Berger A. Treating fatigue in cancer patients. *Oncologist*. 2003;8(suppl 1):10-14.

[28] Iwase S, Kawaguchi T, Tokoro A, et al. Assessment of cancer-related fatigue, pain, and quality of life in cancer patients at palliative care team referral: a multicenter observational study (JORTC PAL-09). *PLoS One*. 2015; 10(8):e0134022.

[29] Church MK, Church DS. Pharmacology of antihistamines. *Indian J Dermatol*. 2013;58(3):219-224.

[30] Siniscalchi A, Gallelli L, Russo E, et al. A review on antiepileptic drugs-dependent fatigue: pathophysiological mechanisms and incidence. *Eur J Pharmacol*. 2013;718(1e3): 10-16.

[31] Brown LF, Kroenke K. Cancer-related fatigue and its associations with depression and anxiety: a systematic review. *Psychosomatics*. 2009;50(5):440-447.

[32] Schiff D, Lee EQ, Nayak L, et al. Medical management of brain tumors and the sequelae of treatment. *Neuro Oncol*. 2015;17(4):488-504.

[33] Rooney AG, McNamara S, Mackinnon M, et al. Frequency, clinical associations, and longitudinal course of major depressive disorder in adults with cerebral glioma. *J Clin Oncol*. 2011;29(32):4307-4312.

[34] Griffin CE, Kaye AM, Bueno FR, Kaye AD. Benzodiazepine pharmacology and central nervous systememediated effects. *Ochsner J*. 2013;13(2):214-223.

[35] Rooney A, Grant R. Pharmacological treatment of depression in patients with a primary brain tumour. *Cochrane Database Syst Rev*. 2013;(5):CD006932.

[36] Corbett T, Devane D, Walsh JC, et al. Protocol for a systematic review of psychological interventions for cancer-related fatigue in post-treatment cancer survivors. *Syst Rev*. 2015;4:174.

[37] Wang XS. Pathophysiology of cancer-related fatigue. *Clin J Oncol Nurs*. 2008;12(5 suppl):11-20.

[38] Campos MP, Hassan BJ, Riechelmann R, et al. Cancer-related fatigue: a review. *Rev Assoc Med Bras (1992)*. 2011;57(2):211-219.

[39] Jean-Pierre P, Figueroa-Moseley CD, Kohli S, et al. Assess ment of cancer-related fatigue: implications for clinical diagnosis and treatment. *Oncologist*. 2007;12(suppl 1): 11-21.

[40] Berger AM, Mitchell SA, Jacobsen PB, et al. Screening, evaluation, and management of cancer-related fatigue: ready for implementation to practice? *CA Cancer J Clin*. 2015; 65(3):190-211.

[41] Watanabe SM, Nekolaichuk C, Beaumont C, et al. A multicenter study comparing two numerical versions of the Edmonton Symptom Assessment System in palliative care patients. *J Pain Symptom Manage*. 2011;41(2): 456-468.

[42] Gaitonde DY, Rowley KD, Sweeney LB. Hypothyroidism: an update. *Am Fam Physician*. 2012;86(3):244-251.

[43] Short MW, Domagalski JE. Iron deficiency anemia: evaluation and management. *Am Fam Physician*. 2013;87(2): 98-104.

[44] Aslinia F, Mazza JJ, Yale SH. Megaloblastic anemia and other causes of macrocytosis. *Clin Med Res*. 2006;4(3): 236-241.

[45] Buffart LM, De Backer IC, Schep G, Vreugdenhil A, et al. Fatigue mediates the relationship between physical fitness and quality of life in cancer survivors. *J Sci Med Sport*. 2013;16(2):99-104.

[46] Hampson JP, Zick SM, Khabir T, et al. Altered resting brain connectivity in persistent cancer related fatigue. *NeuroImage Clin*. 2015;8:305-313.

[47] Kampshoff CS, Chinapaw MM, Brug J, et al. Randomized controlled trial of the effects of high intensity and low to-moderate intensity exercise on physical fitness and fatigue in cancer survivors: results of the Resistance and Endurance exercise after ChemoTherapy (REACT) study. *BMC Med*. 2015;13:275-287.

[48] Windsor PM, Nicol KF, Potter J. A randomized, controlled trial of aerobic exercise for treatment-related fatigue in men receiving radical external beam radiotherapy for localized prostate carcinoma. *Cancer*. 2004;101: 550-557.

[49] Mitchell SA, Beck SL, Hood LE, et al. Putting evidence into practice: evidence-based interventions for fatigue during and following cancer and its treatment. *Clin J Oncol Nurs*. 2007;11:99-113.

[50] Knols R, Aaronson NK, Uebelhart D, et al. Physical exercise in cancer patients during and after medical treatment: a systematic review of randomized and controlled clinical trials. *J Clin Oncol*. 2005;23:3830-3842.

[51] Mustian KM, Alfano CM, Heckler C, Kleckner AS, et al. Comparison of pharmaceutical, psychological, and exercise treatments for cancer-related fatigue a meta-analysis. *JAMA Oncol*. 2017;3(7):961-968.

[52] Huether K, Abbott L, Cullen L, et al. Energy through motion: an evidence-based exercise program to reduce cancer-related fatigue and improve quality of life. *Clin J Oncol Nurs*. 2016;20(3):60-70.

[53] Santa MD, Au D, Howell D, et al. Effects of the community-based Wellspring Cancer Exercise Program on functional and psychosocial outcomes in cancer survivors. *Curr Oncol*. 2017;24(5):284-294.

[54] Strong A, Karavatas G, Reicherter EA. Recommended exercise protocol to decrease cancer-related fatigue and muscle wasting in patients with multiple myeloma: an evidence-based systematic review. *Top Geriatr Rehabil*. 2006;22: 172-186.

[55] Patel JG, Bhise RA. Effect of aerobic exercise on cancer related fatigue. *Indian J Palliat Care*. 2017;23:355-361.

[56] Cantarero-Villanueva I, Fernandez-Lao C, Cuesta-Vargas AI, et al. The effectiveness of a deep water aquatic exercise program in cancer-related fatigue in breast cancer survivors: a randomized controlled trial. *Arch Phys Med Rehabil*. 2013; 94:221-230.

[57] Physical Activities Guidelines Advisory Committee. *Physical Activity Guidelines Advisory Committee Report*. Washington, DC: US Department of Health and Human Services; 2008. https://health.gov/paguidelines/guidelines/ summary.aspx.

[58] Courneya KS, Friedenreich CM. Physical activity and cancer control. *Semin Oncol Nurs*. 2007;23(4):242-252.

[59] Cramp F, Byron-Daniel J. Exercise for the management of cancer-related fatigue in adults. *Cochrane Database Syst Rev*. 2012;11:CD006145.

[60] Oldervoll LM, Loge JH, Paltiel H, et al. The effect of a physical exercise program in palliative care: a phase II study. *J Pain Symptom Manage*. 2006;31:421-430.

[61] Luciani A, Jacobsen PB, Extermann M, et al. Fatigue and functional dependence in older cancer patients. *Am J Clin Oncol*. 2008;31:424-430.

[62] Pickett M, Mock V, Ropka M, et al. Adherence to moderate-intensity exercise during breast cancer therapy. *Cancer Pract*. 2002;10:284-292.

[63] Mock V, Frangakis C, Davidson NE, et al. Exercise manages fatigue during breast cancer treatment: a randomized controlled trial. *Psychooncology*. 2005;14:464-477.

[64] Schmitz KH, Courneya KS, Matthews C, et al. American College of Sports Medicine roundtable on exercise guidelines for cancer survivors. *Med Sci Sports Exerc*. 2010; 42(7):1409-1426.

[65] Chakera AJ, Pearce SH, Vaidya B. Treatment for primary hypothyroidism: current approaches and future possibilities. *Drug Des Devel Ther*. 2012;6:1-11.

[66] Barsevick AM, Dudley W, Beck S, et al. A randomized clinical trial of energy conservation for patients with cancer-related fatigue. *Cancer*. 2004;100:1302-1310.

[67] Camaschella C. Iron deficiency: new insights into diagnosis and treatment. *Hematol Am Soc Hematol Educ Program*. 2015;2015:8-13.

[68] Carroll JK, Kohli S, Mustian KM, et al. Pharmacologic treatment of cancer-related fatigue. *Oncologist*. 2007;12(suppl 1):43-51.

[69] Gong S, Sheng P, Jin H, et al. Effect of methylphenidate in patients with cancer-related fatigue: a systematic review and meta-analysis. *PLoS One*. 2014;9(1):e84391.

[70] Jean-Pierre P, Morrow GR, Roscoe JA, et al. A phase 3 randomized, placebo-controlled, double-blind, clinical trial of the effect of modafinil on cancer-related fatigue among 631 patients receiving chemotherapy: a University of Rochester Cancer Center Community Clinical Oncology Program Research base study. *Cancer*. 2010;116(14): 3513-3520. https://doi.org/10.1002/cncr.25083.

[71] Wirz S, Nadstawek J, Kühn KU, et al. Modafinil for the treatment of cancer-related fatigue: an intervention study. *Schmerz*. 2010;24(6):587-595.

[72] Mücke M, Mochamat Cuhls H, et al. Pharmacological treatments for fatigue associated with palliative care. *Cochrane Database Syst Rev*. 2015;(5):CD006788.

[73] Mustian KM, Morrow GR, Carroll JK, et al. Integrative nonpharmacologic behavioral

interventions for the management of cancer-related fatigue. *Oncologist.* 2007; 12(suppl 1):52-67.

[74] George SM, Alfano CM, Neuhouser ML, et al. Better post-diagnosis diet quality is associated with less cancer-related fatigue in breast cancer survivors. *J Cancer Surviv.* 2014; 8(4):680-687.

[75] Stobäus N, Müller MJ, Küpferling S, et al. Low recent protein intake predicts cancer-related fatigue and increased mortality in patients with advanced tumor disease undergoing chemotherapy. *Nutr Cancer.* 2015;67(5):818-824.

[76] Maschke J, Kruk U, Kastrati K, et al. Nutritional care of cancer patients: a survey on patients' needs and medical care in reality. *Int J Clin Oncol.* 2017;22(1):200-206.

[77] Bower JE, Lamkin DM. Inflammation and cancer-related fatigue: mechanisms, contributing factors, and treatment implications. *Brain Behav Immun.* 2013; 30(0):S48-S57.

[78] Baguley BJ, Bolam KA, Wright ORL, Skinner TL. The effect of nutrition therapy and exercise on cancer-related fatigue and quality of life in men with prostate cancer: a systematic review. *Nutrients.* 2017;9(9):1003.

[79] Breitbart W, Alici-Evcimen Y. Update on psychotropic medications for cancer-related fatigue. *J Natl Compr Cancer Netw.* 2007;5(10):1081-1091.

[80] Goedendorp MM, Gielissen MF, Verhagen CA, et al. Psychosocial interventions for reducing fatigue during cancer treatment in adults. *Cochrane Database Syst Rev.* 2009;(1): CD006953.

[81] Wang XS, Woodruff JF. Cancer-related and treatment-related fatigue. *Gynecol Oncol.* 2015;136(3):446-452.

[82] Armstrong TS, Gilbert MR. Practical strategies for management of fatigue and sleep disorders in people with brain tumors. *Neuro Oncol.* 2012;14(suppl 4):iv65-iv72.

[83] Spelten ER, Verbeek JH, Uitterhoeve AL, et al. Cancer, fatigue and the return of patients to work-a prospective cohort study. *Eur J Cancer.* 2003;39(11):1562-1567.

[84] De Boer AGEM, Verbeek JHAM, Spelten ER, et al. Work ability and return-to-work in cancer patients. *Br J Cancer.* 2008;98(8):1342-1347.

[85] Munir F, Yarker J, McDermott H. Employment and the common cancers: correlates of work ability during or following cancer treatment. *Occup Med (Lond).* 2009; 59(6):381-389.

[86] Wolvers MDJ, Leensen MCJ, Groeneveld IF, et al. Predictors for earlier return to work of cancer patients. *J Cancer Surviv.* 2017;12 [Epub ahead of print].

[87] Seifart U, Schmielau J. Return to work of cancer survivors. *Oncol Res Treat.* 2017;40(12):760-763.

[88] Kale HP, Carroll NV. Self-reported financial burden of cancer care and its effect on physical and mental health-related quality of life among US cancer survivors. *Cancer.* 2016;122(8):283-289.

[89] Fenn KM, Evans SB, McCorkle R, et al. Impact of financial burden of cancer on survivors' quality of life. *J Oncol Pract.* 2014;10(5):332-338.

[90] Finkelstein EA, Tangka FK, Trogdon JG, et al. The personal financial burden of cancer for the working-aged population. *Am J Manag Care.* 2009;15(11):801-806.

第十三章

脊柱成像、稳定性和癌性脊柱疼痛的处理

作者：T.LEFKOWITZ, DO，DABPMR・A.IANNICELLO，MD・N.OZURUMBA，MD

第一节　概述

随着康复医师在许多门诊和医院的骨科和神经外科实践中持续扮演"守门员"的角色，外科同事越来越依赖他们来快速识别出现脊柱疼痛、体质症状（即危险信号）及表明转移性脊柱疾病或原发性脊柱肿瘤的异常影像学的患者。需要对在这些环境中执业的康复医师进行进一步教育，包括患者病史、放射学评估、管理策略和癌症诱发的背痛（cancer-induced back pain，CIBP）患者的处理。本章将通过简短的病史和预期的影像学发现，回顾一些康复医师在临床实践中常见的良性和恶性脊柱病变。作者希望其中提供的信息能够减轻这些患者的焦虑，尤其是与他们的成像和治疗相关的焦虑。

第二节　病史

"红旗征"（red flag）一词于1994年首次被临床标准咨询小组用于识别与癌症或转移性恶性肿瘤相关的体征和症状。"红旗征"包括年龄超过50岁、夜间疼痛、不明原因的体重减轻、发热或畏寒、进行性神经系统疾病、膀胱功能障碍、鞍区麻木或任何癌症史、免疫抑制、环境或毒素暴露，应在患者的症状回顾中查探出这些危险信号。此外，患者的吸烟史和饮酒史应记录在社会史中。应建立癌症家族史，尤其是直系亲属，如父母或兄弟姐妹。

全身或系统性症状通常是非特异性的，可能在多种疾病状态下出现，包括某些感染性疾病（如化脓性椎间盘炎或脊柱结核）、血液性疾病［如镰状细胞病或戈谢病（Gaucher disease）］、风湿病（如类风湿性关节炎或系统性红斑狼疮）和神经系统疾病［如多发性硬化症（multiple sclerosis，MS）］。因此，康复医师必须采取适当的鉴别诊断进行筛查。

在4周内任何不明原因的体重减轻超过5%，提示存在潜在恶性肿瘤的可能

性，康复医师应立即进行进一步检查。与脊柱疼痛患者的恶性肿瘤相关的其他非特异性体征和症状包括全身不适、萎靡不振、食欲不振和运动耐受性下降。

应牢记出现背痛患者的年龄，因为50岁以上的患者发生椎骨转移的频率要高得多。相反，儿童、青少年和青年的脊柱疼痛应引起对更多良性肿瘤的关注，如骨样骨瘤或成骨细胞瘤。然而，此类患者人群也会出现某些恶性肿瘤，包括肉瘤、淋巴瘤和白血病，仍需从病历中寻找佐证。

在进一步的系统回顾中，康复医师应询问患者所经历疼痛的性质和特征。慢性癌症相关疼痛可以由内脏或神经结构引起，但最常见的是与骨转移有关。24 h内没有变化的疼痛，胸椎疼痛，严重的、非机械性或夜间疼痛，或伴随排便习惯改变的腹痛应提醒康复医师存在潜在恶性肿瘤的可能性。在适当的临床环境中排便习惯的改变是马尾神经转移的危险信号（即淋巴瘤侵犯骶神经根）。

大约90%的脊柱（即脊髓或椎体）肿瘤起源于转移性肿瘤，新诊断的癌症中有10%是椎体转移。对于从前列腺、乳腺、肾脏、甲状腺和肺转移到骨骼的肿瘤通常可以使用拼写为PBKTL（其中元素周期表中的铅是Pb）的助记符"铅壶（lead kettle）"来记住。考虑到红骨髓的留存，中轴骨骼（即肋骨、骨盆和脊柱）通常比附肢骨骼（即长骨）较早

被累及。在女性中，乳腺癌和肺癌占转移到骨骼肿瘤的近80%，而在男性中，前列腺癌和肺癌占转移到骨骼癌症的80%。另外20%影响两性的肿瘤包括肾脏、甲状腺和胃肠道癌症。

从历史上看，脊柱转移被认为主要通过Batson静脉丛（椎管内静脉丛）发生，Batson静脉丛是一种来自胸部和骨盆的无瓣膜丛，允许恶性细胞在腹内压升高期间无须首先通过肺部即可进入椎体循环。在这个低压静脉系统中，血液流动的反复逆转使癌细胞能够滞留在椎体中，所以对恶性细胞的存活是有利的。另一种假设是"种子和土壤"理论，即认为肿瘤通过动脉循环而不是通过静脉途径转移。其他恶性肿瘤，包括淋巴瘤和多发性骨髓瘤可能会影响脊柱，导致椎体压缩性骨折（vertebral compression fractures，VCFs），并可能危及椎管。

对于确诊为癌症的患者，应要求其提供适当的医疗记录，以确定癌症的表现、对治疗的反应，以及任何未来计划的医疗或手术干预措施。对于正在接受或已经接受辅助化疗或放疗的患者，康复医师应进行详细的药物调节，因为各种化疗药物会引起肌肉疼痛和关节痛（如芳香化酶抑制剂），这可能表现为癌症诱发的背痛，除了与化疗引起的周围多发性神经病相关的麻木、刺痛和烧灼感。可以用等剂量线彩图（ISODOSE color wash maps）查看个人的总辐射剂量

中有多少被给予附近的脊柱结构，这可能导致痛苦的椎体压缩性骨折。任何近期有恶性肿瘤病史的患者在办公室或诊所出现脊柱疼痛时，都应高度怀疑脊柱转移性疾病或辅助治疗（如放疗）导致的医源性损伤。

在回顾患者既往病史时，康复医师还应询问是否有任何免疫抑制史（如HIV/AIDS）、需要长期皮质类固醇或免疫调节治疗（如器官移植）的疾病，或成年后可能易患继发性癌症的儿童癌症（如白血病）的治疗。

第三节 体格检查

应进行全面的体格检查，特别注意神经、肌肉、骨骼检查。具体来说，应该寻找局灶性运动缺陷、不对称的肌肉牵张反射和感觉丧失。根据肿瘤的位置，患者可能会出现明显的上运动神经元表现，如痉挛性无力、反射亢进及神经源性肠和神经源性膀胱功能障碍。在这些患者中，可能需要进行指检来评估肛门括约肌张力。对于近期化疗导致中性粒细胞减少或严重血小板减少的患者，或接受骨盆放疗的患者，应谨慎一些，因为直肠黏膜可能比较脆弱而且容易出血。

对患者的进一步检查可以发现肌肉萎缩、皮肤纤维化、辐射性烧伤或皮炎、瘢痕、关节挛缩和其他畸形。如果存在脊柱运动受限、骨盆肌肉失衡或脊柱侧弯，应予以注意。

在某些患者中，胸腰椎棘突上的叩诊可能会引起疼痛，这提醒康复医师可能是累及椎体后部的压缩性骨折。被动腰椎伸展疼痛可能表明肿瘤侵犯关节突峡部（即腰椎峡部裂）或关节突关节。然而，双侧部分缺损导致的脊椎滑脱，在没有恶性肿瘤病史的年轻患者中更常见。

硬脑膜张力试验［如坐位弓背试验（seated slump test）或直腿抬高试验］阳性，通常意味着髓核突出（herniated nucleus pulposus，HNP）压迫神经根，在神经根鞘瘤（如神经鞘瘤或神经纤维瘤）患者中也可能呈阳性，作为肿块性病变，可防止硬膜套内的神经根因压迫椎弓根而滑动。由于单独的体格检查无法区分这两种脊柱病理，因此康复医师必须依靠适当的影像学研究来做出诊断。

Lhermitte征（莱尔米特征）可能出现在骨髓病患者或接受过头部和颈部放疗的患者中。它被认为是由脊髓后柱的短暂脱髓鞘引起的。Lhermitte征被描述为：当检查者弯曲患者的颈部时，患者将会出现一种类似电击的感觉沿着脊柱向下移动。

体格检查应包括步态和平衡测试，因为潜在的糖尿病、癌症或化疗引起的多发性神经病会导致本体感觉丧失，从而改变患者的姿势稳定性和出现跌倒的倾向。在有严重肿瘤脊髓压迫的患者中，最早出现的症状之一可能是步态障碍，这促使康复医师将其转诊至神经外科进行评估。

第四节　影像学检查

作为脊柱分诊医师，康复医师必须尝试将患者的体格检查结果与他们的影像学研究相关联。如果患者的体格检查结果与其影像学的相关性不高，则应考虑替代诊断或要求进行新的影像学检查以帮助明确诊断。

尽管最近的指南建议对出现下背痛的患者不应常规使用脊柱放射线照片，但康复医师通常需要筛查疑似或有恶性肿瘤病史的新患者。平片广泛可用，且成本相对较低。X射线可用于评估大肿块和病理性骨折，以及检测成骨性或溶骨性病变的存在。然而，射线照片被认为是一种相对不敏感的无症状转移筛查手段。例如，当评估原发性肺、胃肠道、肾或多发性骨髓瘤患者的溶骨性病变时，这些病变需要发生30%~50%的骨矿物质丢失才能在平片研究中突出。本章稍后讨论其他能够更早检测到这些病变的方式。

第一个病例是一名中年女性，没有明显的既往史，在X线片中表现为乳房肿块和胸背痛。

胸腰椎前后位X线片显示左侧L1椎弓根缺失，出现所谓的"猫头鹰眨眼"标志。椎弓根的早期破坏是转移性疾病的典型标志（例如，将其与多发性骨髓瘤区分开来），但在有广泛疾病的情况下，通常需要组织或实验室诊断。在预期要进行转移性检查时，康复医师应该对患者的胸腰椎进行MRI扫描，并与患者的初级保健医师讨论检查结果。

一名有转移性癌症病史的老年患者因腰痛恶化6个月而被其初级保健医师转诊，其MRI结果如图13-1所示。图像显示了涉及椎体和后部结构的多个异常信号区域，以及从L2~L3到L4~L5显著退行性变化和椎管狭窄。顺便提一下，T11处存在一个左侧椎弓板切除术缺损（图13-1D）。T_1上的低信号区域、T_2上的高信号区域（不包括终板区域）和对比增强区域（不包括手术床）代表脊柱骨转移，原发性肺癌、前列腺癌、肾癌、胃肠道癌和黑色素瘤差异较高。该病例说明，鉴于晚期退行性椎间盘疾病在门诊中的高患病率，很难将肿瘤受累与其区分开来。在对广泛性退行性疾病患者与感染性病因进行鉴别诊断时也会遇到类似的困难。尽管如此，化脓性椎间盘炎经常穿过受累的椎间盘间隙，而与退行性椎间盘疾病相关的信号变化则不然。与患者的初级保健医师及时讨论MRI结果对于避免进一步的疾病进展乃至死亡至关重要。

对于康复医学专家来说，关于神经成像的简要概述是：正常的骨髓T_1成像显示，由于其高脂肪含量而具有高信号强度。此外，由于骨转移瘤重塑和替代正常骨髓脂肪而导致T_1信号强度较低。在T_2加权图像上，转移瘤因含水量升高

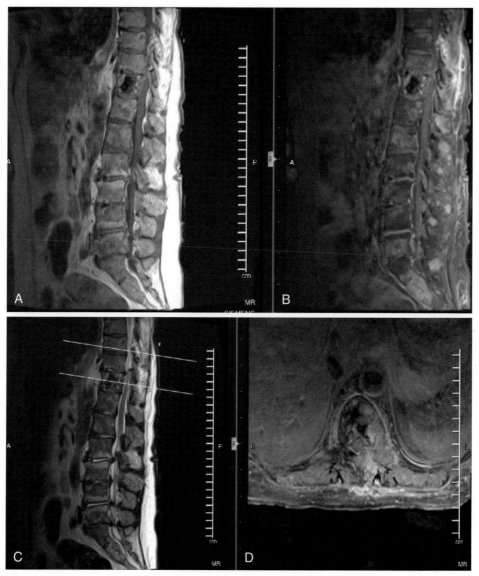

图13-1 腰椎MRI：A.矢状面T_1-W；B.T_1-W+c；C.T_2-W；D.横断面T_1-W+c

而呈高信号。注射钆造影剂后，由于与恶性细胞相关的血管容量增加，也会出现增强。值得注意的是，钆是一种顺磁性造影剂，也可以穿过被破坏的血脑和血神经屏障。MRI不能很好地显示骨皮质，因此，用CT扫描能更好地评估骨髓

量低的骨骼（即肋骨）。

对于有癌症病史并出现新的神经功能缺损的患者，康复医师必须对从大脑到骶骨的整个神经轴进行对比成像。图13-2是一名患有转移性前列腺癌的中年男性的MRI结果。在硬化性转

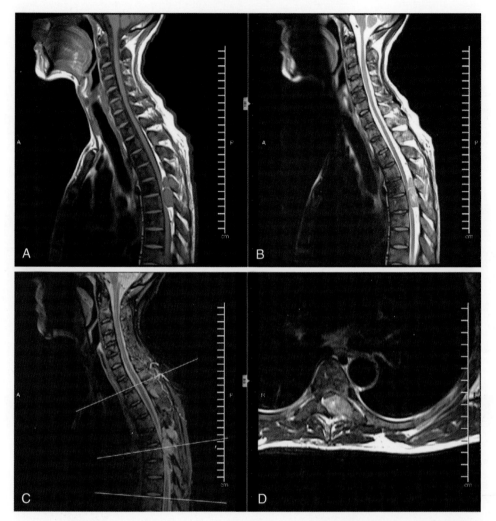

图13-2　颈椎MRI：A.矢状面T_1-W；B.矢状面T_2-W；C.矢状面STIR；D.横断面T_2-W

移瘤的所有脉冲序列上，MRI表现对弥漫性低信号为主的骨转移瘤具有重要意义。在T5~T6处，左后部组织出现高度硬膜外脊髓压迫（epidural spinal cord compression，ESCC）。这些发现可能有助于解释患者腿部无力和膀胱功能障碍。

康复医师可能会遇到罕见但令人担忧的患者，这些患者同时出现疼痛、虚弱、感觉改变、步态障碍，以及肠或膀胱功能障碍。在做出明确诊断之前，这些人经常报告身体功能逐渐下降和长期的症状病史。

髓内脊髓瘤相对罕见，占所有中枢神经系统肿瘤的4%~10%，在所有儿科中枢神经系统肿瘤中占不到10%。鉴别诊断包括神经胶质和非神经胶质肿瘤、血管病变（如海绵状血管瘤、动静脉瘘）、炎性病变（如多发性硬化、横贯性脊髓炎）、感染性病变（如脊髓脓肿）和脊髓梗死。由于大多数脊髓髓内瘤起源于神经胶质，鉴别诊断应缩小到室管膜瘤（60%）、星形细胞瘤（33%）或神经节胶质细胞瘤（1%）中的任意一个。

本病例的病理学和MRI特征与脊髓室管膜瘤最为一致。康复医师回顾脊髓髓内肿瘤与神经纤维瘤病史之间的关联，这可能有助于做出正确的诊断。

对于复发性和缓解性背痛且在轻微劳累或外伤后加重的老年患者，康复医师应减少触碰，需要安排影像检查。图13-3来自一名老年患者，其X线片显

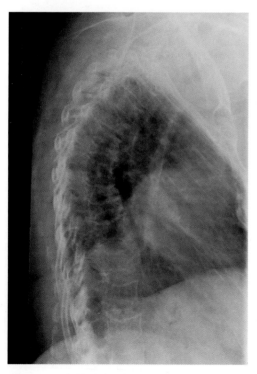

图13-3　胸椎侧位X线片

示多个胸椎压缩性骨折，导致胸椎后凸畸形加重。这些特征与多发性骨髓瘤一致。然而，转移性疾病（如乳腺癌和前列腺癌）、淋巴瘤和白血病仍然存在差异，因为脊柱邻近的肿瘤在这些癌症中很常见。

MRI是一种比CT或PET扫描更灵敏的检测局灶性骨髓病变的工具。它在评估疾病进展时也很出色，可以在病变溶解之前检测到病变的变化。如果怀疑脊柱外有髓外病变，建议进行全身PET扫描，如图13-4所示。

应该记住，多发性骨髓瘤沉积物的分布与老年人最常受累的中轴骨骼和近端附肢骨骼的红骨髓分布相似。它是成人中最常见的骨肿瘤，通常表现为病理性骨折（如椎体压缩性骨折、近端长骨骨折）、贫血和肾功能衰竭。

一名50岁男性患者，既往有胆道闭锁和肝移植病史，因慢性腰痛就诊。其他病史显示，患者自1998年以来一直服用他克莫司，没有发生任何排斥反应。其增强MRI扫描显示L4的病理性压缩性骨折，用低T_1信号软组织完全替代了正常脂肪、骨髓。在L4~L5，有中度至重度中央管狭窄。在T12处可见额外的病理沉积。旧的、非病理性的L1挤压骨折也存在正常的骨髓信号。

MRI结果与淋巴瘤一致，但多发性骨髓瘤和转移性疾病也存在差异。病理

学显示为弥漫性大B细胞淋巴瘤。这个案例说明了记录完整的患者病史的重要性，并认识到慢性免疫抑制可能会使患者面临继发性癌症发展的风险，而继发性癌症可能会优先影响脊柱。

当患者没有背痛，但在非增强MRI下出现以疼痛为主的神经根症状时，将引发另一个具有挑战性的问题。一名有慢性右侧L4神经根病的患者，其图像显示有硬膜内髓外肿块，可能的原因包括髓核突出（HNP）、神经鞘瘤、神经纤维瘤或转移瘤。

如果不使用造影剂，人们可能会将该病变误认为是髓核突出的非典型表现，因为它非常靠近L3~L4椎间盘后缘的高强度区所代表的环状撕裂。

然而，在注射造影剂后，显示有强烈的增强，内部有小的囊性变性区域，与神经鞘瘤一致。神经鞘瘤是最常见的硬膜内髓外脊髓肿瘤，占此类病变的30%。它们最常见于颈椎和腰椎，源于背侧感觉神经根鞘。

在某些情况下，康复医师可能会要求与患者保险公司的医疗主管进行同行审查，以帮助获得放射学研究的授权，以明确先前非增强MRI扫描中发现的可

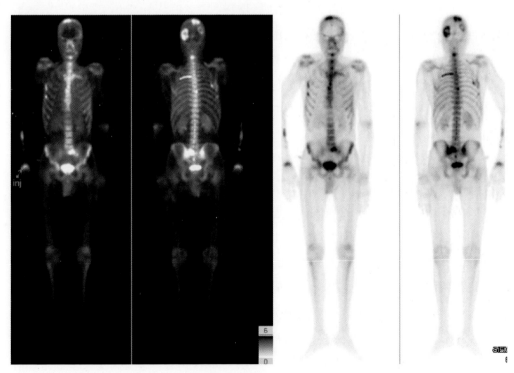

图13-4　全身核医学骨扫描显示胼胝体、多椎骨、多肋骨和骶骨内骨转移

疑病变。由于症状性神经根鞘瘤的主要治疗方法仍然是手术切除，这确保了咨询的神经外科医师对于任何计划中的手术都能获取完整的MRI检查资料。值得一提的是，切除以为是髓核突出的手术（如椎弓板切除术和微创椎间盘切除术）与用于治疗症状性神经根鞘瘤的手术不同，因此康复医师应该尽早收集有关病变尽可能多的信息。

神经鞘瘤和神经纤维瘤偶尔会压迫臂丛神经的上干或中干。腋窝淋巴结的转移浸润引起的压迫可能会影响神经丛的内侧束并引起疼痛。检查通常包括电诊断研究，以排除相互矛盾的病因（如颈神经根病、压迫性神经病或周围多发性神经病），以及臂丛神经的MRI扫描，最好是每侧进行对比，以比较有症状神经丛与无症状的正常神经丛的任何增强区域。然后可以考虑转诊给专门从事周围神经手术的神经外科医师。

如果患者出现肩部和（或）手臂疼痛、感觉异常或主要位于躯干下部（如C8/T1）分布区的无力，康复医师应在鉴别诊断中考虑肺上沟瘤。肺上沟瘤或上沟肿瘤是相对少见的原发性支气管癌，通常位于胸膜肺沟顶端，与锁骨下血管相邻。手内在肌的虚弱和萎缩可能很突出。由于靠近椎旁交感神经链和星状神经节，可能会发展为同侧上眼睑下垂、瞳孔缩小、眼球内陷和无汗症的霍纳综合征。可能会侵犯椎间孔并导致脊髓受压。

在较年轻的患者中，尤其是青少年，主诉不能轻易用沉重的机械负荷（如使用背包）或运动损伤来解释背痛，应怀疑肿瘤疾病。一名稍年长的患者，主要是夜间腰痛，没有外伤、发热或体重减轻的病史。此外，该患者报告说，服用阿司匹林后，他的症状得到了缓解。

其CT图像显示L5左椎弓根内有一个硬化病变。MRI显示低T_1和T_2信号强度的焦点区域。T_2脂肪饱和度序列显示椎弓根内的骨水肿。硬化区域内有一个高信号强度的中心区域，在注射造影剂后会增强。

骨样骨瘤临床和放射学表现最为一致。骨样骨瘤是良性肿瘤，约占所有良性骨病变的10%。虽然骨样骨瘤主要发现于四肢的长管状骨（即股骨近端），但在脊柱中，会在脊柱侧凸出现疼痛，而病变部位在凹侧。骨样骨瘤与成骨细胞瘤的主要区别在于大小。骨样骨瘤通常为1 cm或更小，而成骨细胞瘤为2 cm或更大。病灶会释放引起疼痛的前列腺素，因此对阿司匹林或其他非甾体抗炎药的给药非常敏感。

出现背痛的患者向主治医师询问这一在常规脊柱成像中偶然发现的情况的意义并不少见。这些病变大多数是在脊柱的常规X线片或CT中偶然发现的，产生所谓的"灯芯绒布"外观。MRI通常显示界线清楚的病变，其特征是T_1-W和T_2-W信号强度增加。

该影像学检查结果与血管瘤一致。血管瘤是良性椎体肿瘤中最常见的类型。在X线片上看不到的较小血管瘤，可在MRI或CT上看到。大多数血管瘤是无症状的，不需要治疗，但如果椎体负荷突然增加或椎体塌陷，可能会引起疼痛。侵入椎管是一种相对罕见的现象。

虽然脊柱转移瘤是鉴别诊断的一部分，但康复医师可以通过记住转移瘤通常在T_1-W图像上降低信号强度和在T_2-W图像上增加信号强度来让患者确信病变是良性的。这些病变也可以通过缺乏皮质增厚而与佩吉特病（Paget's disease）区分开来。

在鉴别诊断脊椎疼痛，特别是骶尾部区域疼痛的患者时，应考虑另一种脊椎肿瘤——脊索瘤。脊索瘤是起源于胚胎残留的脊索组织的相对少见的恶性肿瘤，可见于蝶枕区，最常见于骶尾部，占所有病例的30%~50%。表现为不均匀的低信号强度团块，浸润尾骨并延伸到会阴。肿瘤全切除术是一项相当大的工作，预计术后膀胱和肠道会出现功能缺陷。一些专家主张对选定的患者采用放疗和完全或次全手术切除相结合的方法。由于这些肿瘤的局部侵袭性，预后通常很差，10年生存率约为40%。

对于接受过脊柱放疗的患者，康复医师应熟悉放射变化的MRI表现，以帮助区分局部肿瘤复发、全身性疾病的进展和对放射的正常生理反应。接受放疗的首个3周后，自旋回波序列的信号强度几乎没有变化，然而，短反转时间反转恢复序列（short TI inversion recovery sequence，STIR sequence）可能显示信号强度增加，反映早期骨髓水肿和坏死。在第3~6周，骨髓经常显示为不均匀的斑点外观，中央骨髓脂肪的MR信号突出，在T_1加权图像最为明显。晚期变化（第6周至第14个月）在外观上有所不同，尽管可以看到同质脂肪替代主要出现在基底椎静脉的周围。这些MR变化可能会无限期持续下去。图13-5来自一名接受L3~L5椎弓板切除术，然后从L2到骶骨进行放疗的患者，在T_1加权和长TR图像上看到的高信号反映了放疗后的变化。马尾神经根表现出与软脑膜受累一致的结节增厚。

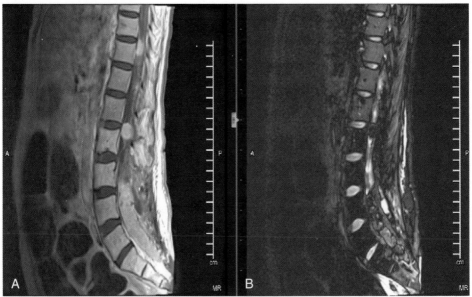

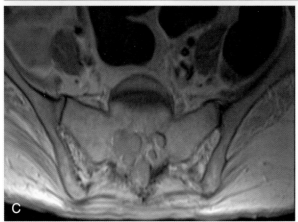

图13-5 腰椎MRI：A.矢状面T_1-W；B.矢状面STIR；C.横断面T_1-W+c

第五节 脊柱稳定性

对于出现脊柱转移瘤或原发性脊柱肿瘤的患者，康复医师通常需要与患者的肿瘤内科医师、放疗科医师和脊柱外科医师合作。治疗团队最重要的任务之一是确定患者的脊柱稳定性，因为这将有助于为手术或非手术治疗决策提供信息。脊柱肿瘤研究组（Spine Oncology Study Group，SOSG）成立于2009年之前，旨在制定用于评估脊柱肿瘤疾病中脊柱不稳定的循证指南。SOSG将脊柱不稳定定义为肿瘤过程中脊柱完整性的缺失，与运动相关的疼痛、症状性或进行性畸形和（或）生理负荷下的神经损伤相关。专家们制定了脊柱肿瘤不稳定评分（即SINS，具体内容见第九章），据报道，放射科医师和放射肿瘤学家之间使用SINS达成了良好的观察者间一致性。

　　SINS为7~18分意味着在进行放疗之前需要进行脊柱外科会诊，以评估脊柱不稳定程度，因为已有研究表明，与只接受放疗的转移性硬膜外脊髓压迫患者相比，接受手术减压和重建后再进行放疗的患者在神经功能、疼痛缓解和伤口并发症等方面具有更好的结果。使用SINS，康复医师可能会对即将发生脊柱不稳定的患者采取措施，以防止过早活动，从而避免椎体塌陷、神经系统损害和不适当的治疗计划。

　　一个在物理医学和肿瘤学实践中如何使用SINS的代表性例子：一名60岁患有肾细胞癌的男性，他出现背痛和右侧T10神经根病。该患者的疼痛不会因卧位而减轻，也不会受到胸廓旋转的影响。他的胸椎后凸生理曲度正常，体格检查时神经系统功能完好。该患者的影像学检查如图13-6所示。

　　该患者的SINS如下：脊柱位置——半固定椎（T10）=1；没有机械性疼痛，但偶尔出现非特异性背痛=1；溶骨性骨损伤=2；影像学检查脊柱排列正常=0；椎体塌陷/受累——>50%受累无塌陷=1；后外侧受累——单侧=1。得出总分为6分（满分为18分），表明病变稳定。然而，与所有转移性脊柱肿瘤一样，手术干预决策不仅仅基于脊柱的稳

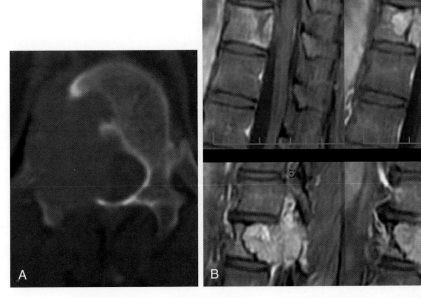

图13-6　A.横断面CT显示T10溶骨性损伤，右椎弓根严重破坏；B.连续矢状断层MRI显示T10转移病灶

定性。在实践中，该患者虽然接受了手术评估，但由于肿瘤与Adamkiewicz动脉共享血液供应，因此未进行手术干预。

康复医师还应该知道有一个经过验证的基于MRI的ESCC评分系统，用于定义转移性脊柱疾病患者的椎管受损程度。利用Bilsky及其同事创建的评分系统，康复医师可以将硬膜外脊髓压迫患者分为高级别和低级别组，以协助多学科团队进行手术决策。

第六节 治疗

有几种药物疗法可用于治疗由脊柱转移瘤和椎体压缩性骨折引起的疼痛。正如WHO指南最初推荐的那样，对乙酰氨基酚和非甾体抗炎药（NSAIDs）仍被视为轻中度癌症所致背痛患者的首选治疗方案。WHO指南建议，如果对乙酰氨基酚和非甾体抗炎药帮助不够，那么应该给患者滴定弱阿片类药物（如可待因），然后是强阿片类药物（如吗啡）。然而，这种三阶梯用药往往过于简单，无法治疗脊柱恶性肿瘤引起的疼痛，特别是对于患有严重合并症（如高血压、糖尿病、冠状动脉粥样硬化、慢性肾功能不全等）和一种以上疼痛效应器官（如骨骼、神经性、内脏）的患者。

尽管对乙酰氨基酚作为一种现成的非处方（over-the-counter，OTC）镇痛药广受欢迎，但已证明其镇痛作用较弱，并与严重的肝、肾毒性有关。考虑到这一点，康复医师在开出含有对乙酰

氨基酚的复合镇痛药之前，应该询问患者正在服用的任何非处方镇痛药。同样，与非处方药和处方药非甾体抗炎药相关的心血管、肾脏和胃肠道毒性，使有心血管疾病、肾功能不全、消化性溃疡病史或接受肾脏排泄化疗的患者药物处方变得复杂。

非选择性非甾体抗炎药（如萘普生和布洛芬）被认为是心脏病高危患者的首选非甾体抗炎药。高剂量双氯芬酸（如每天150 mg）和大剂量布洛芬（如每天2 400 mg）具有与环氧合酶-2（COX-2）抑制剂类似的心血管风险特征，而高剂量萘普生（如每天1 000 mg）的血管风险低于其他非甾体抗炎药。此外，中等剂量的COX-2抑制剂塞来昔布（如100 mg，2次/d）在心血管安全性方面不低于布洛芬或萘普生。

对于治疗癌症所致的背痛和已知心血管疾病患者的康复医师来说，非选择性非甾体抗炎药和心脏保护剂量的阿司匹林（如剂量<100 mg）之间的相互作用是特别重要的。先前的研究表明，布洛芬可竞争性地占据阿司匹林与其血小板COX-1的乙酰化位点，从而减弱了阿司匹林对血栓素A2合成的不可逆的抑制作用，以及对血小板聚集的抑制。那么，非选择性非甾体抗炎药与低剂量阿司匹林的共同给药可能会增加发生心血管事件的风险。现在建议在服用布洛芬至少8 h后再给予阿司匹林，以避免这种竞争性抑制。

对于需要更强镇痛剂来控制癌症所

致的背痛而未使用阿片类药物的患者，康复医师可考虑给予口服5~15 mg短效硫酸吗啡或其等效物，同时监测不良反应（如镇静、瘙痒、恶心、便秘、认知障碍等）。那些有阿片类药物耐受性的患者（如口服吗啡60 mg/d、经皮芬太尼25 μg/h、口服羟考酮30 mg/d、口服氢吗啡酮8 mg/d、口服羟吗啡酮25 mg/d，或等量镇痛剂量的另一种阿片类药物1周或更长时间）可能需要在前24 h内额外服用其每日阿片类药物总剂量的10%~20%，以控制突发性疼痛发作。应该注意的是，癌症患者可能需要的阿片类药物镇痛药剂量远高于康复医师的处方。然而，当阿片类镇痛治疗引起患者过度镇静或认知障碍较严重时，在阿片类药物中加入非甾体抗炎药可适当降低阿片类药物总剂量效应。

考虑到美沙酮的高效力和药代动力学的个体差异，在开具长半衰期镇痛药（如美沙酮）时应谨慎。美沙酮的半衰期从8~120 h及以上不等，因此难以在癌症相关疼痛患者中使用。针对美沙酮处方，治疗癌症相关疼痛所需的平均剂量似乎比治疗阿片类药物依赖和慢性非恶性疼痛的平均剂量要低很多。如果康复医师不能开美沙酮处方，则应转诊给疼痛管理专家。

除了非甾体抗炎药和阿片类药物外，康复医师和肿瘤学家通常会开多种辅助性镇痛药（如抗惊厥药、抗抑郁药、皮质类固醇和局部麻醉药）来治疗癌症相关的疼痛。应该记住，最广泛使用的抗惊厥药、加巴喷丁和普瑞巴林及三环类抗抑郁药（TCAs）首先在患有非恶性神经性疼痛综合征（如带状疱疹后神经痛和糖尿病性周围多发性神经病）的患者中进行了研究，并且它们在癌症相关疼痛中的有效性是从这些早期回顾中推断出来的。

2011年的一项系统评价发现，将辅助镇痛药添加到患者的阿片类药物治疗方案中时，可以额外缓解与癌症相关的疼痛。但是最近这一发现受到了挑战。在一项新的针对神经性癌痛、癌症相关骨痛和非特异性癌痛患者的系统评价中发现，与单独使用阿片类药物相比，在阿片类药物中添加加巴喷丁类药物并没有显著改善这些与癌症相关的疼痛综合征。然而，所研究的患者群体的异质性使作者无法观察加巴喷丁类药物对明确神经病理性癌痛患者的益处。

在治疗癌症所致的背痛、其他癌症相关疼痛综合征（如芳香化酶抑制剂相关的肌肉骨骼综合征）或严重抑郁症患者时，康复医师需要记住某些药物与药物之间的相互作用。例如，在接受他莫昔芬治疗的激素受体阳性乳腺癌患者中，康复医师最好避免使用某些选择性5-羟色胺再摄取抑制剂（如帕罗西汀或氟西汀）和选择性5-羟色胺去甲肾上腺素再摄取抑制剂（如安非他酮或度洛西汀），因为它们对细胞色素P450酶（如CYP2D6）有很强的抑制作用。抑制CYP2D6会减少他莫昔芬活性代谢物的产生，可能会增加乳腺癌复发的风险。

曲马多作为一种弱阿片受体激动剂，在门诊治疗疼痛时常被康复医师和疼痛专家使用，具有一定的去甲肾上腺素和5-羟色胺再摄取抑制作用，应避免与选择性5-羟色胺再摄取抑制剂、选择性5-羟色胺去甲肾上腺素再摄取抑制剂或三环类抗抑郁药同时使用，以避免诱发5-羟色胺毒性。与氢可酮和可待因相比，曲马多还与更多的不良反应有关，包括呕吐、虚弱和头晕。它是治疗癌症相关疼痛的劣质药物，因为它的效力约为吗啡的1/10。

皮质类固醇（如地塞米松）可能适用于某些有神经性疼痛综合征、骨转移的患者，或用于缓解与恶性肠梗阻相关的疼痛。皮质类固醇诱导的镇痛作用机制尚不清楚，但可能与其通过抑制前列腺素和白三烯合成，以及减少肿瘤相关水肿的抗炎作用有关。

骨质调节剂（如双膦酸盐和狄诺塞麦）已与其他抗癌治疗方法一起使用，以控制骨质破坏并缓解骨痛。唑来膦酸先前已被证明在双膦酸盐类药物中具有最佳疗效，这基于其延长转移性前列腺癌患者出现症状性骨骼相关事件（skeletal-related events，SREs）的时间的能力而被批准，这些SREs被定义为骨折、需要手术、需要放疗、脊髓压迫或恶性肿瘤高钙血症。然而，与安慰剂相比，它的总体中位生存时间并没有得到改善。对于患有乳腺癌骨转移的女性，双膦酸盐降低了发生SREs的风险，延迟达到SREs的中位时间，并且与安慰剂或无双膦酸盐相比似乎可以减轻骨痛。

在与多学科治疗团队互动时，康复医师应熟悉用于原发性和转移性脊柱疾病的放疗方案。传统的外照射放疗，作为单剂量给药或多剂量给药进行，已显示可缓解约60%的疼痛，只有24%的患者报告疼痛完全缓解。疼痛缓解的效果通常持续2~6周。

脊柱立体定向放射治疗（stereotactic body radiation therapy，SBRT）是单个和寡位脊柱肿瘤的新兴治疗方案，与传统放疗相比，它可以提供更好的局部控制率和疼痛缓解率。SBRT通常使用消融辐射剂量，分1~5次进行。图像引导的调强适形放疗和基于容积调强放疗（volumetric modulated arc therapy，VMAT）是用于在保护邻近脊髓的同时，在距离目标病变几毫米（≤2 mm）处产生幅度较大的剂量梯度的两种技术。图13-7展示了采用VMAT治疗上胸椎病变的剂量测定，突出了椎体病变和周围脊柱组织之间产

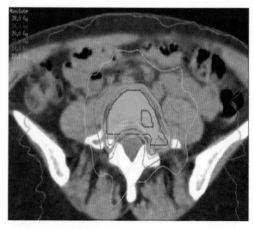

图13-7　腰椎横断面CT显示用VMAT治疗腰椎损伤的剂量测定

生的幅度较大的剂量梯度。然而，任何形式的放疗都对骨的细胞成分有害，血管损伤的有害影响会加剧这种情况，最终使这些患者易患病理性椎体压缩性骨折。一项研究发现，超过40%的处于或低于T10水平椎体溶骨性病变会增加椎体压缩性骨折的风险。

在最近的一项回顾性分析中，消融性单节段立体定向放射外科治疗5年后有症状的椎体压缩性骨折累积发生率为7.2%。立体定向放射外科治疗时较高的脊柱肿瘤不稳定评分与早期骨折相关。

没有神经系统损害的椎体压缩性骨折的治疗可能包括使用胸腰骶矫形器支撑，然后在物理治疗中进行渐进式活动。有趣的是，对椎体压缩性骨折上方的皮肤应用局部利多卡因贴剂覆盖或经皮神经电刺激装置可能会缓解疼痛，但缺乏对这一人群的研究。

如果固定、局部镇痛和口服镇痛剂是无效的或不能被耐受，则可采用几种微创手术治疗转移性脊柱疾病或多发性骨髓瘤患者的椎体压缩性骨折。经皮椎体成形术（percutaneous vertebroplasty，PVP）、经皮椎体后凸成形术（percutaneous kyphoplasty，PKP）和射频消融术（radiofrequency ablation，RFA）是不适合做开放式手术的癌症患者的有效姑息性治疗方法。经皮椎体成形术是在高压下将聚甲基丙烯酸甲酯（polymethyl methacrylate，PMMA）骨水泥注入椎体压缩性骨折，以尝试恢复椎体高度。疼痛缓解被认为是由于骨水泥硬化引起的放热反应，破坏了骨折椎体内的传入疼痛纤维。经皮椎体后凸成形术与经皮椎体成形术类似，但使用气囊扩张的方法控制聚甲基丙烯酸甲酯骨水泥外渗到椎体内。经皮椎体后凸成形术与经皮椎体成形术均可有效缓解与恶性椎体压缩性骨折相关的疼痛，但目前还没有就首先推荐哪种手术达成共识。经皮椎体后凸成形术被证明具有较少的骨水泥渗漏和更长的无骨折生存期。射频消融术使用交流电产生热量，这被认为通过导致癌细胞死亡、减少炎性细胞因子释放、减小骨病变大小、破坏疼痛纤维和抑制破骨细胞生成来减轻恶性椎体压缩性骨折引起的疼痛。

第七节　结论

康复医师愈发被认为是癌症患者多学科治疗团队不可或缺的成员。早期诊断和治疗方案的改进可进一步延长带病生存期，但代价是神经、肌肉、骨骼疼痛的增加。治疗癌症患者需要康复医师进行一定程度的"尽职调查"，以确保不会遗漏细微的临床体征和症状，在正确的临床背景下正确解析放射学的结果，并且做出有适当的医学证据的治疗决策。

参考文献

[1] Higginson G. Clinical Standards Advisory Group. *Qual Health Care*. 1994;3(suppl):12-15.

[2] Levy MH. Pharmacologic treatment of cancer pain. *N Engl J Med*. 1996;335:1124-1132.

[3] Bell DJ, Dawes L, et al. Vertebral metastases. Radiopedia.

[4] Kang O, Soares Zambon JD, et al. Tumours that metastasise to bone (mnemonic). Radiopedia.

[5] Singh H, Neutze JA, eds. *Radiology Fundamentals: Introduction to Imaging & Technology*. 2012.

[6] Batson OV. The function of the vertebral veins and their role in the spread of metastases. *Ann Surg*. 1940;112:138-149.

[7] Arguello F, Baggs RB, Duerst RE, et al. Pathogenesis of vertebral metastasis and epidural spinal cord compression. *Cancer*. 1990;65:98-106.

[8] De Mesmaeker M, Vokshoor A, et al. *Spondylolisthesis, Spondylolysis, and Spondylosis*. Medscape; 2014.

[9] Chou R, Qaseem A, Owens DK, et al. Diagnostic imaging for low back pain: advice for high-value health care from the American College of Physicians. Clinical guidelines Committee of the American College of physicians. *Ann Intern Med*. 2011;154(3):181-189.

[10] Heindel W, Gübitz R, Vieth V, et al. The diagnostic imaging of bone metastases. *Dtsch Arztebl Int*. 2014;111(44):741-747.

[11] Salvo N, Christakis M, Rubenstein J, et al. The role of plain radiographs in management of bone metastases. *J Palliat Med*. 2009;12(2):195-198.

[12] Bressler HB, Keyes WJ, Rochon PA, Badley E. The prevalence of low back pain in the elderly. A systematic review of the literature. *Spine*. 1999;24(17):1813-1819.

[13] Koeller KK, Rosenblum RS, Morrison AL. Neoplasms of the spinal cord and filum terminale: radiologic-pathologic correlation. *Radiographics*. 2000;20(6):1721-1749.

[14] Dähnert WF. *Radiology Review Manual*. 2007.

[15] Thurston M, Yap K, et al. Multiple myeloma. Radiopedia.

[16] Di Muzio B, Gaillard F, et al. Spinal schwannoma. Radiopedia.

[17] Friedman DP, Tartaglino LM, Flanders AE. Intradural schwannomas of the spine: MR findings with emphasis on contrast-enhancement characteristics. *AJR Am J Roentgenol*. 1992;158(6):1347-1350.

[18] Khadilkar SV, Khade SS. Brachial plexopathy. *Ann Indian Acad Neurol*. 2013;16(1):12-18.

[19] Alifano M, D'aiuto M, Magdeleinat P, et al. Surgical treatment of superior sulcus tumors: results and prognostic factors. *Chest*. 2003;124(3):996-1003.

[20] Greenspan A, Jundt G, Remagen W. *Differential Diagnosis in Orthopaedic Oncology*. Lippincott Williams & Wilkins; 2006.

[21] Ibrahim D, Mapes M, et al. Vertebral haemangioma. Radiopedia.

[22] Acosta Jr FL, Sanai N, Chi JH, et al. Comprehensive management of symptomatic and aggressive vertebral hemangiomas. *Neurosurg Clin N Am*. 2008;19(1):17-29.

[23] Murphey MD, Andrews CL, Flemming DJ, et al. From the archives of the AFIP. Primary tumors of the spine: radiologic pathologic correlation. *Radiographics*. 1996;16(5):1131-1158.

[24] Gaillard F, et al. Chordoma. Radiopedia.

[25] Muro K, Das S, Raizer JJ. Chordomas of the craniospinal axis: multimodality surgical, radiation and medical management strategies. *Expert Rev Neurother*. 2007;7(10): 1295-1312.

[26] Stevens SK, Moore SG, Kaplan ID. Early and late bone-marrow changes after irradiation: MR evaluation. *AJR Am J Roentgenol*. 1990;154(4):745-750.

[27] Fisher CG, DiPaola CP, Ryken TC, Bilsky MH, et al. A novel classification system for spinal instability in neoplastic disease:

an evidence-based approach and expert consensus from the Spine Oncology Study Group. *Spine*. 2010; 35(22):E1221-E1229.

[28] Fourney DR, Frangou EM, Ryken TC, DiPaola CP, et al. Spinal instability neoplastic score: an analysis of reliability and validity from the spine Oncology study group. *J Clin Oncol*. 2011;29:3072-3077.

[29] Patchell RA, Tibbs PA, Regine WF, et al. Direct decompressive surgical resection in the treatment of spinal cord compression caused by metastatic cancer: a randomised trial. *Lancet*. 2005;366:643-648.

[30] Ghogawala Z, Mansfield FL, Borges LF. Spinal radiation-before surgical decompression adversely affects outcomes of surgery for symptomatic metastatic spinal cord compression. *Spine*. 2001;26:818-824.

[31] Bilsky MH, Laufer I, Fourney DR, et al. Reliability analysis of the epidural spinal cord compression scale. *J Neurosurg Spine*. 2010;13:324-328.

[32] Barzilai O, Laufer I, Yamada Y, et al. Integrating evidence-based medicine for treatment of spinal metastases into a decision framework: neurologic, oncologic, mechanicals stability, and systemic disease. *J Clin Oncol*. 2017;35: 2419-2427.

[33] Stjernsward J. WHO cancer pain relief programme. *Cancer Surv*. 1988;7:195-208.

[34] Stjernsward J, Colleau SM, Ventafridda V. The World Health Organization cancer pain and palliative care program. Past, present, and future. *J Pain Symptom Manage*. 1996;12:65-72.

[35] Pharmacological management of persistent pain in older persons. *J Am Geriatr Soc*. 2009;57:1331-1346.

[36] Israel FJ, Parker G, Charles M, et al. Lack of benefit from paracetamol (acetaminophen) for palliative cancer patients requiring high-dose strong opioids: a randomized, double-blind, placebo-controlled, crossover trial. *J Pain Symptom Manage*. 2010;39:548-554.

[37] Adult cancer pain: clinical practice guidelines in Oncology. *JNCCN*. 2013;11:992-1022.

[38] Coxib, traditional NSAID Trialists' (CNT) Collaboration. Vascular and upper gastrointestinal effects of nonsteroidal anti-inflammatory drugs: meta-analyses of individual participant data from randomised trials. *Lancet*. 2013;382:769-779.

[39] Nissen SE, Yeomans ND, Solomon DH, et al. *Cardiovascular Safety of Celecoxib, Naproxen, or Ibuprofen for Arthritis*; 2016. Available from: NEJM.org.

[40] Catella-Lawson F, Reilly MP, Kapoor SC, et al. Cyclooxygenase inhibitors and the antiplatelet effects of aspirin. *N Engl J Med*. 2001;345:1809-1817.

[41] Baigent C, Patrono C. Selective cyclooxygenase 2 inhibitors, aspirin, and cardiovascular disease: a reappraisal. *Arthritis Rheum*. 2003;48(1):12-20.

[42] Parsons HA, de la Cruz M, El Osta B, et al. Methadone initiation and rotation in the outpatient setting for patients with cancer pain. *Cancer*. 2010;116:520-528.

[43] Baron R, Brunnmuller U, Brasser M, et al. Efficacy and safety of pregabalin in patients with diabetic peripheral neuropathy or postherpetic neuralgia: open-label, non-comparative, flexible-dose study. *Eur J Pain*. 2008;12:850-858.

[44] Saarto T, Wiffen PJ. Antidepressants for neuropathic pain. *Cochrane Database Syst Rev*. 2007;4:CD005454.

[45] Saarto T, Wiffen PJ. Antidepressants for neuropathic pain: a Cochrane review. *J Neurol Neurosurg Psychiatry*. 2010;81: 1372-1373.

[46] Bennett MI. Effectiveness of antiepileptic or antidepressant drugs when added to opioids for cancer pain: systematic review. *Palliat*

Med. 2011;25:553-559.

[47] Kane CM, Mulvey MR, Wright S, et al. Opioids combined with antidepressants or antiepileptic drugs for cancer pain: systematic review and meta-analysis. *Palliat Med.* 2017. https://doi.org/10.1177/0269216317711826.

[48] Aubert R, Stanek EJ, Yao J, et al. Risk of breast cancer recurrence in women initiating tamoxifen with CYP2D6 inhibitors [abstract]. *J Clin Oncol.* 2009;27(suppl): Abstract CRA508.

[49] Dezentje V, Van Blijderveen NJ, Gelderblom H, et al. Concomitant CYP2D6 inhibitor use and tamoxifen adherence in early-stage breast cancer: a pharmacoepidemiologic study [abstract]. *J Clin Oncol.* 2009;27(suppl): Abstract CRA509.

[50] Rodriguez RF, Bravo LE, Castro F, et al. Incidence of weak opioids adverse events in the management of cancer pain: a double-blind comparative trial. *J Palliat Med.* 2007;10: 56-60.

[51] Grond S, Sablotzki A. Clinical pharmacology of tramadol. *Clin Pharmacokinet.* 2004;43: 879-923.

[52] Mercadante SL, Berchovich M, Casuccio A, et al. A prospective randomized study of corticosteroids as adjuvant drugs to opioids in advanced cancer patients. *Am J Hosp Palliat Care.* 2007;24:13-19.

[53] Saad F, et al. Long-term efficacy of zoledronic acid for the prevention of skeletal complications in patients with metastatic hormone-refractory prostate cancer. *J Natl Cancer Inst.* 2004;96:879-882.

[54] O'Carrigan B, Wong MH, Willson ML. Bisphosphonates and other bone agents for breast cancer. *Cochrane Database Syst Rev.* 2017;30:10.

[55] Chow E, Harris K, Fan G, et al. Palliative radiotherapy trials for bone metastases: a systematic review. *J Clin Oncol.* 2007;25:1423-1436.

[56] Huo M, Sahgal A, Pryor D, et al. Stereotactic spine radiosurgery: review of safety and efficacy with respect to dose and fractionation. *Surg Neurol Int.* 2017;8:30.

[57] Finnigan R, Burmeister B, Barry T, et al. Technique and early clinical outcomes for spinal and paraspinal tumours treated with stereotactic body radiotherapy. *J Clin Neurosci.* 2015;22:1258-1263.

[58] Rose PS, Laufer I, Boland PJ, et al. Risk of fracture after single fraction image-guided intensity-modulated radiation therapy to spinal metastases. *J Clin Oncol.* 2009;27(30): 5075-5079.

[59] Virk MS, Han JE, Reiner AS, et al. Frequency of symptomatic vertebral body compression fractures requiring intervention following single-fraction stereotactic radiosurgery for spinal metastases. *Neurosurg Focus.* 2017; 42(1):E8.

[60] Vance CG, Dailey DL, Rakel BA, et al. Using TENS for pain control: the state of the evidence. *Pain Manag.* 2014;4(3): 197-209.

[61] Stephenson MB, Glaenzer B, Malamis A. Percutaneous minimally invasive techniques in the treatment of spinal metastases. *Curr Treat Opt Oncol.* 2016;17:56.

[62] Fourney DR, Schomer DF, Nader R, et al. Percutaneous vertebroplasty and kyphoplasty for painful vertebral body fractures in cancer patients. *J Neurosurg.* 2003;98: 21-30.

[63] Dohm M, Black CM, Dacre A, et al. A randomized trial comparing balloon kyphoplasty and vertebroplasty for vertebral compression fractures due to osteoporosis. *AJNR Am J Neuroradiol.* 2014;35:2227-2236.

[64] Mannion RJ, Woolf CJ. Pain mechanisms and manage ment: a central perspective. *Clin J Pain.* 2000;16: S144-S156.

第十四章

中枢神经系统肿瘤的疼痛

作者：ASHISH KHANNA，MD · MOHAMMAD AALAI，MD

第一节　概述/流行病学

疼痛是癌症及其治疗中最常见的症状之一，脑癌和脊髓癌也不例外。事实上，疼痛往往是上述癌症的首发症状。在根治性治疗后，疼痛的发生率约为39%，而在晚期、转移性或终末期癌症患者中疼痛发生率高达66%~80%。38%的癌症患者有中、重度疼痛（疼痛数字评分≥5分）。一般来说，癌症相关疼痛是由肿瘤本身、诊断或治疗过程，以及治疗不良反应或毒副作用引起的。当然，个别患者可能同时患有一种以上癌症相关疼痛。手术、放疗、化疗及支持治疗或癌症诊断均可引起疼痛。本章将讨论不同类型的疼痛，探索脑和脊髓恶性肿瘤疼痛的评估及治疗方法。

第二节　病因学

一、疼痛类型

（一）伤害性疼痛

当人们想到疼痛时，通常会想到痛觉性疼痛，这是一种大家都很熟悉的疼痛。它被定义为由初级传入神经元的外周接受终端的激活所触发的疼痛。这些痛觉感受器会对化学、机械或热刺激等有害性刺激产生反应。与以下章节讨论的其他类型的疼痛不同，伤害性疼痛的独特之处在于疼痛与伤害性疼痛输入成正比。

（二）神经病理性疼痛

癌症中的神经病理性疼痛非常常见，占所有报告有疼痛的癌症患者的19%~21%，高达90%的患者在接受神经毒性化疗时会出现这种疼痛。神经病理性疼痛可以对癌症患者的生活质量产生重大影响，因为它可以影响日常生活活动，如行走、精细运动、情绪和睡眠。它的管理很有挑战性，因为它通常只是患者复杂疼痛综合征的一部分。然而，神经病理性疼痛是一个独特的存在，必须进行处理。

神经病理性疼痛特有的临床特征包括感觉异常，如热、冷刺激性异常性疼痛，以及机械性痛觉过敏和感觉障碍。疼痛被描述为"灼痛""刺痛""麻木"或"发麻"。严重者还会影响运动神经，导致虚弱。在癌症中，最常见的类型是由特定化疗引起的疼痛性周围神经病变，被称为化疗所致的周围神经病变，它通常是某些药物剂量依赖的、累积的不良反应。这种疼痛通常与长久依赖有关，导致疼痛和损伤像肢端袜套样分布。

例如，神经肿瘤学中最常用的联合化疗方案之一是丙卡巴肼、洛莫司汀和长春新碱（procarbazine, lomustine, and vincristine, PCV）方案。其中已知，长春新碱会导致以手脚麻木、刺痛和（或）灼烧为特征的多发性神经病变。该药物通过破坏有丝分裂和细胞分裂所需的微管结构来发挥其抗肿瘤作用。不幸的是，这些相同的结构也与营养物质的轴突运输有关，因此我们在受损的神经中看到了"神经退化性死亡（dying back）"效应。长春新碱可影响任何神经，从而导致混合性感觉运动神经病，并可能涉及自主神经。

在另一个例子中，脊髓胶质瘤通常用顺铂和卡铂治疗，这两种药物都属于铂化疗组。这些化合物在脊神经节发挥破坏性作用，导致纯粹的感觉神经病变。与PCV方案不同，接受这种化疗的患者不会有任何肌肉无力，这是重要的临床区别。然而，他们可能会出现手脚感觉异常、深层肌腱反射消失、振动觉和本体感觉受损。铂类化合物的一个特点是，在最后一次给药数周或数月后症状会持续恶化，甚至达到顶峰。这种现象被称为"惯性"。正如你所想象的，这可能会导致患者和不了解情况的医师的过度焦虑。

（三）肌筋膜痛

肌筋膜痛是由肌筋膜触发点引起的疼痛，触发点是局部紧绷的肌束区域，有时可触到。它们对触诊高度敏感，经常引起患者的疼痛，包括牵涉痛。它们经常发生在不连续的创伤或损伤之后，但也可能在发病时隐匿。中枢神经系统肿瘤患者出现了新的运动模式时，临床高度怀疑这种类型的疼痛，因为它经常发生在姿势异常之后。这种疼痛是区域性的，被描述为深度疼痛。它有许多治疗选择，其中主要是运动、伸展、姿势/人体工程学的考虑，以及触发点注射。

（四）丘脑痛

丘脑痛是中枢性疼痛综合征的一种，严重且难以治疗。其发生通常因丘脑腹尾侧区域受到损害导致。虽然丘脑痛也在其他受损的丘脑核病例中出现过，但是很难预测哪些患者会出现这种情况，哪些不会。它通常见于丘脑卒中患者，并被认为是一种中枢性卒中后疼痛。然而，影响丘脑的癌变和随后的癌症治疗也可能导致这种疼痛综合征。其特征是剧烈的阵发性疼痛并产生灼烧感。由皮肤刺激和温度变化而激活，可伴有痛觉过敏和异位性疼痛。

（五）脊髓索状痛

索状痛是另一种类型的中枢疼痛障碍，是由上行的脊髓丘脑束病变或疾病引起的。这可能继发于放疗后的脊柱病变，或继发于占位效应导致的神经束受压。这种异位活动的结果是一种难以诊断的模糊的剧痛。它不遵循任何固定的皮节模式，疼痛可在病变下方的身体任何部位出现。

第三节　特异性症状

一、恶性脊髓压迫

3%~14%的癌症患者因占位效应导致脊髓或马尾受压，称为恶性脊髓压迫，是继脑转移瘤之后第二大常见的癌症神经并发症。这对患者的生活质量产生重大影响，不仅引起患者疼痛，而且还会导致瘫痪和尿失禁。大多数受其影响的是那些生存期有限的晚期癌症患者，其通常被认为是内科和外科的紧急情况。

脊柱是骨转移最常见的部位，约40%的患者会发生骨转移。骨转移超过一半的病例是由乳腺癌、前列腺癌和肺癌引起的。其他常见的相关癌症有淋巴瘤、肾细胞癌、多发性骨髓瘤、黑色素瘤和头颈部癌，包括甲状腺癌。

疼痛通常是继发于转移瘤的占位效应，扭曲了椎弓根或椎体本身的解剖结构。这可能与椎体塌陷无关，当然，椎体塌陷可能进一步扭曲解剖结构，并影响周围的结构。到目前为止，硬膜外压迫是最常见的原因。肿块或生长到硬膜外间隙压迫脊髓，或生长到椎间孔间隙，或转移导致椎体塌陷，使骨碎片进入硬膜外腔。大多数恶性脊髓压迫发生在胸椎（70%），其次是腰椎（20%），然后是颈椎（10%）。大约20%的病例会有多处压迫。

绝大多数恶性脊髓压迫的病例最初表现为疼痛（90%）。但运动无力（76%~78%）、自主神经功能障碍（40%~64%）和感觉丧失（51%~80%）也很常见。在诊断时疼痛可能是急性的或长期的。这种疼痛的性质是可变的，很大程度上取决于压迫的部位。虽然局部压痛很常见，但只限于一个部位的疼痛并不总是这样。脊柱叩击可引起这种局部疼痛。对穿出神经根的压迫通常导致颈椎和腰椎单侧的神经根疼痛，但胸椎受压迫时更常见的是双侧神经根疼痛，这是由于胸椎的可用空间较狭窄。一般来说，椎体转移会引起一些相关的疼痛综合征，表14-1列出这些情况。

表14-1	椎体转移相关的疼痛综合征		
位置	骨痛	神经根痛	其他发现
颈椎	脊柱旁放射至两肩的"持续性疼痛"	向肩膀和手臂内侧单侧放射	棘突叩诊压痛；4、5指感觉异常和麻木；肱三头肌和手的渐进性无力
腰椎	背部中部"疼痛"，指单侧或双侧骶髂关节疼痛	腹股沟/大腿疼痛	坐位或卧位加剧，站立位缓解
骶椎	骶骨和（或）尾骨区"疼痛"	无	肛周的感官损失；肠和膀胱功能障碍/失禁；阳痿；坐位加重，行走缓解
硬膜外脊髓压迫	受累椎骨"疼痛"、压痛；袜套样分布的腿部疼痛	有或无神经根性疼痛	上运动神经元体征；运动无力发展为截瘫；感觉损失；肠和膀胱功能障碍

二、脑膜癌病

脑膜癌病（meningeal carcinomatosis，MC），又称软脑膜癌或肿瘤性脑膜炎，是一种颅内原发肿瘤或颅外恶性细胞扩散、局灶性侵入脑膜及脊髓蛛网膜下腔的疾病，通常因恶性细胞转移到脑脊液而致病。届时，癌变的幼苗会在大脑和脊髓的脑膜上发育，并可能侵入附近的中枢神经系统组织。

大多数MC患者首发症状为头痛，有时头痛（可能很严重）并伴有脑膜刺激的相关症状和体征，如恶心、呕吐、畏光和颈部僵硬。其他表现包括癫痫、颈神经根性疼痛、偏瘫和意识不清。在60例乳腺癌软脑膜转移患者的队列研究中，头痛是最常见的症状（55%），其次是各种颅神经病变和癫痫（分别为50%和12%），而其中12例（20%）患者出现眩晕症状。

三、复杂性局部疼痛综合征

复杂性局部疼痛综合征（complex regional pain syndrome，CRPS）往往因手术或非手术创伤，以及颈椎或脊髓疾病所致。恶性肿瘤通常是一种罕见的病因。其发病机制尚不清楚，但理论上认为是交感神经系统过度活跃和一定程度的炎症反应所致。CRPS可能是一种外周和中枢疼痛综合征，主要的病理改变是外周痛觉感受器对交感刺激的敏感性的发展。患者经常有自发性疼痛、异常痛觉或痛觉过敏，且不局限于某一个周围神经的区域。皮肤变化、脱发、发汗增多或水肿也是诊断的必要部分。

四、放疗的疼痛

放疗诱发的疼痛

放疗与几种不同类型的疼痛综合征均相关。在近距离放疗中，放射性粒子被植入体内，可能会使患者感到疼痛。在放疗过程中，身体的定位，甚至是躺在治疗台上都可能让人感到不舒服。辐射可能会引起组织的延迟损伤，包括黏膜炎，即接受辐射区域的黏膜炎症；皮肤反应，如放射性皮炎，往往会引起疼痛。此外，治疗区域疼痛的暂时恶化，即疼痛发作，是骨转移放疗潜在的不良反应。类固醇，如地塞米松，经常被用于缓解此类疼痛。

五、患者评估：疼痛史

癌症患者往往无法对疼痛做出客观的评估，这导致患者及其家属面对非必要的严重压力。非理性评估产生的原因包括患者不愿意过多讨论其病情、临床接触时间短、对疼痛重视程度低、临床医师开具阿片类药物和其他镇痛药时犹豫不决，以及未使用标准化的疼痛评估工具等。

疼痛体验是一个非常复杂、多方面过程作用的结果。传统的生物医学模型假设伤害性疼痛与潜在的器质性过程之间存在稳定的关系。然而，有时候是此类情况，但有时候这种观点并不完整。为癌症疼痛患者解决一些核心问题的更好办法是将疼痛的各个方面整合到评估中。首先评估患者疾病或受损的程度，包括伤害性疼痛、由癌症或癌症治疗所致身体损害的问题。其次是评估疾病的严重程度，包括患者遭受的痛苦程度、残疾及无法进行感兴趣的活动等问题。

再次是评估疼痛所致的心理问题，可通过询问是否伴有抑郁或焦虑及是否存在压力事件来评估。研究表明，所有慢性疼痛患者中至少有一半患者患有抑郁症。评估的最后一个方面是对任何疼痛行为的意识。疼痛行为指患者对疼痛的反应方式，如呻吟、面部扭曲、警惕动作、步态改变。它还包括习惯性模式，如应对行为，以及适应不良疼痛行为，如疼痛灾难化。

第四节　疼痛诊断测试

脑癌和脊髓癌的诊断测试包括神经传导和肌电图的电诊断测试。除此之外，放射学研究是治疗的主要方法。例如，在这一特殊的癌症人群中，当评估患者是否有椎体转移时，椎间盘退行性疾病和骨质疏松症是常见的鉴别诊断。当患者有椎体塌陷时，放射学的鉴别则更加困难。而CT有助于鉴别骨质疏松性椎体塌陷。在骨质疏松性塌陷中，椎体终板是完整的，且塌陷可能更对称。这与转移性塌陷形成对比，转移性塌陷中椎体终板可能被侵蚀，椎弓根被破坏，塌陷不对称。如果临床医师怀疑转移没有导致结构畸形，那么MRI是很理想的诊断途径，因为其对软组织病变具有较好的观测力。

第五节　治疗

据报道，癌症患者在治疗后的疼痛

发生率为39%，在晚期病例中高达80%。且研究表明，31%的患者疼痛控制不佳。某些原发性骨癌、胰腺癌、肺癌、头颈部疾病患者往往具有神经病理性疼痛。然而，骨转移却是癌症相关疼痛最常见的原因。

目前广泛采用的疼痛治疗指南是基于WHO所使用的10分视觉模拟评分法（visual analogue scale，VAS），将疼痛划分为轻度（VAS<3分）、中度（VAS 3~6分）、重度（VAS>6分）。轻度疼痛的治疗为非阿片类药物，包括对乙酰氨基酚和非甾体抗炎药。目前，并没有任何证据证明非甾体抗炎药的安全性或优越性。中度疼痛的治疗包括阿片类药物，如可待因、二氢可待因和曲马多。芬太尼透皮贴剂和丁丙诺啡也可以考虑。由于研究显示，弱阿片类药物的镇痛持续时间较短（仅4周），因此，有学者建议疼痛早期使用低剂量强阿片类药物。

严重疼痛的治疗则较为复杂，通常需要使用多种药物。在这种情况下使用的强阿片类药物包括吗啡、美沙酮、羟考酮、芬太尼和丁丙诺啡。选择合适的药物时应考虑患者的年龄、并发症、肝肾功能及对当前药物的评估。

有证据表明，口服吗啡、氢吗啡酮、羟考酮和美沙酮具有相似的功效。当无法口服阿片类药物时，可以使用经皮药物。经皮的丁丙诺啡在肾功能不全的患者中特别有用，无论疾病的严重程度如何，都无须调整剂量。

如前所述，神经病理性疼痛是肿瘤效应直接引发或因其治疗而导致的。其治疗很复杂，可能需要缓慢滴注，一次一次地尝试多种药物。阿片类药物仍然是中度至重度神经性疼痛的一线药物。除此之外，还包括抗惊厥药，如加巴喷丁和普瑞巴林，以及SSRI、SNRI（尤其是度洛西汀）、文拉法辛和三环抗抑郁药等。最后，可以使用NMDA拮抗剂，包括氯胺酮、皮质类固醇及局部麻醉药/局部药物。

加巴喷丁是治疗神经病理性疼痛最常见的药物之一。现有证据表明，该方法有轻至中度的益处，但仍需要更严格的对照研究以证明其疗效。临床试验也显示文拉法辛，特别是度洛西汀对化疗所致的周围神经病变（chemotherapy-induced peripheral neuropathy，CIPN）有一定的镇痛作用。

一、介入治疗

即使使用药物治疗，仍有高达20%的患者无法控制疼痛。因此，介入治疗是另一个行之有效的方法，它主要通过暂时或永久阻断神经信号传输等破坏性手段来控制疼痛。虽然患者的选择至关重要，但对于那些药物管理失败及那些经历药物不良反应的患者，应该提供程序性的替代方案。

介入治疗包括联合使用麻醉药和糖皮质激素进行临时周围神经阻滞，以及使用神经阻滞剂进行永久阻滞。作用点包括全身各种神经节和周围神经，如头颈部的半月神经节和星状神经节、治疗腹痛的腹腔神经节、腰部的交感神经节，以及下肢和骨盆的各神经节。尤其是腹腔神经节松解显示了介入治疗对疼痛的有效控制。值得注意的是，除化学介入治疗之外，对相关周围神经和神经节进行射频消融可以更长时间地控制疼痛。例如，目标神经附近放置针，对感觉神经进行热损伤，对神经节和运动神经进行脉冲射频消融。

其他方法包括将药物注入硬膜外腔或鞘内腔的神经轴泵，如注入阿片类药物、麻醉剂、可乐定和齐考诺肽等。该法可以减少镇痛所需药物的剂量，并减少全身用药的相关不良反应。对于那些对标准治疗无反应的疼痛患者，以及对阿片类药物不良反应无法耐受的患者来说，该方法可有效控制疼痛。

椎体增强术，包括椎体成形术和球囊后凸成形术，也用于治疗病理性骨折引起的疼痛。该手术需要在椎体内形成空腔，并随后引入骨水泥，可缓解疼痛和增加椎体稳定性。但由于骨水泥渗漏和后续后遗症的相关风险，需要谨慎选择合适的患者。

放疗是治疗转移性骨疼痛的一种普遍被接受的治疗方法，据频率和强度选择不同的治疗方案。单次分割、剂量为8 Gy被认为是最佳强度。如前所述，当放疗无法有效控制疼痛时，射频消融是另一种治疗骨性病变的不错选择。包括冷、热射频消融，如用冷冻消融技术来阻断疼痛的神经传导。

二、不良反应管理

阿片类药物治疗与许多潜在不良反应相关，包括胃肠道症状（便秘、恶心、呕吐）、中枢神经系统症状（认知障碍、痛觉过敏、异位性疼痛和肌阵挛）、呼吸抑制，以及其他不良反应，如瘙痒、口干、尿潴留、性腺功能减退和免疫抑制等。管理包括咨询和患者教育、剂量修改和辅助治疗的补充。还包括不良反应的治疗，如恶心、便秘和嗜睡的处理等。

（一）康复治疗

癌症患者的康复从识别损伤开始。对于神经肿瘤患者，这可能包括认知、言语或吞咽、肠或膀胱功能障碍和偏瘫。基于此，神经心理学家和语言病理学家是康复团队重要的组成部分。此外，还应评估患者的物理治疗需求，如平衡、步态异常，以及作业治疗需求，如评估适应性设备和其他改善日常生活活动的策略。

适当的目标设定是关键，因为癌症患者的医疗状况可能会迅速恶化。在某些情况下，目标应该是尽可能地使患者康复；而在其他情况下，目标是对临终患者进行姑息性治疗。例如，康复治疗可用于减轻护理人员负担或进行患者安全教育，在这种情况下，短期的康复疗程更合适。

（二）癌症疼痛的心理学方法

疼痛是一个多因素的问题，包括影响其性质和强度的情绪因素。生理疾病的压力，包括由此产生的抑郁，可以显著地改变痛觉。疼痛也会导致已经存在的心理问题加重，并因压力和睡眠障碍等因素而恶化，因此治疗应考虑这些因素。治疗方法包括认知行为疗法、音乐和运动等，前述方法均有证据表明可减轻患者的疼痛感受。

（三）针灸

针灸是一种传统的中医疗法，将无菌针头插入身体的特定部位可以降低生物电阻。已有证据表明，在正确操作下，该方法是安全的、微创的，并且不良反应较小。尽管针灸的科学证据总是带有很高的偏倚风险，但有很好的证据表明它可用于癌症相关的恶心和呕吐。除此之外，系统回顾和荟萃分析显示，针灸也能有效缓解癌症相关疼痛，特别是恶性肿瘤相关和手术引起的疼痛。总的来说，研究表明，针灸可以作为一种适当的辅助疗法来减少癌症相关的疼痛。

第六节　患者安全注意事项

在任何类型癌症患者的护理中，临床医师最重要的工作之一就是通过最大限度地提高患者的安全来降低风险。

这种护理是以一种主动的方式进行的。确保肿瘤团队之间的护理协调是最基本的，因为这些患者的治疗团队可能有许多医师，每个医师只管理患者护理的一个或两个具体方面。由于医师造成的沟通错误可能会产生灾难性的影响。

特别是中枢神经系统肿瘤患者，一些常见的安全问题包括静脉血栓栓塞的适当预防、肠道和膀胱的护理措施、吞咽困难风险评估、活动范围的确认、骨转移患者的四肢和脊柱负重限制等。此外，临床医师应该认识到癌症治疗的不良反应。许多药物的不良反应也会产生严重的后果。例如，如前所述，用于镇痛的阿片类药物有许多危险的并发症，包括可能致命的呼吸抑制。

第七节　结论

疼痛对患者的功能和生活质量有极大的影响，因此充分管理癌症或癌症治疗带来的疼痛是至关重要的。未受控制的疼痛与情绪痛苦的增加密切相关，疼痛的持续时间及严重程度与产生情绪障碍（如抑郁症）的风险有关。对生活质量的影响也很显著。癌症患者平均每个月有12~20 d不能工作，其中28%~55%的患者完全无法工作。当疼痛变得更加持久时，他们的痛苦就会增加，而且在癌症治疗结束后很长一段时间内，疼痛还会出乎意料地持续下去。20%~50%的幸存者经历这种持续性疼痛及其相关的功能障碍。除了患者，还要考虑社会成本，包括不必要的住院和急诊次数的增加。

随着肿瘤治疗技术的进步，癌症幸存者或癌症患者的数量只会继续上升。这些患者有许多顾虑和医疗需求。其中最重要的是对疼痛的管理。虽然疼痛是复杂的、多面性的，而且经常难以治疗，但对于中枢神经系统肿瘤患者来说，疼痛是越来越普遍和非常现实的问题。因此，为这些患者服务的临床医师必须接受良好的教育，知道如何最好地做到这一点。只有这样，人们才能说，他们已经实现了作为医师减轻患者痛苦的目标。

参考文献

[1] van den Beuken-van MHJ, Hochstenbach LMJ, Joosten EAJ, Tjan-Heijnen VCG, Janssen DJA. Update on prevalence of pain in patients with cancer: systematic review and meta-analysis. *J Pain Symptom Manage*. 2016; 51(6):1070-1090.

[2] Jara C, Del Barco S, Grávalos C, et al. SEOM clinical guideline for treatment of cancer pain (2017). *Clin Transl Oncol*. 2018;20(1):97-107.

[3] McGuire DB. Occurrence of cancer pain. *JNCI Monogr*. 2004;2004(32):51-56.

[4] Nijs J, Leysen L, Adriaenssens N, et al. Pain following cancer treatment: guidelines for the clinical classification of predominant neuropathic, nociceptive and central sensitization pain. *Acta Oncol*. 2016;55(6):659-663.

[5] Bennett MI, Rayment C, Hjermstad M, Aass N, Caraceni A, Kaasa S. Prevalence and aetiology of neuropathic pain in cancer patients: a systematic review. *Pain*. 2012;153(2): 359-365.

[6] Fallon MT. Neuropathic pain in cancer. *Br J Anaesth*. 2013; 111(1):105-111.

[7] Ahlawat A. Comprehensive review on molecular mechanisms of neuropathic pain. *J Innovations Pharm Biol Sci*. 2017;4.

[8] Jutras G, Bélanger K, Letarte N, et al. Procarbazine, lomustine and vincristine toxicity in low-grade gliomas. *Curr Oncol*. 2018;25(1):e33.

[9] Quasthoff S, Hartung HP. Chemotherapy-induced peripheral neuropathy. *J Neurol*. 2002;249(1):9-17.

[10] Jaggi AS, Singh N. Mechanisms in cancer-chemotherapeutic drugs-induced peripheral neuropathy. *Toxicology*. 2012;291(1-3):1-9.

[11] Vaillant B, Loghin M. Treatment of spinal cord tumors. *Curr Treatment Options Neurol*. 2009;11(4):315-324.

[12] Staff NP, Grisold A, Grisold W, Windebank AJ. Chemotherapy-induced peripheral neuropathy: a current review. *Ann Neurol*. 2017;81.

[13] Borg-Stein J, Simons DG. Myofascial pain. *Arch Phys Med Rehabil*. 2002;83:S40-S47.

[14] Vartiainen N, Perchet C, Magnin M, et al. Thalamic pain: anatomical and physiological indices of prediction. *Brain*. 2016;139(3):708-722.

[15] Wilton LM. Thalamic pain syndrome. *J Neurosci Nurs*. 1989;21(6):362-365.

[16] Shoval HA, Stubblefield MD. Poster 312 radiation-induced funicular pain from treatment of a spinal metastases. *PM&R*. 2014;6(9):S292-S293.

[17] Stubblefield MD. Radiation fibrosis syndrome: neuromuscular and musculoskeletal complications in cancer survivors. *PM&R*. 2011;3(11):1041-1054.

[18] Kramer JA. Spinal cord compression in malignancy. *Palliat Med*. 1992;6(3):202-211.

[19] Spinazze S, Caraceni A, Schrijvers D.

Epidural spinal cord compression. *Crit Rev Oncol Hematol*. 2005;56(3):397-406.

[20] Klimo Jr P, Thompson CJ, Kestle JRW, Schmidt MH. A meta-analysis of surgery versus conventional radiotherapy for the treatment of metastatic spinal epidural disease. *Neuro-Oncology*. 2005;7(1):64-76.

[21] Gilbert RW, Kim JH, Posner JB. Epidural spinal cord compression from metastatic tumor: diagnosis and treatment. *Ann Neurol*. 1978;3(1):40-51.

[22] Rajer M, Kovac V. Malignant spinal cord compression. *Radiol Oncol*. 2008;42(1):23-31.

[23] Kwok Y, DeYoung C, Garofalo M, Dhople A, Regine W. Radiation oncology emergencies. *Hematol Oncol Clin*. 2006;20(2):505-522.

[24] Gunderson L. *Clinical Radiation Oncology*. Philadelphia, PA: Elsevier; 2016.

[25] Dunning EC, Butler JS, Morris S. Complications in the management of metastatic spinal disease. *World J Orthoped*. 2012;3(8):114-121.

[26] Sykes N, Bennet M, Yuan C-S. *Clinical Pain Management Second Edition: Cancer Pain*. CRC Press; 2008.

[27] de Azevedo CRAS, Cruz MRS, Chinen LTD, et al. Meningeal carcinomatosis in breast cancer: prognostic factors and outcome. *J Neurooncol*. 2011;104(2):565-572.

[28] Mekhail N, Kapural L. Complex regional pain syndrome type I in cancer patients. *Curr Rev Pain*. 2000;4(3): 227-233.

[29] Supportive PDQ, Board PCE. *Cancer Pain (PDQ®)*. 2017.

[30] Cleeland CS. Assessment of pain in cancer. *Adv Pain Res Ther*. 1990;16:47-55.

[31] Turk DC, Okifuji A. Assessment of patients' reporting of pain: an integrated perspective. *Lancet*. 1999;353(9166): 1784-1788.

[32] Jung H-S, Jee W-H, McCauley TR, Ha K-Y, Choi K-H. Discrimination of metastatic from acute osteoporotic compression spinal fractures with MR Imaging1. *Radiographics*. 2003;23(1):179-187.

[33] Rao RD, Singrakhia MD. Painful osteoporotic vertebral fracture: pathogenesis, evaluation, and roles of vertebroplasty and kyphoplasty in its management. *JBJS*. 2003; 85(10):2010-2022.

[34] Yuh WT, Zachar CK, Barloon TJ, Sato Y, Sickels WJ, Hawes DR. Vertebral compression fractures: distinction between benign and malignant causes with MR imaging. *Radiology*. 1989;172(1):215-218.

[35] Rodríguez MJ, de la Torre R, Ortega JL, et al. Evaluation of the quality of care of elderly patients with chronic and breakthrough pain treated with opioids: SAND study. *Curr Med Res Opin*. 2017;34:1-9.

[36] Gómez MD, Fernández ND, de Ibargüen BCS, et al. Association of performance status and pain in metastatic bone pain management in the Spanish clinical setting. *Adv Ther*. 2017;34(1):136-147.

[37] Derry S, Wiffen PJ, Moore RA, et al. Oral nonsteroidal antiinflammatory drugs (NSAIDs) for cancer pain in adults. *Cochrane Database Syst Rev*. 2017;7.

[38] Ripamonti CI, Bandieri E, Roila F. Management of cancer pain: ESMO clinical practice guidelines. *Ann Oncol*. 2011; 22(suppl 6):vi69-vi77.

[39] National Comprehensive Cancer N. *NCCN Clinical Practice Guidelines in Oncology: Adult Cancer Pain*. Version 2.2017. 2017.

[40] Ahn JS, Lin J, Ogawa S, et al. Transdermal buprenorphine and fentanyl patches in cancer pain: a network systematic review. *J Pain Res*. 2017;10:1963-1972.

[41] Vadalouca A, Raptis E, Moka E, Zis P, Sykioti P, Siafaka I. Pharmacological treatment of neuropathic cancer pain: a comprehensive

review of the current literature. *Pain Pract.* 2012;12(3):219-251.

[42] Beuken-van Everdingen MHJ, Graeff A, Jongen JLM, Dijkstra D, Mostovaya I, Vissers KC. Pharmacological treatment of pain in cancer patients: the role of adjuvant analgesics, a systematic review. *Pain Pract.* 2017;17(3): 409-419.

[43] Bennett MI, Laird B, van Litsenburg C, Nimour M. Pregabalin for the management of neuropathic pain in adults with cancer: a systematic review of the literature. *Pain Med.* 2013;14(11):1681-1688.

[44] Durand JP, Deplanque G, Montheil V, et al. Efficacy of venlafaxine for the prevention and relief of oxaliplatin-induced acute neurotoxicity: results of EFFOX, a random-ized, double-blind, placebo-controlled phase III trial. *Ann Oncol.* 2012;23(1):200-205.

[45] Smith EM, Pang H, Cirrincione C, et al. Effect of duloxetine on pain, function, and quality of life among patients with chemotherapy-induced painful peripheral neuropathy: a randomized clinical trial. *JAMA.* 2013;309(13): 1359-1367.

[46] Ventafridda V, Tamburini M, Caraceni A, De Conno F, Naldi F. A validation study of the WHO method for cancer pain relief. *Cancer.* 1987;59(4):850-856.

[47] Wyse JM, Chen YI, Sahai AV. Celiac plexus neurolysis in the management of unresectable pancreatic cancer: when and how? *World J Gastroenterol.* 2014;20(9):2186-2192.

[48] Lutz S, Balboni T, Jones J, et al. Palliative radiation therapy for bone metastases: update of an ASTRO evidence-based guideline. *Pract Radiat Oncol.* 2017;7(1):4-12.

[49] Paice JA, Portenoy R, Lacchetti C, et al. Management of chronic pain in survivors of adult cancers: American society of clinical oncology clinical practice guideline. *J Clin Oncol.* 2016;34(27):3325-3345.

[50] Cristian A, Batmangelich S. *Physical Medicine and Rehabilitation Patient-Centered Care: Mastering the Competencies.* New York, NY: Demos Medical; 2015.

[51] Syrjala KL, Jensen MP, Mendoza ME, Yi JC, Fisher HM, Keefe FJ. Psychological and behavioral approaches to cancer pain management. *J Clin Oncol.* 2014;32(16):1703-1711.

[52] Sheinfeld Gorin S, Krebs P, Badr H, et al. Meta-analysis of psychosocial interventions to reduce pain in patients with cancer. *J Clin Oncol.* 2012;30(5):539-547.

[53] Chiu H-Y, Hsieh YJ, Tsai P-S. Systematic review and meta-analysis of acupuncture to reduce cancer-related pain. *Eur J Cancer Care.* 2017;26(2).

[54] Garcia MK, McQuade J, Haddad R, et al. Systematic review of acupuncture in cancer care: a synthesis of the evidence. *J Clin Oncol.* 2013;31(7):952.

[55] Brown LF, Kroenke K, Theobald DE, Wu J, Tu W. The association of depression and anxiety with health-related quality of life in cancer patients with depression and/or pain. *Psycho-Oncology.* 2010;19(7):734-741.

[56] Jim HS, Andersen BL. Meaning in life mediates the relationship between social and physical functioning and distress in cancer survivors. *Br J Health Psychol.* 2007; 12(Pt 3):363-381.

[57] Harrington CB, Hansen JA, Moskowitz M, Todd BL, Feuerstein M. It's not over when it's over: long-term symptoms in cancer survivorsea systematic review. *Int J Psychiatry Med.* 2010;40(2):163-181.

[58] Mayer DK, Travers D, Wyss A, Leak A, Waller A. Why do patients with cancer visit emergency departments? Results of a 2008 population study in North Carolina. *J Clin Oncol.* 2011;29(19):2683-2688.

第十五章

关注生命末期的生活质量，以人为本的晚期癌症患者姑息性康复

作者：MARTIN R. CHASEN, MBCHB, FCP（SA）, MPHIL（PALL MED）·RAVI BHARGAVA, MD·GARY GOLDBERG, BASC, MD, FABPMR（BIM）

第一节　概述

对于晚期癌症患者来说，现行积极的标准肿瘤治疗是一个关键的转变，它更有可能对患者造成更大的负担而不是益处。在过去的一种过时的概念理解中，这意味着完全停止积极的医疗护理。但是从患者及其家属的角度来看，这可能才是他们最需要的包含康复服务在内的护理。这或许解释了在综合癌症康复服务中的姑息性治疗项目利用不足的趋势。然而，这种情况正在迅速改变，因为将跨学科的姑息性治疗纳入以功能为导向的康复治疗中，被认为是优化患者自主权、尊严和生活质量的一种手段，以及当患者及其照顾者都有显著的护理需求时，这是一种减少可避免的痛苦和减少医疗费用的方法。因此，向姑息性治疗的转变可以被更好地视为一种精心指导，即对晚期癌症患者的治疗重点和护理重点的转变，而不是一种"停止"治疗。

WHO将姑息性治疗定义为：

一种改善面临危及生命的疾病相关问题的患者（成人和儿童）及其家人生活质量的方法。它通过早期识别，正确地评估和治疗不论是身体、心理或精神上的疼痛及其他问题，来预防和减轻痛苦。

解决痛苦包括照顾躯体症状以外的问题。姑息性治疗采用团队方法来支持患者及其护理人员。这包括解决实际需要和提供丧亲咨询。它提供了一个支持系统，帮助患者尽可能积极地生活，直到死亡。

姑息性治疗在健康人权中得到明确承认。它应通过以人为本的综合保健服务提供，特别注意个人的具体需要和偏好。

美国临床肿瘤学会建议，对于所有被认为是"晚期"的癌症患者，通常是已确诊的转移性疾病和（或）症状负担高的患者，姑息性治疗应在治疗的早期

与标准的肿瘤治疗相结合。表15-1列出了姑息性治疗计划的基本组成部分。

表15-1　姑息性治疗计划的基本组成部分
• 与患者和家庭照顾者建立融洽、沟通和支持的关系
• 控制症状和生存痛苦，包括但不限于： 　• 疼痛 　• 呼吸困难 　• 疲劳 　• 睡眠障碍 　• 情绪和痛苦 　• 焦虑 　• 抑郁 　• 恶心 　• 便秘
• 探索对病情和预后的理解及教育
• 通过持续不断的沟通明确治疗目标
• 评估和支持以应对、调整患者及其护理人员的需求： 　• 完善和综合的健康干预措施 　• 尊严疗法 　• 支持咨询 　• 精神需求
• 协助医疗决策
• 以优化功能、自我效能、自尊和独立能力为导向的康复，包括但不限于： 　• 功能灵活性和耐力 　• 参加体育锻炼 　• 能量节约和人体工效学训练 　• 对日常生活活动设备需求进行基本的自理训练和评估 　• 营养保健
• 与其他医疗服务提供者协调护理工作

美国国立综合癌症网络建议，所有癌症患者都要反复筛查以确定是否需要姑息性治疗，从最初诊断开始，然后根据需要进行间歇性的筛查。症状控制不佳、中度至重度抑郁和焦虑筛查呈阳性的患者，或者有其他严重的身体、精神和（或）社会心理共病及转移性实体瘤的患者，以及根据公认的指标，预期寿命少于6个月的患者，患者或其家属对疾病进程和相关决策过程担忧，或者请求姑息性治疗的特殊患者和（或）其家属，应接受姑息性治疗的转诊。

越来越多的证据表明，参与一个综合的、适当的姑息性治疗项目有助于提高生命末期的患者及其护理人员的生活质量，并降低相关的医疗成本。癌症康复和姑息性治疗附属于一个共同的整体，都是具有以人为本的关怀理念的亚专科，通过跨学科团队实施综合服务，专注于改善健康相关的生活质量、以症状为导向的管理，以及减轻照顾者的负担。

Cheville等人对"姑息性康复"的定义如下：

姑息性康复是一种以功能为导向的护理，与其他专业紧密合作，与那些有严重且难以治愈疾病患者的价值观一致。这种护理在症状严重且动态变化、心理压力高和发病率高的情境中提供，旨在实现潜在的时限内的目标。

在一些中心，姑息性治疗和康复都被归类为"肿瘤支持性治疗"项目的组成部分，肿瘤支持性治疗被确定为

"为癌症患者或受癌症影响的人提供必要的服务，以满足他们在诊断、治疗过程中，或包括健康促进和预防、生存、缓解痛苦、丧亲之痛的随访阶段过程中的信息、情感、心理、社会或生理上的需求"。

在本章中，我们将研究以功能为导向的综合康复治疗在晚期癌症患者姑息性治疗中的作用，特别是涉及中枢神经系统的肿瘤。

第二节 康复治疗在晚期癌症中的一般作用

"rehabilitation（康复）"来源于拉丁语"rehabilitare（使复原）"，意为再次获得健康。癌症康复是一个在获得性疾病的限制下，改善个人的躯体、社会、心理和职业功能的过程。癌症患者的功能自主性在整个疾病历程中以不同的方式受到不同因素的影响。这种损伤的严重性可以从微不足道的变化到影响深远。

晚期癌症患者及其家属和他们的医师一样，高度重视症状控制、功能和营养的维持，以及生活质量的改善。然而，尽管癌症药物方案已被明确概述，但针对患者症状和功能的正式计划并不常见。为了实现这些目标，一种多模式的方法包括全面的康复和协调跨学科康复专业团队的参与，从晚期癌症开始的时候就是必不可少的。越来越多的明确证据表明，某些饮食模式、运动及健康的社会心理状态和态度会影响癌症的发病率和早期进展。包含"存活率"项目的这些内容现在已被广泛接受。然而，很少有中心提供全面的护理模式，来充分满足晚期癌症患者的复杂需求及他们的护理人员的需求。

虽然一些患者可能在诊断和治疗的初始阶段出现症状，但有些患者可能出现与治疗相关的长期、使人衰弱的不良反应。在最初的癌症诊断后，患者的反应不同，在不同阶段的进展速度不同，以影响特定功能区域的症状为特征，需要特定的康复干预。有时间限制的以功能表现为目标的治疗后康复已被证明可改善躯体状况（如疲劳和身体耐力）、营养状况（如食欲不振、无意的体重减轻和营养恶化）、心理状况（如焦虑、抑郁及特定恐惧），以及整体生活质量。

一、流行病学考虑

2012年，据估计，全世界新增癌症病例达1 410万，死亡病例达820万，有3 260万癌症患者（确诊后5年内）。男性的整体年龄标准化癌症发病率约比女性高出25%，分别为205/10万和165/10万。据估计，70%的癌症患者在确诊后存活超过5年，大多数癌症幸存者处于工作年龄（<55岁）。改善治疗结果延长了生存时间，因此导致了不断增长的癌症患者数量。2016年，美国估计有1 450万癌症幸存者。乳腺癌幸存者仍然是幸

存者中最大的群体（23%），其次是前列腺癌（21%）和结直肠癌（9%）。据估计，到2026年1月1日，癌症幸存者将增加到2 030万，其中男性约1 000万，女性约1 030万。

二、康复需求分类

1969年，Dietz提出了第一个用于设计一个成功康复项目的概念框架，根据患者的康复目标和需求进行分类。根据癌症发展轨迹的性质，康复目标分为预防性、恢复性、支持性和姑息性康复。

预防性康复旨在降低疾病发病率/死亡率和（或）减少治疗负担。康复干预包括与治疗的功能影响相关的教育，特别是保持社会功能和日常生活活动。

恢复性康复护理的目的是使功能受损最小的患者恢复到发病前的状态。头颈癌重建手术患者的术后关节活动度训练就是这类治疗。

支持性康复旨在减少功能性障碍和弥补永久性缺陷。例如，过去常用于截肢后患者康复的多模式技术。康复干预的目的是制订一个方案，以恢复活动能力和治疗原发病可能出现的症状及治疗效果。

姑息性康复旨在消除或减少并发症，特别是疼痛和任何其他与功能受损相关的症状。在这个阶段，情感支持显然很重要，可以通过教育护理人员来预防压疮，也可以通过其他姑息护理团队成员谨慎地解决存在的问题。这一阶段

的康复干预侧重于教育患者及其护理人员如何在面对晚期癌症的病理生理影响时保存能量和优化体能。

第三节　癌症晚期患者的社会心理干预

社会心理问题和心理痛苦是癌症及其治疗的常见后果，当生存的问题出现时，往往会成为姑息性治疗的一个主要问题。术语"痛苦（distress）"一词指的是情感上的困难经历，这个经历可能是对与生存不确定性有关的心理、社会、精神的反应，也可能是其他来源的反应。当痛苦突然产生严重的干扰和障碍，并干扰一个人的社交能力或日常生活能力时，它就成为一个重要的临床问题。

在癌症治疗中，这可能表现为难以与临床医师进行建设性的合作，寻求适当的医疗或支持性护理，以及在坚持治疗时，应对损失或适应晚期癌症伴随的生存不确定性等方面有困难。干预可以帮助患者关注影响其功能或生活质量的痛苦因素。除了帮助患者解决痛苦，康复团队中的社会心理医师还可以帮助患者改善其他躯体上的困难，如疼痛、睡眠、疲劳或其他使人衰弱的躯体问题。加拿大社会心理科学家带头，成功地将痛苦确认为癌症护理的第六个生命体征。2008年，痛苦筛查成为加拿大认证（Accreditation Canada）下的所有

癌症项目的认证标准。在美国，美国外科医师协会癌症委员会于2016年对所有癌症委员会认可的癌症项目采用了类似的筛查政策。美国医学研究所发布了需要详细解释流程的共识报告：①识别痛苦的患者；②将患者及其家庭与所需的社会心理服务联系起来；③支持患者及其家属管理疾病；④协调社会心理和生物医学护理；⑤跟踪护理服务的提供，以监测所提供服务的有效性，并在需要时做出修改。这些建议与美国国立癌症综合网络制定的《痛苦管理临床实践指南》中所包含的建议相似，与美国医学研究所的报告类似，美国国立癌症综合网络指南建议对所有患者进行常规筛查，采取有效的措施，以确定其痛苦的程度和来源。这可以用单项的"痛苦温度计"及指南中描述的附带问题清单来完成。加拿大指南推荐埃德蒙顿症状评估系统（Edmonton Symptom Assessment System，ESAS）和问题检查表作为最低限度的工具。ESAS提供了9个单项量表，用于筛查9种常见症状的严重程度，包括抑郁和焦虑。一项发表的随机试验已经证明了采用类似于美国国立癌症综合网络指南中描述的社会心理护理方法的好处。在这项研究中，通过筛选过程发现有重度抑郁症的癌症患者被随机分配到常规护理或常规护理加协作护理干预，称为"癌症患者抑郁症护理"，由一名经过专门培训的肿瘤科护士提供。研究结果显示，随机选择的患者在接受协作护理干预3个月后的抑郁评估得分显著降低。3个月时观察到的协作护理干预的有益效果在6个月和12个月的随访评估中仍然明显。情绪痛苦困扰在癌症临床轨迹的不同点以不同的形式表现出来。焦虑常与确诊阶段相关联，而抑郁症状更为隐匿，在疾病的临床病程后期发病率较高。

最近的另一项研究调查了与姑息性治疗下的晚期癌症患者的心理痛苦相关的因素。按医院焦虑抑郁量表（Hospital Anxiety and Depression Scale，HADS）对重度和轻度抑郁患者进行比较。基于多元预测模型的发展，研究者得出结论：高度绝望、情感功能受损和身体形象扭曲是与晚期癌症患者的心理痛苦相关的主要因素。研究者随后提出了在姑息病房中修改这些特定因素的潜在干预措施。

2017年美国临床肿瘤学会会议上公布的一项随机临床试验表明，一种名为"管理癌症和有意义地生活"的简短结构化心理干预可以显著缓解晚期癌症患者的痛苦。CALM是一种心理干预，包括3~6个45~60 min的疗程，由训练有素的医疗专业人员（如社会工作者、精神病学家、心理学家、姑息照护医师和护士、肿瘤学家）在3~6个月内进行。会议集中在四个广泛的领域：①症状控制，医疗决策与医疗服务提供者的关系；②自我概念和人际关系的变化；③精神上的幸福和生活的意义及目标；④关注未来、希望和关于死亡的问题。在这项研究中，在3个月和6个月时，CALM治疗组为生命的结束做好了更好的准备，他们有更强的能力表达和管理自己的感受。在6个月时，这些效果得到了增强，而CALM组在应对因癌症引起的人际关系变化方面做了更充分的准备，他们也能够更好地阐明和明确自己的价值观和信念。

开发简易系统的心理治疗干预措施的重要工作也一直在开展，旨在帮助临终的晚期癌症患者在面临未来重大不确定性时保持尊严，并试图减轻不确定性带来的痛苦等。Chochinov等人开发了一种姑息性治疗模式，通过提供机会来解决最有意义的、重要的问题，旨在减少痛苦，提高生活质量，增强一种意义感、目标感和尊严感，以及使患者有机会讲述他们最想被后人记住的方式。尊严疗法还鼓励人们承认并为各种成就感到自豪，并珍惜他们的遗产。向患者提供一份经过治疗师指导讨论后编辑的文字记录，然后鼓励他们作为一份宝贵的遗产与朋友和家人分享。指导这些会议的主题包括繁衍、自我的延续、角色的保留、自豪感的维护、希望、善后问题和关怀的基调。虽然上述以尊严为中心治疗的对照试验没有显示出患者痛苦本身的显著减少，但接受这种形式的心理治疗干预的患者报告了生活质量、尊严感及家庭关系的改善。

对于顽固性抑郁症和"精神痛苦"（因丧失对自我存在的意义而引起精神上的苦楚），根据时间性、相关性和自主性三个维度进行评估，当患者体验到药物的致幻作用时，将致幻剂与单一强化的支持性心理治疗相结合，该方法已经得到了广泛的应用。一项随机双盲对照试验，在51名晚期癌症患者中分别使用高剂量和低剂量裸盖菇素（一种从蘑菇中提取的含5-羟色胺的经典致幻剂），结果显示，在高剂量组中，临床医师和自我评定的抑郁情绪和焦虑报告有大幅持续下降，同时生活质量、生活意义和乐观感得到改善。作者假设，高剂量裸盖菇素的有益作用是由"神秘型裸盖菇素体验"介导的，这种体验发生在给药当天的单一治疗过程中。Grob和Griffiths在回顾这种治疗方式的经验时，他们发表了以下声明：

使用一种经典的致幻剂（如裸盖菇素）来治疗危及生命的疾病中出现的严重消沉心理和生存焦虑，其独特之处在于，它似乎有能力促进强大的精神超脱状态，往往对患者产生具有戏剧性的深远治疗影响和心理健康的改善。对于那些挣扎于极度焦虑和消沉的患者来说，这种治疗干预可能有能力向他们的生活重新注入一种意义和目标感。

未来对这种旨在管理生存焦虑、自暴自弃及晚期癌症患者顽固性抑郁症的潜在的强大和有前途的方法的研究，显然是有必要的。

另一种治疗晚期癌症患者焦虑和

情绪障碍的新方法是基于正念的干预（mindfulness-based interventions，MBIs）。最近发表的一篇文献综述研究了基于正念的干预在治疗晚期癌症患者和照顾者心理问题方面的价值，表明基于正念的干预有利于晚期癌症人群，并与生活质量的改善相关，同时可以提高他们对癌症情况的接受程度，以及减少相应的抑郁及焦虑。在他们对研究文献的系统回顾中，Rouleau等人注意到，尽管越来越多的证据表明，参与基于正念的干预可能有助于减少心理压力、睡眠障碍和疲劳，同时在生活质量和精神等方面促进个人成长，但必须小心地权衡这些潜在的益处与有限的科学证据支持其对具体临床结果的可衡量性之间的平衡关系。

第四节　生存和康复

最近引进了一种描述姑息性治疗的新模式，为患者做最坏的打算（死亡），但仍抱有最好的希望（治愈）。当患者或其家属的思想被可能治愈的希望占据时，它有助于对死亡的可能性进行说明。模型由两个重叠的三角形组成，像一个领结（图15-1）。第一个三角形代表疾病管理，第二个三角形是姑息性治疗。姑息性治疗三角（模型的末端）的基础包括死亡和生存两个可能的结果。从左向右的箭头表示这是一个动态的过程，并逐渐切换焦点。生存是这个模型的一个独特方面，也是一个可能的结果。它可以用来说明现代支持治疗和姑息性治疗的各种组成部分可能与患者的抗癌治疗过程相适应。

第五节　关于临终偏好的沟通和说明

临床医师在治疗晚期癌症患者时，所涉及的最具挑战性的领域之一是确保在治疗过程中相对较早地建立起明

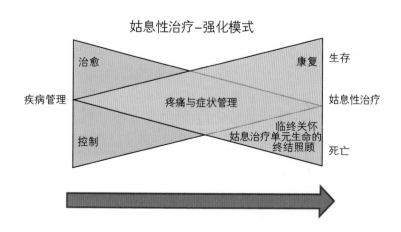

图15-1　蝴蝶结姑息性治疗-强化模式（由Philippa Hawley博士提供）

确的临终偏好的沟通。当癌症涉及大脑时，这一点尤其值得关注，因为这可能显著影响人的认知能力和判断力，影响他们清晰沟通的能力，以及对充满情感和推论的决策与方向做出明确最佳判断的能力。随着癌症的发展，这个问题变得越来越重要。同样重要的是，在个人的沟通伙伴之间就个人偏好达成明确的共识，个人的愿望应得到有关各方的尊重和支持。与患者及其家属的沟通带来了一些困难的挑战，包括：需要对预后进行明确和直接的讨论，以及随着癌症的发展可以预期到什么；在管理有关情绪紧张的情况、问题和与培养希望有关的担忧时遇到的挑战；以及对宗教信仰和精神等文化因素的中心重要性的认识。因此，这常常是一项复杂而艰巨的任务，这里就不详细讨论了。读者可参考由美国医学研究所召集的专家小组编写，由美国国家科学院出版社（National Academies Press）出版的有关该主题的专著。

一份有影响力的报告的摘要总结如下：

总而言之，委员会认为，以患者为中心、以家庭为导向的临终关怀护理方法，应该成为国家的高度优先事项，并且对这些患者给予同情心，负担得起和有效的护理是一个可实现的目标。

第六节 由伊丽莎白医院创新团队实施的姑息性康复

姑息性康复是上面列出的Dietz癌症康复类别之一，过去十年来都在很大程度上被忽视。姑息性治疗和康复都关注生活质量和日常功能，而不是治愈或生存。如前所述，它们都是以人为中心的，涉及患者、家庭和环境的其他相关方面。它们融合了多个专业人士的专业知识，因此都具有生物-心理-社会医学模式传统。姑息和康复结合在一起可以改善复杂或晚期癌症患者的功能和生活质量。加拿大渥太华的伊丽莎白医院的姑息性康复计划（Palliative Rehabilitation Program，PRP）是在麦吉尔癌症营养和康复计划（McGill Cancer Nutrition and Rehabilitation program）的基础上建立的，并有一些显著的差异。姑息性康复计划针对复杂癌症患者特别采用姑息性康复方法。姑息性康复计划的患者是被诊断为无法治愈的晚期异质性癌症的成年人，通常典型的分类为Ⅲ期或Ⅳ期。患者已经完成了癌症治疗，医疗状况稳定，有动力积极参加该计划，而且正在经历影响其日常生活能力的症状和限制（如身体功能障碍、营养不良、心理健康问题）。他们需要有50%或以上的姑息表现状态。到该计划终止时，366名患者已经成功完成了8周的计划。2013年获得并汇编的实验数据显示，通过跨学科姑息性康复，患者报告身体功能（提高耐力、灵活性、平衡性，以及减少疲劳）、营养、多重症状负担的严重程度，以及日常生活多个领域（心情、娱乐、一般活动和工作）得以改善。患者的疼痛、呼吸短促或精神疲劳没有得到改善。纵向随访显示，尽管有肿瘤疾病进展的迹象，但早期报告的许多进展仍得以维持。这包括减少对行走、享受生活、改善营养及报告的"焦虑"等症状的干扰。姑息性康复计划团队的方法之一是赋权和强调个人能力，增强患者对自己即将面临的多重压力源（即一般自我效能）能力的感知，这是晚期癌症患者生活具有挑战性的经历所固有的。

姑息性治疗计划应扩大到包括正规的运动和营养成分。从诊断的那一刻开始，晚期癌症患者应该得到姑息性治疗。尽管主要关注的是生活质量实质性的和有意义的改善，但康复治疗是否能提高晚期癌症患者的存活率仍需要做进一步的研究。

第七节　有意义和有效的姑息性康复计划的要素

一、体能训练

与运动相关的生理变化为体能训练在癌症发展过程中的应用提供了理论依据，其既可以缓解症状，也可能延长寿命。包括与不良预后相关的慢性炎症的减少、肌肉蛋白水解的减少和肌肉合成的改善，从而减少癌症恶病质。主要目标是改善患者的身体状况、功能和日常活动能力。通过锻炼计划和其他以身体目标为导向的功能性活动，增强力量，提高耐力，减少疲劳，从而改善患者的活动能力。

团队中的物理治疗师为日常生活活动提供帮助，这些日常生活活动可能由于疾病晚期或化疗的影响而难以持续。通过物理治疗，患者获得了更大的自主权和自我效能感，并减少了对照顾者的依赖。物理治疗师首先评估患者的肌力、活动和关节活动度。物理治疗师提供的治疗干预，包括维持或增加关节活动度、耐力和移动性训练的康复运动（如转移、行走、爬楼梯）。一项关于姑息性治疗人群运动的系统综述，发现了6项可明确解释的研究，其中一项是随机对照试验。在这6项试验中，有84名患者被纳入。研究者的结论是，有证据表明，接受姑息性治疗的患者愿意并能够忍受身体活动干预，适度但有希望的结局指标应该鼓励更多的可行性研究。在对231名估计生存期不超过2年的混合人群进行的一项随机对照试验中，研究者得出结论，运动可维持晚期癌症患者的功能。

早期康复治疗的目的是保护肌肉功能，防止失用性萎缩，保护关节活动度，并通过被动拉伸运动来防止挛缩。急性期临床问题的严重程度与肌无力的严重程度和部位有关。如果无力仅限于肩和髋腰肌群，且50%的正常力量得以保留，患者在下床行走活动和日常生活活动时需要最小的帮助。康复治疗的重点应该是提高活动量，有节奏地进行体育活动、步态训练，使用辅助设施以减少跌倒的风险，以及指导每天进行主动和被动的拉伸运动以保持关节活动度和防止挛缩。随着患者功能性肌肉群广泛受累和进行性虚弱的发展，患者将失去功能独立性，需要在进食、梳洗、转移、穿衣和洗澡等方面得到大量帮助，变得无法行走。

二、支持移动和自我照护

作业治疗师的目标是最大限度地提高个人在日常活动方面的独立性。作业治疗师评估患者进行日常生活活动的能力，如洗漱、穿衣、做饭、工作、驾驶或进行休闲活动。进行西蒙兹功能量表评估（Simmonds Functional Scale Assessment），以更好地了解患者的日常功能能力。在评估的基础上，作业治疗师决定一个已证明有效的干预计划（包括准备技能或参与各种有目的的活动）。关于节能策略的教育，包括使用补偿技术，如何计划和设立优先顺序，以及适应性设备的使用，是治疗方案的一部分。在可行和适当的情况下，患者在发展新的职业或回到以前的工作岗位上也会得到支持和帮助，尽管这些帮助可能是暂时的也可能是永久的。

作业治疗师帮助患者克服上肢远端感觉的缺陷，使他们能够执行许多基本自我护理所需的精细运动任务。对于

手的位置和任务序列，强调利用视觉反馈而不是触觉反馈。在需要抓握的活动中，患者被教导使用代偿策略来监测施加的压力。通过在许多日常生活活动中使用符合人体工程学的工具，中和感觉缺陷。为患者提供的这种适应性设备和辅助技术，可能是恢复家庭活动和自理的自主性等最有益的干预。

三、营养

适当的饮食和充足的营养是患者康复的重要因素。癌症患者体重减轻将会带来预后较差、化疗毒性增加、疲劳增加、社交障碍（尤其是在进餐时）等后果。这些后果可以极大地影响患者整体的生活质量。营养师的作用是评估患者目前的营养状况，并提供关于特定饮食需求的建议。许多患者需要识别导致恶心等不良症状的食物和气味。充分教育有关预防和治疗便秘的信息，以及适当的口腔护理，这也是一个重要的功能。讨论并指定膳食补充剂和替代食品。营养师还教导家庭成员关于适当的饮食对成功康复的重要性。

对营养研究进行批判性的解读可能是最具有挑战性的。目前的营养指南很多，但它们的建议相互冲突，而营养学家的投入程度和患者及其家属的依从性通常没有量化。但是，营养一直是头颈癌患者康复的重要问题。在中枢神经系统肿瘤中，由于吞咽过程受损而引起的吞咽困难也可能成为一个主要

的营养挑战。随着大约1/3的幸存者体重出现大幅下降，这越来越被认为是其他癌症治疗后的一个重要问题。关于头颈癌患者饮食的相关问题，在最近的一项随机对照试验中，患者在舌切除术后接受了12个疗程的结构化吞咽训练，干预完成后，他们的安德森吞咽困难量表（M.D. Anderson Dysphagia Inventory）得分高于未接受该训练的患者。关于一般的营养需要，有两篇系统综述。两者都涉及减少癌症复发的饮食干预。一项研究建议雌激素受体阳性的乳腺癌幸存者进行低脂饮食。另一份报告称，有三项研究发现低脂或亚麻籽饮食对前列腺癌患者没有任何益处。在这三项研究中有两个随机对照试验，Bourke等人发现，在一项为期12周的包括对结肠癌幸存者饮食建议的家庭监督锻炼计划中，纤维和维生素C的摄入量有所增加。然而，其他营养结果没有变化。Von Gruenigen等人的研究表明，与接受常规护理相比，在接受6个月的教育和咨询后，超重和肥胖的子宫内膜癌幸存者平均体重减轻了4.5 kg。同时，三项研究中还包括一项指南综述。这些研究人员的建议基于美国癌症协会和世界癌症研究基金会/美国癌症研究所（American Cancer Society and World Cancer Research Fund/American Institute for Cancer Research）预防癌症的饮食策略指南，这些指南也被推荐给癌症幸存者。由此得出的建议包括：达到并保持健康的体重，定期进行体育锻炼，确保足够的蔬菜、水果和全谷物的摄入，以及限制肉类和酒精的摄入。

第八节　康复对姑息性治疗有影响吗?

一项随机试验评估了晚期癌症患者综合康复干预的临床和成本效益。41名参与者被招募，36人完成了试验。使用支持性护理需求调查（supportive care needs survey，SCNS）的心理分量表对主要结果进行评估。干预组的支持性护理需求调查显示在心理、身体、患者护理分量表和自我报告的健康状态都有显著改善。在一项澳大利亚的非随机研究中，41名晚期癌症患者中有25名患者在联合治疗2个月后，营养和功能状况、耐力和力量有所改善，报告的症状有所减少。本研究中康复团队至少包括一名姑息性治疗医师、营养师和物理治疗师。首次评估后，患者接受个体化营养干预、运动计划和症状管理，并进行为期6个月的前瞻性随访。这项锻炼计划是在医院的物理治疗室或者是在患者家里进行的，每个月进行一次复查。在这项计划中，患者同时进行耐力和力量训练。测量方法在基线和1、2、3和6个月的复查中确定。2个月的随访是研究的主要终点。MD安德森癌症中心的研究人员报告了在一家癌症恶病质诊所评估的151名参与者。其中，有59例患者没有回医院进行随访，缺失了数据。所有癌症患者都接受了营养师的饮食咨询和标准运动建议。通过简单的药物和非药物干预相结合的方式显著改善了1/3能够返回医院进行随访患者的食欲和体重，但并未对功能性结局进行报道。2003年，位于加拿大蒙特利尔的麦吉尔大学（McGill University）的犹太综合医院（Jewish General Hospital）启动了一项多学科项目，其前提是营养咨询、运动计划和详细的症状控制可以改善患者及其家属的生活质量，并减缓功能丧失。该计划被认为是一个用于可预见致命癌症的早期过程中姑息性治疗的应用模型。核心团队成员包括患者及其家属、一名护理专家、一名营养师、一名综合医疗保健人员、一名姑息性治疗医师、一名社会工作者和一名诊所协调员。患者在团队成员的指导下管理自己的营养、运动和症状的治疗。后来，位于蒙特利尔的皇家维多利亚医院（Royal Victoria Hospital）和位于渥太华的伊丽莎白医院也启动了类似的项目。对皇家维多利亚医院取得的成果的审查已在若干报告中发表。最近，来自皇家维多利亚医院和伊丽莎白医院项目的结果数据已经公布。

在完成了伊丽莎白医院的67名患者为期2个月项目中，患者在生理表现、营养（0.46）、症状严重程度（0.39~0.46）、功能性症状障碍（0.38~0.48）、疲劳和身体耐力、移动能力和平衡功能（0.45~0.61）等方面有显著改善（在括号中显示）。在皇家维多利亚医院完成该项目的患者在身体和活动方面的疲劳有了明显改善（效应值为0.8~1.1）。他们的虚弱、抑郁、紧张、呼吸急促和痛苦的严重程度也有中度降低（效应值为0.5~0.7），6 min步行距离、最大步速、应对能力和生活质量方面也有中度改善（效应值为0.5~0.7）。此外，77%的患者保持或增加了体重。在犹太综合医院最近的一份关于该项目的报告中，Parmar等人得出结论，体重增加与身体机能的主观改善有关，感知体力的变化始终与生活质量相关。最近发表的一项关于晚期癌症患者生活质量的回顾性分析结果显示，由多学科专科诊所转诊治疗恶病质，体重增加及6 min步行距离增加的患者生活质量改善最大。

实施姑息性康复的挑战

早期证据表明，一个综合癌症治疗计划应该在整个治疗过程中将康复服务与药物和放疗结合起来。大量的声明和共识呼吁医师应该采取以人为本的"完整的人"治疗方法。在诊断后的治疗过程中，应尽早引入姑息性治疗原则，而不是当癌症的积极医学治疗不再适用时，才从积极治疗过渡到姑息性治疗。一项新的美国临床肿瘤学会临床实践指南总结了医学文献，记录了同步姑息性治疗和标准肿瘤治疗相对于常规肿瘤治疗的显著益处。这些益处包括：更好的生活质量，改善症状管理，减少焦虑和抑郁，减少照顾者的痛苦，更符合患者的愿望，减少不必要的侵袭性临终关怀。该指南还提供了关于如何使用TEAM方法实施并进行姑息性治疗和标准肿瘤治疗的指导，如下所示：

（1）T：留出时间（time）用于结构化姑息性治疗团队护理。

（2）E：关于预后、症状管理的教育（education），以及促进与姑息性治疗团队就现实的选择、正式的目标设定和预设医疗指示的讨论进行便利的沟通。

（3）A：评估（assessment）患者报告的症状、精神健康和社会心理状态。

（4）M：使用既定方案和经验丰富的跨学科团队进行管理（management），让人们了解他们的现实选择，并通过共商决策商定行动计划。

姑息性治疗中最具挑战性的领域之一是，寻找方法，保持临床医师、患者和照顾者之间关于治疗目标的有效、开放和直接的沟通，结合一个共享决策的模型，使患者、代理人、医疗团队成员都保持一致的医疗目标，并对患者的希望、价值观和偏好有共同的理解——确保"医疗目标"与患者的"护理目标"一致，并考虑到对患者来说最重要的是什么。最近发表了一份美国临床肿瘤学会共识指南，为"优化患者与临床医师的关系、患者与临床医师的幸福感，以及家庭幸福感的有效沟通"提供了指导。该指南包括针对特定主题的建议，例如，讨论护理目标和预后，回顾治疗方案和可用的临床试验，讨论临终关

怀，促进家庭参与护理，在面临沟通障碍时的有效沟通，满足服务水平不足人群的需求，以及对临床医师进行沟通技能的培训。指南还提出了实施所提供建议的策略。

此外，实时获取和响应患者报告的问题可以作为患者和姑息性治疗提供者之间的重要沟通环节。最近报道的一项涉及766名患者的随机对照试验表明，一种简单的网络工具使患者可实时报告重大症状的发生，并向临床医师发出警报，可带来明显益处。在积极治疗期间，使用该工具定期报告症状的晚期癌症患者比未使用该工具的患者平均多生存5个月。

我们可以向老年专科医师、心脏专科医师和肺专科医师学习，他们已经将成功的康复项目纳入康复计划，将以功能为导向的治疗添加到他们的护理计划中，理想情况下与理疗师和协同跨学科康复团队合作。晚期癌症患者存在的生存痛苦的病理生理学和该人群面临的各种功能挑战，与那些有终末期慢性疾病的虚弱老年患者、晚期冠状动脉疾病患者和慢性阻塞性肺疾病的患者没有什么不同。存在的不确定性可能通过一个共同的神经生物学途径，破坏患者的生活质量，这会导致生活紊乱、社会退缩和痛苦。这表明，一些有效、实用的共同治疗原则，包括以功能为导向的康复干预，可能适用于这种困难的临床情况。但是，鉴于大脑在对压力的协调反应中

扮演核心角色，直接影响大脑并导致认知和沟通障碍的癌症还可能带来主要涉及其他器官系统的晚期癌症等，以及相关的并发症和挑战。

第九节　中枢神经系统肿瘤的姑息性康复

累及中枢神经系统的肿瘤患者需要康复来解决功能问题，这反映了在其他疾病中也会遇到影响大脑和脊髓功能的问题。这些问题包括身体活动和基本的自我照顾，以及一般认知、信息处理、判断、情绪调节、洞察力和解决问题能力，还包括其他潜在的功能问题。吞咽困难也可能影响和妨碍足够的营养维持，促使临床决策倾向于肠内水合和营养（enteral hydration and nutrition）。除了癌症的直接影响外，认知功能受损可能会继发于治疗相关的脑功能影响、副肿瘤综合征等。晚期脑癌患者还可能经历感觉中枢和意识水平的变化，难治性癫痫发作、谵妄、躁动、发作性意识混乱及情绪不稳定的风险增加，随着癌症的进展，这些症状可能会变得更频繁，问题越来越多，越来越有破坏性。大多数其他获得性病理和肿瘤疾病的主要区别在于预后和预期的临床病程。晚期癌症患者也可能由于全身疲乏和不适，以及疼痛造成的限制，对体力活动的耐受性较低。必须根据患者的愿望和偏好来安排治疗，选择他们认为有价值和有意义的活动，以鼓励参与和实现利益最大

化。目标应该是可实现的和实际的，并以逐步的方式来实现。必须注意不要过度挑战患者当前的能力。优先考虑节能教育，以及实现所需的努力和体力消耗最小化目标的方法和手段。共情沟通和提供真诚沟通的积极反馈，努力参与治疗是重要的互动必要条件。在可能的情况下，指导护理人员如何更好地帮助患者，同时尽量减少受伤或衰竭的风险，应该是康复治疗的关键组成部分。作为一个整体，全面系统的治疗方法应该从整体上认识和处理患者护理系统的整体功能，尽可能地保持身体功能和自主性，以改善患者的生活质量，减轻护理人员的护理负担。

对于原发性中枢神经系统肿瘤（如恶性胶质母细胞瘤）患者的姑息性康复益处和护理需求，尽管这类患者及其照顾者具有显著的支持性和姑息性护理需求，但目前的研究相对较少。一个例外是澳大利亚维多利亚州的一个神经肿瘤研究团队最近发表的一项研究，该研究提出了一个系统的、循证的、协作的框架，用于"积极反应的、有价值的和可持续的"护理。另一项针对多形性胶质母细胞瘤的家庭姑息性治疗的研究表明，在122例患者中，92%的患者家庭康复治疗产生了积极影响，其中72%的患者和照顾者报告的生活质量评分在康复治疗后有显著改善。11%的患者需要使用咪达唑仑进行临终姑息镇静，以充分控制谵妄、躁动、濒死喘息或顽固性癫

病发作。作者指出，有一个训练有素、敬业、跨学科的神经肿瘤团队参与神经系统恶化的管理，解决临床并发症、康复需求和心理社会问题，可以避免不适当和昂贵的住院治疗，并且家庭、患者和照顾者可以在艰难的处境下得到帮助。

第十节　结论

筛查技术、更好的医疗保健及癌症治疗方面的进步，都显著提高了癌症患者的生存率。患者有望携带疾病和（或）其治疗所导致的身体、心理及其他方面的损伤存活得更久。因此，癌症康复会使个体恢复力量，保持功能，改善生活质量。事实上，作为"综合肿瘤学"的一个组成部分，人们可以从整个疾病的康复治疗过程中受益。康复治疗提高了自尊、自我效能和患者的自我认知，并为他们适配了成功重返社会和社区参与所必需的工具。为了有效地改善对患者的护理和管理，至关重要的是教育医护人员和康复专家本身，使他们认识到为晚期癌症患者明智地提供康复服务可获得的显著好处。必须强调制定和执行建议及准则、纳入社会心理康复，以及由一个跨学科团队实施全面的"完整的人"计划的重要性，并在疾病进程的早期阶段付诸实践。最佳实践包括姑息性治疗方法与标准肿瘤治疗同时进行，以便患者和护理人员能够提前为最终的意外事件做好准备。在以人为本的跨学科医疗模式下，一个运作良好的跨学科团队对实现这些目标至关重要。

参考文献

[1] Silver JK, Raj VS, Fu JB, et al. Cancer rehabilitation and palliative care: critical components in the delivery of high-quality oncology services. *Support Care Cancer*. 2015:3633-3643.

[2] Cheville AL, Morrow M, Smith SR, Basford JR. Integrating function-directed treatments into palliative care. *PM&R*. 2017;9:S335-S346.

[3] Palliative Care Fact Sheet No. 402. World Health Organization. Available at: http://www.who.int/mediacentre/ factsheets/fs402/en/.

[4] Ferrell BR, Temel JS, Temin S, et al. Integration of palliative care into standard oncology care: American Society of Clinical Oncology Clinical practice guideline update. *J Clin Oncol*. 2017;35:96-112.

[5] NCCN Clinical Practice Guidelines in Oncology. Palliative Care. Version 1. Available at: http://www.nccn.org/ professionals/physician_gls/pdf/palliative.pdf.

[6] Grudzen CR, Richardson LD, Johnson PN, et al. Emergency department-initiated palliative care in advanced cancer: a randomized clinical trial. *JAMA Oncol*. 2016; 2:591-598. https://doi.org/10.1001/jamaoncol.2015. 5252.

[7] Greer JA, Tramontano AC, McMahon PM, et al. Cost analysis of a randomized trial of early palliative care in patients with metastatic nonsmall-cell lung cancer. *J Palliat Med*. 2016;19:842-848.

[8] Kavalieratos D, Corbelli J, Zhang D. Association between palliative care and patient and caregiver outcomes: a systematic review and meta-analysis. *JAMA*. 2016;316: 2104-2114.

[9] Bakitas MA, TOsteson TD, Li Z, et al. Early

versus delayed initiation of concurrent palliative oncology care: patient outcomes in the ENABLE III randomized controlled clinical trial. *J Clin Oncol.* 2015;33:1438-1445.

[10] Temel JS, Greer JA, Muzikansky A, et al. Early palliative care for patients with metastatic non-small cell lung cancer. *N Engl J Med.* 2010;363:733-742.

[11] Dalal S, Bruera E. End-of-life care matters: palliative cancer care results in better care and lower costs. *Oncologist.* 2017;22:361-368.

[12] Entwistle VA, Watt IS. Treating patients as persons: a capabilities approach to support delivery of person-centered care. *Am J Bioeth.* 2013;13:29-39. https:// doi.org/10.10 80/15265161.2013.802060.

[13] Hui D. Definition of supportive care: does the semantic matter? *Curr Opin Oncol.* 2014;26:372-379.

[14] Smith T, Temin S, Alesi E, et al. American Society of Clinical Oncology provisional clinical opinion: the integration of palliative care into standard oncology care. *J Clin Oncol.* 2012;30:880-887.

[15] Peppercorn JM, Smith TJ, Helft PR, et al. American Society of Clinical Oncology statement: toward individualized care for patients with advanced cancer. *J Clin Oncol.* 2011;29:755-760. https://doi.org/10.1200/ JCO.2010.33.1744.

[16] ASCO-ESMO consensus statement on quality cancer care. *Ann Oncol.* 2006;17:1063-1064. https://doi.org/10.1093/annonc/ mdl152.

[17] Fearon KC. Cancer cachexia: developing multimodal therapy for a multidimensional problem. *Eur J Cancer.* 2008;44:1124-1132. https://doi.org/10.1016/j.ejca.2008. 02.033.

[18] Dietz JH. Rehabilitation of the cancer patient. *Med Clin North Am.* 1969;53:607-624.

[19] Lowe SS, Watanabe SM, Coumeya KS. Physical activity as a supportive care intervention in palliative cancer patients: a systematic review. *J Support Oncol.* 2009;7: 27-34.

[20] Oldervoll LM, Loge JH, Lydersen S, et al. Physical exercise for cancer patients with advanced disease: a randomized controlled trial. *Oncologist.* 2011;16:1649-1657. https:// doi.org/10.1634/theoncologist.2011-0133.

[21] Baldwin C, Spiro A, Ahern R, et al. Oral nutritional interventions in malnourished patients with cancer: a systematic review and meta-analysis. *J Natl Cancer Inst.* 2012; 104:371-385. https://doi.org/10.1093/jnci/ djr556.

[22] Champ CE, Mishra MV, Showalter TN, et al. Dietary recommendations during and after cancer treatment: consistently inconsistent? *Nutr Cancer.* 2013;65:430-439. https://doi.or g/10.1080/01635581.2013.757629.

[23] Payne C, Larkin P, McIlfatrick S, et al. Exercise and nutrition interventions in advanced lung cancer: a systematic review. *Curr Oncol.* 2013;20:e321-337. https://doi. org/ 10.3747/co.20.1431.

[24] Artherholt SB, Fann JR. Psychosocial care in cancer. *Curr Psychiatry Rep.* 2012;14:23-29.

[25] Howell D, Hack TF, Oliver TK, et al. Survivorship services for adult cancer populations: a pan-Canadian guideline. *Curr Oncol.* 2011;18:e265-e281.

[26] Chasen M, Bhargava R. Gastrointestinal symptoms, electrogastrography, inflammatory markers, and pg-sga in patients with advanced cancer. *Support Care Cancer.* 2011;20:1283-1290. https://doi.org/10.1007/ s00520 011-1215-8.

[27] Spence RR, Heesch KC, Brown WJ. Exercise and cancer rehabilitation: a systematic review. *Cancer Treat Rev.* 2010;36:185-194.

https://doi.org/10.1016/j.ctrv.2009. 11.003.

[28] Isenring EA, Capra S, Bauer JD. Nutrition intervention is beneficial in oncology outpatients receiving radiotherapy to the gastrointestinal or head and neck area. *Br J Cancer*. 2004;91:447-452. https://doi. org/10.1038/sj.bjc.6601962.

[29] Isenring EA, Bauer JD, Capra S. Nutrition support using the American Dietetic Association Medical Nutrition Therapy Protocol for radiation oncology patients improves dietary intake compared with standard practice. *J Am Diet Assoc*. 2007;107:404-412.

[30] León-Pizarro C, Gich I, Barthe E, et al. A randomized trial of the effect of training in relaxation and guided imagery techniques in improving psychological and quality-of-life indices for gynecologic and breast brachytherapy patients. *Psychooncology*. 2007;16:971-979.

[31] Wolff SN. The Burden of Cancer Survivorship: a pandemic of treatment success. In: Feuerstein M, ed. *Handbook of Cancer Survivorship*. New York: Springer; 2007:P7-P18.

[32] Miller KD, Siegel RL, Lin CC, et al. Cancer treatment and survivorship statistics 2016. *CA Cancer J Clin*. 2016;66: 271-289. https:// doi.org/10.3322/caac.21349.

[33] Ries LAG, Melbert D, Krapcho M, et al. *SEER cancer statistics review, 1975-2005*. Bethesda, MD: National Cancer Institute; 2008. http://seer.cancer.gov/csr/1975_2005/. Based on November 2007 SEER data submission, posted to the SEER web site.

[34] American Cancer Society. *Cancer Treatment & Survivorship Facts & Figures 2016-2017*. Atlanta: American Cancer Society; 2016.

[35] Darnall BD, Scheman J, Davin S, et al. Pain psychology: a global needs assessment and national call to action. *Pain Med*.

2016;17:250-263. https://doi.org/10.1093/ pm/ pnv095.

[36] Howell D, Oliver TK, Keller-Olaman S, et al. A Pan-Canadian practice guideline: prevention, screening, assessment, and treatment of sleep disturbances in adults with cancer. *Support Care Cancer*. 2013;21:2695-2706. https://doi.org/10.1007/s00520-013-1823-6.

[37] Kangas M, Bovbjerg DH, Montgomery GH. Cancer-related fatigue: a systematic and meta-analytic review ofnon-pharmacological therapies for cancer patients. *Psychol Bull*. 2008;134:700-741. https://doi.org/10.1037/ a0012825.

[38] Bultz BD, Groff SL, Fitch M, et al. Implementing screening for distress, the 6th vital sign: a Canadian strategy for changing practice. *Psychooncology*. 2011;20: 463-469. https://doi.org/10.1002/pon.1932.

[39] Howell D, Keshavarz H, Esplen MJ, et al. *On Behalf of the Cancer Journey Advisory Group of the Canadian Partnership against Cancer. A Pan Canadian Practice Guideline: Screening, Assessment and Care of Psychosocial Distress, Depression, and Anxiety in Adults with Cancer*. Toronto: Canadian Partnership Against Cancer and the Canadian Association of Psychosocial Oncology; July 2015.

[40] Accreditation Canada. *Qmentum Program 2009 Standards: Cancer Care and Oncology Services*. Ottawa, ON: Accreditation Canada; 2008. Ver. 2.

[41] Commission on Cancer. *Cancer Programs Standards: Ensuring Patient-centered Care*. Chicago, IL: American College of Surgeons; 2016.

[42] NCCN practice guidelines for the management of psychosocial distress. *Oncology (Willist Park)*. 1999;13: 113-147.

[43] National Comprehensive Cancer Network.

Distress management clinical practice guidelines. *J Natl Compr Cancer Netw.* 2003;1:344-374.

[44] Bruera E, Kuehn N, Miller MJ, Selmser P, Macmillan K. The Edmonton Symptom Assessment System (ESAS): a simple method for the assessment of palliative care patients. *J Palliat Care.* 1991;7:6-9.

[45] Strong V, Waters R, Hibberd C, et al. Management of depression for people with cancer (SMaRT oncology 1): a randomised trial. *Lancet.* 2008;372(9032):40-48. https://doi.org/10.1016/S0140-6736(08)60991-5.

[46] Li M, Boquiren V, Lo C, Rodin G. Depression and Anxiety in Supportive Oncology. In: Davis M, Feyer P, Ortner P, Zimmerman C, eds. *Supportive Oncology.* Philadelphia: Elsevier; 2011:528-540.

[47] Diaz-Frutos D, Baca-Garcia E, García-Foncillas J, Lopez-Castroman J. Predictors of psychological distress in advanced cancer patients under palliative treatments. *Eur J Cancer Care.* 2016;25:608-615. https://doi.org/ 10.1111/ecc.12521.

[48] OncLive. *CALM Psychotherapy Eases Depression and Distress in Patients with Advanced Cancer. [online]*; 2018. Available at: http://www.onclive.com/conference-coverage/asco-2017/calm-psychotherapy-eases-depression-and-distress-in-patients-with-advanced-cancer.

[49] Rodin G, Lo C, Rydall A, et al. Managing cancer and living meaningfully (CALM): a randomized controlled trial of a psychological intervention for patients with advanced cancer. *J Clin Oncol.* 2017;35(suppl_18). https:// doi.org/10.1200/JCO.2017.35.18_suppl.LBA10001.

[50] Chochinov HM. Dignity-conserving care: a new model for palliative care. *JAMA.* 2002;287:2253-2260.

[51] Chochinov HM, Hack T, Hassard T, et al. Dignity Therapy: a novel psychotherapeutic intervention for patients near the end of life. *J Clin Oncol.* 2005:5520-5525.

[52] Chochinov HM, Kristjanson LJ, Breitbart W, et al. The effect of dignity therapy on distress and end-of-life experience in terminally ill patients: a randomised controlled trial. *Lancet Oncol.* 2011;12:753-762.

[53] Murata H. Spiritual pain and its care in patients with terminal cancer. Construction of a conceptual framework by philosophical approach. *Palliat Support Care.* 2003;1: 15-21.

[54] Griffiths RR, Johnson MW, Carducci MA, et al. Psilocybin produces substantial and sustained decreases in depression and anxiety in patients with life-threatening cancer: a randomized double-blind trial. *J Psychopharmacol.* 2016; 30:1181-1197.

[55] Grob C, Griffiths RR. Uses of the classic hallucinogen psilocybin for treatment of existential distress associated with cancer. In: Carr BI, Steel J, eds. *Psychological Aspects of Cancer.* Springer Science+Business Media; 2013: 291-308.

[56] Zimmermann FF, Burrell B, Jordan J. The acceptability and potential benefits of mindfulness-based interventions in improving psychological well-being for adults with advanced cancer: a systematic review. *Complement Ther Clin Pract.* 2018;30:68-78. https://doi.org/ 10.1016/j.ctcp.2017.12.014.

[57] Rouleau CR, Garland SN, Carlson LE. The impact of mindfulness-based interventions on symptom burden, positive psychological outcomes, and biomarkers in cancer patients. *Cancer Manag Res.* 2015;7:121-131.

[58] Hawley P. The bow tie model of 21st century palliative care. *J Pain Symptom Manage.* 2014;47(1):e2-5. https:// doi.org/10.1016/

j.painsymman.2013.10.009. Epub 2013 Dec 8.

[59] Committee on Approaching Death: Addressing Key End-of-Life Issues. *Dying in America. Improving Quality and Honoring Individual Preferences Near the End of Life.* Washington DC: National Academies Press; 2015.

[60] Delbruck H. Structural characteristics and interventions in the implementation of rehabilitation and palliation. In: Delbruck H, ed. *Rehabilitation and Palliation of Cancer Patients.* Paris, France: Springer; 2007:3-26.

[61] Kim A, Fall P, Wang D. Palliative care: optimizing quality of life. *J Am Osteopath Assoc.* 2005;105:S9-S14. Retrieved from: http://www.jaoa.org.

[62] Victoria Hospice Society. *Palliative Performance Scale (PPSv2): Version 2: Victoria Hospice Society;* 2001. Retrieved from: http://www.npcrc.org/files/news/palliative_performance_scale_PPSv2.pdf.

[63] Chasen MR, Feldstain A, Gravelle D, MacDonald N, Pereira J. Results of an interprofessional palliative care oncology rehabilitation program. *Curr Oncol.* 2013;20: 301-309. https://doi.org/10.3747/co.20.1607.

[64] Feldstain A, Lebel S, Chasen MR. An interdisciplinary palliative rehabilitation intervention bolstering general self-efficacy to attenuate symptoms of depression in patients living with advanced cancer. *J Support Care Cancer.* 2016;24:109-117.

[65] Lenk K, Schuler G, Adams V. Skeletal muscle wasting in cachexia and sarcopenia: molecular pathophysiologyand impact of exercise training. *J Cachexia Sarcopenia Muscle.* 2010;1:9-21.

[66] Fanzani A, Conraads VM, Penna F, et al. Molecular and cellular mechanisms of skeletal muscle atrophy: an update. *J Cachexia Sarcopenia Muscle.* 2012;3:163-

179.

[67] Handschin C, Spiegelman BM. The role of exercise and PGC1alpha in inflammation and chronic disease. *Nature.* 2008;454:463-469.

[68] van Weert E, HoekstraeWeebers JE, Grol BM, et al. Physical functioning and quality of life after cancer rehabilitation. *Int J Rehabil Res.* 2004;27:27-35.

[69] Schneider CM, Hsieh CC, Sprod LK, Carter SD, Hayward R. Exercise training manages cardiopulmonary function and fatigue during and following cancer treatment in male cancer survivors. *Integr Cancer Ther.* 2007; 6:235-241.

[70] Simmonds MJ. Physical function in patients with cancer: psychometric characteristics and clinical usefulness of a physical performance test battery. *J Pain Symptom Manage.* 2002;24:404-414.

[71] American Dietetic Association (ADA) Home page [Web resource]. Chicago: ADA; n.d. Available at: www. eatright.org.

[72] National Cancer Institute. *Eating Hints: Before, During, and After Cancer Treatment* [online]. 2018.

[73] Bozzetti F, Mariani L, Lo Vullo S, et al. The nutritional risk in oncology: a study of 1,453 cancer outpatients. *Support Care Cancer.* 2012;20:1919-1928.

[74] Chasen MR, Dippenaar AP. Cancer nutrition and rehabilitation - its time has come! *Curr Oncol.* 2008;15:2-7.

[75] Mariani L, Lo Vullo S, Bozzetti F. Weight loss in cancer patients: a plea for a better awareness of the issue. *Support Care Cancer.* 2012;20:301-309.

[76] Zhen Y, Wang JG, Tao D, et al. Efficacy survey of swallowing function and quality of life in response to therapeutic intervention following rehabilitation treatment in dysphagic tongue cancer patients. *Eur J Oncol*

Nurs. 2012; 16:54-58.

[77] Demark-Wahnefried W, Jones LW. Promoting a healthy lifestyle among cancer survivors. *Hematol Oncol Clin North Am*. 2008;22:319-342.

[78] Pekmezi DW, Demark-Wahnefried W. Updated evidence in support of diet and exercise interventions in cancer survivors. *Acta Oncol*. 2011;50:167-178.

[79] Bourke L, Thompson G, Gibson DJ, et al. Pragmatic lifestyle intervention in patients recovering from colon cancer: a randomized controlled pilot study. *Arch Phys Med Rehabil*. 2011;92:749-755.

[80] von Gruenigen V, Frasure H, Kavanagh MB, et al. Survivors of uterine cancer empowered by exercise and healthy diet (SUCCEED): a randomized controlled trial. *Gynecol Oncol*. 2012;125:699-704.

[81] Robien K, Demark-Wahnefried W, Rock CL. Evidence-based nutrition guidelines for cancer survivors: current guidelines, knowledge gaps, and future research directions. *J Am Diet Assoc*. 2011;111:368-375.

[82] Kushi L, Doyle C, McCullough M, et al. American cancer society guidelines on nutrition and physical activity for cancer prevention [Internet] *CA Cancer J Clin*. 2012;62:30-67. https://doi.org/10.3322/caac.20140/full.

[83] Jones L, Fitzgerald G, Leurent B, et al. Rehabilitation in advanced, progressive, recurrent cancer: a randomized controlled trial. *J Pain Symptom Manage*. 2013;46: 315-325.

[84] Glare P, Jongs W, Zafiropoulos B. Establishing a cancer nutrition rehabilitation program (CNRP) for ambulatory patients attending an Australian cancer center. *Support Care Cancer*. 2011;19:445-454.

[85] Del Fabbro E, Hui D, Dalal S, et al. Clinical outcomes and contributors to weight loss in a cancer cachexia clinic. *J Palliat Med*. 2011;14:1004-1008.

[86] Eades M, Murphy J, Carney S, et al. Effect of an interdisciplinary rehabilitation program on quality of life in patients with head and neck cancer: review of clinical experience. *Head Neck*. 2013;35:343-349.

[87] Eades M, Chasen MR, Bhargava R. Long-term physical and functional changes following treatment. *Semin Oncol Nurs*. 2009;25:222-230.

[88] Townsend D, Accurso-Massana C, Lechman C, et al. Cancer nutrition rehabilitation program: the role of social work. *Curr Oncol*. 2010;17:12-17.

[89] Lemoignan J, Chasen MR, Bhargav R. A retrospective study of the role of an occupational therapist in the cancer nutrition rehabilitation program. *Support Care Cancer*. 2010;18:1589-1596.

[90] Chasen MR, Bhargava R. A rehabilitation program for patients with gastro-esophogeal cancer—a pilot study. *Support Care Cancer*. 2010;18(suppl 2):S35-S40.

[91] Gagnon B, Murphy J, Eades M, et al. A prospective evaluation of an interdisciplinary nutrition-rehabilitation pro gram for patients with advanced cancer. *Curr Oncol*. 2013; 20:310-318.

[92] Parmar MP, Swanson T, Jagoe TR. Weight changes correlate with alterations in subjective physical function in advanced cancer patients referred to a specialized nutrition and rehabilitation team. *Support Care Cancer*. 2013; 21:2049-2057.

[93] Parmar MP, Vanderbyl BL, Kanbalian M, et al. A multidisciplinary rehabilitation programme for cancer cachexia improves quality of life. *BMJ Support Palliat Care*. 2017;7:441-449. https://doi.org/10.1136/

bmjspcare- 2017-001382.

[94] Smith CB, Phillips T, Smith TJ. Using the new ASCO clinical practice guideline for palliative care concurrent with oncology care using the TEAM approach. *Am Soc Clin Oncol Educ Book*. 2017;37. Accessed at: https:// meetinglibrary.asco.org/ record/137931/edbook/.

[95] Moses BD. Incorporating the 'goals of medicine' with the 'goals of care'. *ASCO Post*; June 25, 2017. Accessed at: http:// www.ascopost.com/issues/june-25-2017/ incor porating-the-goals-of-medicine-with-the-goals-of-care/.

[96] Gilligan T, Coyle N, Frankel RM, et al. Patient-clinician communication: American Society of Clinical Oncology Consensus guideline. *J Clin Oncol*. 2017;35: 3618-3632.

[97] Basch E, Deal AM, Kris MG, et al. Symptom monitoring with patient-reported outcomes during routine cancer treatment: a randomized controlled trial. *J Clin Oncol*. 2016;34:557-565.

[98] *Web-Based System for Self-reporting Symptoms Helps Patients Live Longer; Study Supports Increased Use of Patient-reported Outcomes in Oncology*; June 4, 2017. https:// www.asco.org/about-asco/press-center/news-releases/ web-based-system-self-reporting-symptoms-helps-patients-live/.

[99] Peters A, McEwen BS, Friston K. Uncertainty and stress. Why it causes diseases and how it is mastered by the brain. *Prog Neurobiol*. 2017;156:164-188.

[100] McEwen BS. Physiology and neurobiology of stress and adaptation: central role of the brain. *Physiol Rev*. 2007; 87:873-904.

[101] Philip J, Collins A, Brand C, et al. A proposed framework of supportive and palliative care for people with high-grade glioma. *Neuro Oncol*. 2018;20: 391-399.

[102] Pompili A, Telera S, Villani V, Pace A. Home palliative care and end of life issues in glioblastoma multiforme: results and comments from a homogeneous cohort of patients. *Neursurg Focus*. 2014;37:E5. https:// doi.org/ 10.3171/2014.9.FOCUS14493.

[103] Loughran K, Rice S, Robinson L. Living with incurable cancer: what are the rehabilitation needs in a palliative setting? *Disabil Rehabil*. 2017;29:1-9.

[104] Wittry SA, Lam NY, McNalley T. The value of rehabilitation medicine for patients receiving palliative care. *Am J Hosp Palliat Care*; 2017:1049909117742896. https://doi.org/10.1177/1049909117742896.

[105] Lopez G, Mao JJ, Cohen L. Integrative oncology. *Med Clin North Am*. 2017;101:977-985.

[106] Van Bewer V. Transdisciplinarity in health care. A concept analysis. *Nurs Forum*. 2017;52:339-347. https://doi.org/ 10.1111/ nuf.12200.

[107] Mueller SK. Transdisciplinary coordination and delivery of care. *Semin Oncol Nurs*. 2016;32:154-163. https:// doi.org/10.1016/ j.soncn.2016.02.009.

[108] Polley MJ, Jolliffe R, Boxell E, Zollman C, Jackson S, Seers H. Using a whole person approach to support people with cancer: a longitudinal, mixed-methods service evaluation. *Integr Cancer Ther*. 2016;15:435-445.

[109] Grassi L, Mezzich JE, Nanni MG, Riba MB, Sabato S, Caruso R. A person-centred approach in medicine to reduce the psychosocial and existential burden of chronic and life-threatening medical illness. *Int Rev Psychiatry*. 2017;29:377-388. https://doi.org/10.1080/09540261. 2017.1294558.